Gabriele Simon
Edelstein-Heilketten

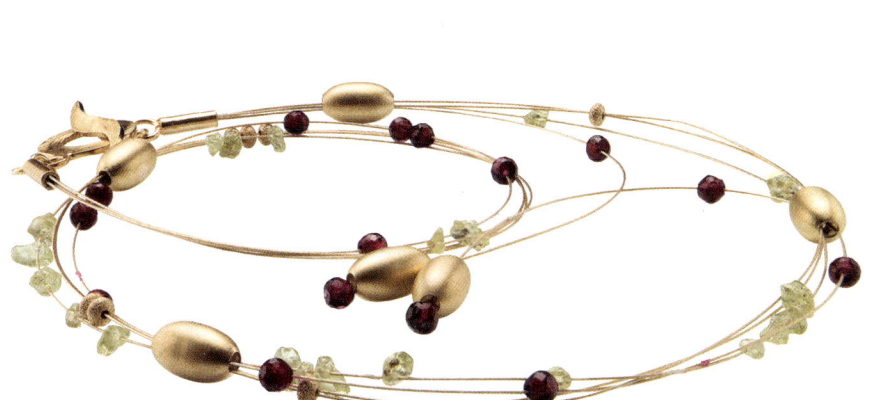

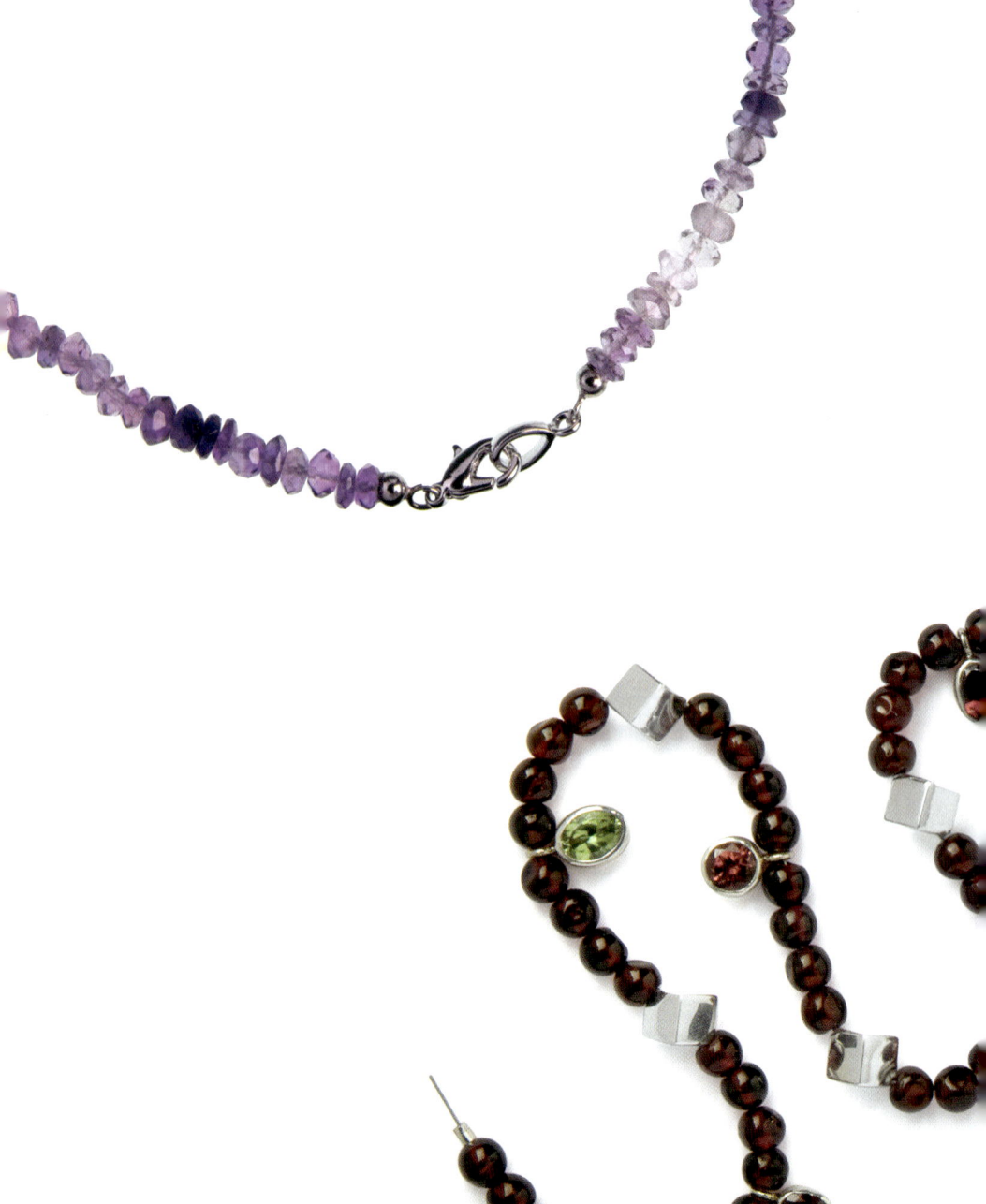

Gabriele Simon

Edelstein-Heilketten

Mit Beiträgen von Michael Gienger
und Susanne Scheithauer

Fotos: Wolfgang Dengler und andere

Edition Cairn Elen
Herausgegeben von Anja und Michael Gienger

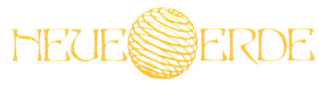

Hinweis des Verlages

Die Angaben in diesem Buch sind nach bestem Wissen und Gewissen zusammen-gestellt und die Heilwirkungen der Steine wurden sorgfältig überprüft. Da jeder Mensch aufgrund seiner individuellen Konstitution jedoch unterschiedlich reagiert, können weder Verlag noch Autorin im Einzelfall eine Garantie für die Wirksamkeit oder Unbedenklichkeit der Anwendungen übernehmen. Dieses Buch ersetzt keinen ärztlichen oder therapeutischen Rat. Wenden Sie sich daher bei ernsten gesund-heitlichen Beschwerden an ihren Arzt oder Heilpraktiker.

Gabriele Simon
Edelstein-Heilketten
1. Auflage 2007
© Neue Erde GmbH 2007
Alle Rechte vorbehalten.

Titelseite:
Foto: Wolfgang Dengler
Gestaltung: Dragon Design, GB

Satz und Grafiken:
Dragon Design, GB
Gesetzt aus der Berkeley

Gesamtherstellung: Legoprint, Lavis (TN)

Printed in Italy

ISBN 978-3-89060-096-3

Neue Erde GmbH · Cecilienstr. 29
66111 Saarbrücken · Deutschland · Planet Erde
www.neueerde.de

Inhalt

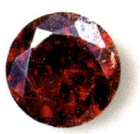

TEIL 3: DIE PRAXIS DES KETTENKNÜPFENS 198
Von Susanne Scheithauer

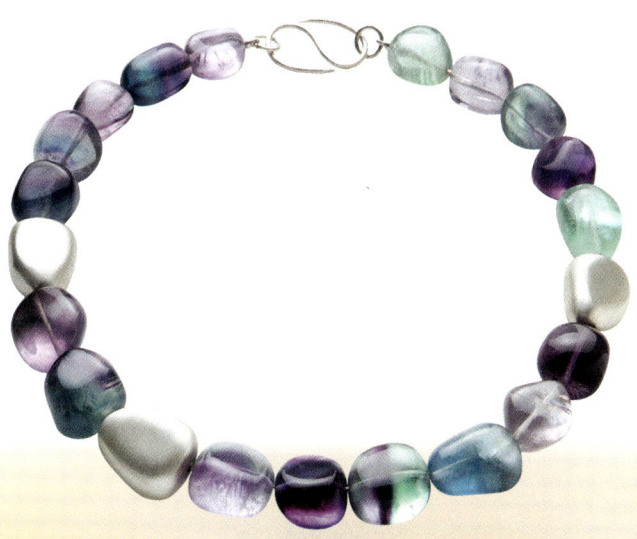

Edelstein-Ketten als Heil-Kunst

Vorwort von Michael Gienger

Wie ein Gemälde im Vergleich zur einzelnen Farbe, so wirken gut gestaltete Edelstein-Ketten im Vergleich zum einzelnen Stein. Das Kombinieren von Heilketten ist eine Kunst. Eine Kunst, die der Heilung dient und daher besonderes Wissen, Einfühlungsvermögen, Fingerspitzengefühl und Kreativität erfordert. Dennoch eine erlernbare Kunst, wenn wir uns auf den Prozeß des Gestaltens und die Erweckung unseres inneren Wissens einlassen. Das vorliegende Buch möchte Sie in diesen Prozeß hineinführen, der Schmuckdesign und Heilkunde verbindet.

In den Anfängen der modernen Steinheilkunde war mir das Kombinieren mehrerer Heilsteine eher suspekt. Immerhin steht uns heute eine Fülle von Mineralien und Edelsteinen zur Verfügung, wie es sie in der Geschichte der Menschheit noch nie gegeben hat. Diese Vielfalt in ihren Wirkungen und Anwendungsmöglichkeiten zu ergründen, war und ist eine große Herausforderung. Seit den achtziger Jahren des letzten Jahrhunderts arbeiten viele Pioniere und Forschungsgruppen daran, und dennoch ist die Zahl neuer Steinsorten Jahr für Jahr größer als die Zahl der erforschten Heilsteine. Wer sollte sich da noch um die unendlichen Möglichkeiten der Kombination verschiedener Steine kümmern?

Gabriele Simon hat sich darum gekümmert und durch die Entwicklung hunderter Edelsteinketten eine eigene Heilweise geschaffen. In ihrem Wissen um die Heilkraft edler Steine steht sie fest auf dem Boden der Analytischen Steinheilkunde, in der Weise ihrer Anwendung verwandelt sie die Heilkunde jedoch in eine Heilkunst. Das Kombinieren und Gestalten ihrer Ketten kennt zwar bestimmte Kriterien wie die Farbenlehre in der Malerei oder die Materialkenntnis eines Bildhauers, doch der eigentliche »Schöpfungsakt« ist ein künstlerischer Prozeß. Ein Prozeß, in dem Wissen und Erfahrung nicht nur über Logik und Intellekt, sondern auch über Gefühl und Intuition eingebracht werden. Die vollständige Einstimmung auf das Thema – so vollständig, daß es oft an Leib, Seele und Geist erlebt wird – führt zur Auswahl und Kombination der Steine. Diese werden so lange variiert und auch mit Wissen und Kenntnis geprüft, bis die Gewißheit entsteht, daß das Thema getroffen ist.

Gewißheit ist also der Leitfaden, der zu wirkungsvollen Heilketten führt. Wo Zweifel bleiben, wo das »Gefühl nicht stimmt«, wird weiterhin geprüft und geändert, bis die Kette das jeweilige Thema wahrhaft »verkörpert«. So entstehen Ketten, die einem Kunstwerk, einem Gemälde gleichen – weit entfernt von einer bloßen Kombination einzelner Steine. Dieses Vorgehen und das durchaus beeindruckende Ergebnis dieser Ketten haben auch mich, den Skeptiker, überzeugt. Hier werden nicht einfach verschiedene Husten- oder Halswehsteine aufgefädelt, sondern es wird tatsächlich etwas Neues geschaffen, eine neue, in sich stimmende Einheit. Nicht einzelne Farbkleckse, sondern ein Gemälde mit eigener Aussagekraft – und Wirkung!

Wir möchten Sie gerne dazu einladen, sich mit dieser Heilkunst auseinanderzusetzen. Sei es durch das Tragen vorgefertigter Ketten oder durch die eigene Kreation Ihrer persönlichen Heilkette. Dazu bedarf es zunächst der Kenntnisse über die Steine selbst, die in den Ketten verwendet werden. Hierüber erfahren Sie mehr in *Teil 1: Die Heilkunde der Steine.*

Der folgende Teil führt von der Heilkunde zur Heilkunst, vom einzelnen Heilstein zur Heilkette. Was gehört dazu, eine Heilkette mit Edelsteinen zu gestalten? Was gilt es zu beachten bei der Kombination von Formen, Farben und Wirkungen in Bezug auf Gegensätze und Harmonie, Schwerpunkte, Betonungen und Feinabstimmungen oder bei der richtigen Position eines Steins innerhalb einer Kette? Lesen Sie dazu *Teil 2: Die Heilkunst der Edelstein-Ketten.*

Im dritten Teil erfahren Sie schließlich die technischen Details und praktischen Handgriffe zum Knüpfen eigener Edelsteinketten. **Susanne Scheithauer ist Meisterin ihres Fachs und erfahrene Leiterin vieler Kettenknüpfkurse. Ihre Kenntnisse und Kniffe tragen dazu bei, daß die Kette in Ihren Händen auch so wird, wie Sie es sich wünschen. Viel Erfolg wünschen wir Ihnen mit** *Teil 3: Die Praxis des Kettenknüpfens.*

Ein ausführlicher Index zu den Wirkungen und Steinen rundet dieses Buch ab. Wir wünschen Ihnen viel Freude damit – und vor allem viele Inspirationen für Ihren eigenen Umgang mit den Steinen. Sei es beim Kombinieren eigener Ketten, beim Tragen und Erleben der genannten Ketten oder ganz einfach bei der Entwicklung von der Heilkunde zur Heilkunst …

Teil 1

Die Heilkunde der Steine

Eine Einführung von Michael Gienger

Heilen mit Steinen

Warum haben Mineralien, Edelsteine und Gesteine tatsächlich Auswirkungen auf Gesundheit und Wohlbefinden? Ist die Steinheilkunde ein Relikt alten Aberglaubens oder ein neues Naturheilverfahren, das auf physikalischen Gesetzmäßigkeiten beruht? Wie kann eine äußerlich am Körper getragene Edelsteinkette überhaupt heilkundliche Wirkungen entfalten?

Daß es schwerfällt, sich eine Wechselwirkung zwischen Stein und Mensch vorzustellen, liegt daran, daß wir Gegenstände und Körper überwiegend »stofflich« betrachten: als feste Materie, räumlich begrenzt und deutlich abgegrenzt gegenüber ihrer Umgebung. Diese Betrachtung entspricht unserem alltäglichen Erleben, so »sehen« wir die Dinge, so »erfassen« wir sie mit unseren Sinnen und Händen.

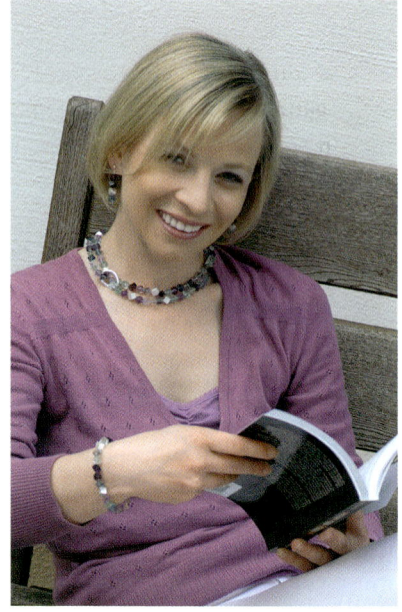

Kann eine Edelsteinkette Heilwirkungen entfalten?

Dennoch wissen wir heute, daß dies nicht alles ist. Wir sind längst daran gewöhnt, Geräte mit Fernsteuerungen zu bedienen, können Bild und Ton weit entfernter Sender empfangen oder Telefone benutzen, die kein Kabel mehr besitzen. Die

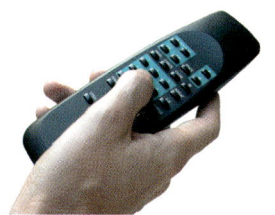

Es gibt unsichtbare Verbindungen, die ganz real sind.

Technik führt uns vor Augen, daß es unsichtbare Verbindungen gibt, die wir weder sehen, hören, riechen noch schmecken – und die dennoch ganz real existieren. Energie besitzt im Gegensatz zu Materie keine Trägheit. Sie kann sich blitzschnell (mit Lichtgeschwindigkeit) durch den Raum bewegen. Auf diese Weise wird die Begrenzung überwunden und alles mit allem verbunden.

Energie als Informationsträger

Und Energie kann noch mehr: Sie kann Information transportieren. Auch dies machen wir uns mit Radiosendern und Mobiltelefonen längst zunutze. Wie weit dieser Informationstransport jedoch bis in unser alltägliches Erleben hinein reicht, ist uns meist nicht bewußt. Vielleicht kann ein simples Beispiel dies etwas verdeutlichen: Wenn wir in einem Wasserglas farbloses Salz auflösen, so sehen wir mit bloßem Auge anschließend nichts als Wasser. Lassen wir jedoch Sonnenlicht hindurchfallen und leiten das durchtretende Licht anschließend in ein Spektroskop, sieht die Sache ganz anders aus. Ein Spektroskop ist ein Gerät, welches Sonnenlicht in seine Regenbogenfarben auffächert und das gesamte Farbspektrum sichtbar macht. Je nachdem, welche Farben nun im Verlauf dieses »Regenbogens« fehlen, kann ein Chemiker Rückschlüsse darauf ziehen, welche Mineralstoffe im Wasserglas gelöst sind. Denn jedes einzelne

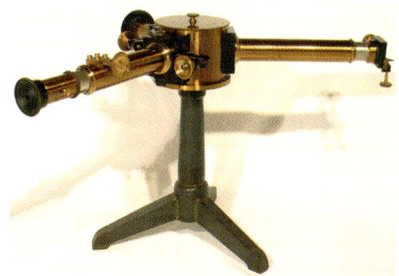
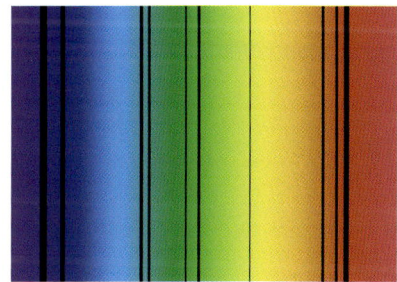

Spektroskop und Frequenzband: Die dunklen Linien zeigen die absorbierten Frequenzen. Das Licht zeigt an, welche Stoffe es passiert!

chemische Element absorbiert bestimmte Farben. Das Licht transportiert also die Information der gelösten Stoffe! Ohne, daß wir das sehen – und dennoch unendlich weit. Diese Methode machen sich Astronomen zu Nutze, um die Elemente in der Sonne oder weit entfernten Sternen zu untersuchen.

Einem Informationsaustausch dieser Art sind also keine Grenzen gesetzt. Über Licht und Wärme aus unserer Umgebung nehmen wir eine Fülle von Informationen auf. Und indem wir selbst Wärme und in geringerem Maße auch Licht ausstrahlen, geben wir Informationen von uns an unsere Umgebung ab. Die geläufige Redewendung von der »Ausstrahlung«, die jemand oder etwas hat, bekommt dadurch einen ganz realen Hintergrund. Wir sind keine abgegrenzten Individuen, wie uns unsere alltägliche Betrachtung glauben macht, sondern Wesen, die beständig in einem energetischen Austausch mit ihrer Umgebung stehen.

Die Information der Steine

Auf dieser Ebene sind auch Steine nicht nur »tote Materie«. Auch sie nehmen Licht und Wärme auf, wandeln diese um und geben die aufgenommene Energie wieder ab. Ähnlich wie in dem vorangegangenen Beispiel der Salzlösung teilt auch hier jedes Mineral und jedes Gestein seiner Umgebung die Information mit, welche Elemente in ihm verborgen sind. Und diese Information kann in uns wirksam werden. Wo immer sich im Stein und in uns ähnliche Stoffe, Strukturen (Winkel und Maße), Schwingungen (Licht, Farbe und Klang) oder Entwicklungsprozesse finden, kommt es zu einer Resonanz, zu einem »Mit-Schwingen« und damit zu einer Wirkung. Und da Steine in sich vergleichsweise einfach und beständig sind, hat ihre gleichbleibende Ausstrahlung und Information auf uns eine ordnende und strukturierende Wirkung. Diese kann zur Heilwirkung werden, wenn sie uns jene Ordnung und Struktur vermittelt, die wir gerade brauchen.

Auf diese Weise bringt Bernstein z. B. das Empfinden von Wärme, Vertrauen und Sorglosigkeit. Seine fließend-ungeordnete innere Struktur fördert Entspannung, Flexibilität und Lässigkeit (manchmal auch Nachlässigkeit). Er hilft bei Verdauungsbeschwerden (insbesondere, wenn die Sorgen auf den Magen schlagen), Stoffwechselstörungen, Gelenkbeschwerden und erleichtert das Zahnen kleiner Kinder. Zusammenfassend ließe sich seine Information mit »alles wird gut« beschreiben.

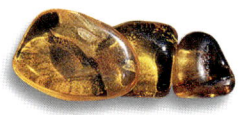

Bernstein

Für streßgeplagte Menschen, denen alles zuviel ist, die von Sorgen geplagt zu Mutlosigkeit und Lethargie neigen, kann Bernstein daher ein wahrer Segen sein. Die Botschaft »alles wird gut« muntert auf und bringt die hier notwendige Erleichterung. – Anderen Menschen dagegen, die im Moment vielleicht mit alten Gewohnheiten kämpfen, sich festgefahren oder aus dem Gleichgewicht fühlen, bringt Bernstein mitunter gar nichts. Hier ist nicht Aufmunterung gefragt, sondern eine innere Klärung, die zu erkennen hilft, was aufgelöst, was geschützt und was erneuert werden kann, so daß Ordnung und Freiheit entstehen. Eine solche Klärung vermitteln z. B. Fluorit oder Halit (Steinsalz).

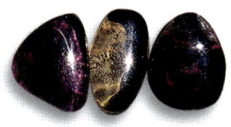

Fluorit

Wahrnehmen der Wirkungen

Diese Wirkungen der Steine können wir bereits durch bewußtes Wahrnehmen erkennen, allein durch aufmerksames Beobachten, was wir wann wie und wo empfinden und erleben: Was erlebe ich beim Tragen bestimmter Schmuckstücke, in einem Raum mit bestimmten Steinen oder auch auf einem bestimmten Grund und Boden? Vielleicht macht uns eine bestimmte Kette eher ruhig und friedlich, eine andere dagegen eher aufgeregt und nervös – nur haben wir diesen Zusammenhang nie bemerkt! – Nach einem Vortrag im März 2000 in Idar-Oberstein sprach mich ein älterer Edelsteinschleifermeister an. Ich hatte dort u. a. über die anregende bis aufputschende Wirkung des Rhodochrosits gesprochen. Dieses früher »Himbeerspat« genannte, rosa bis leuchtendrote Mangancarbonat gilt in Steinheilkunde-Kreisen als beliebtes »Dopingmittel« für anstrengende, arbeitsreiche Phasen. Kaum hatte ich den Vortrag beendet, kam dieser ältere Herr zu mir und

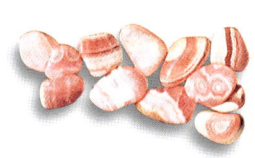

Rhodochrosit

sagte: »Sie haben recht! Früher, als noch jede Schleiferei nur ganz bestimmte Steine verarbeitete, da waren die Rhodochrosit-Schleifer am Abend oft völlig überdreht und völlig aufgeputscht! Doch bin ich nie auf die Idee gekommen, dies mit dem Stein in Verbindung zu bringen.«

Die Heilwirkungen der Steine

Auch wenn wir es nicht bewußt bemerken: Unser Unterbewußtsein reagiert auf die Ausstrahlung und Information eines Steines und teilt uns diese Reaktion über Empfindungen, Gefühle, Anziehung oder Ablehnung mit. Daher sind in der Steinheilkunde generell jene Steine zuerst von Interesse, die eine deutliche Reaktion hervorrufen. Allerdings unabhängig von jeglicher Wertung! Ob wir einen Stein faszinierend finden oder vor ihm zurückschrecken: Beides zeigt an, daß der Stein etwas in uns berührt, also Resonanz findet, und eine Reaktion bewirkt.

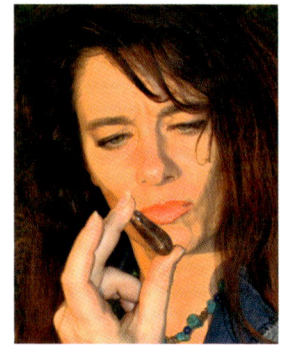

Reaktionen zeigen Resonanz an – unabhängig davon, wie wir sie bewerten.

Tragen wir diesen Stein nun über längere Zeit oder halten wir uns in seiner unmittelbaren Nähe auf, so entsteht dort, wo seine »Berührung« stattfindet, auch eine Wirkung. Diese kann sehr schnell eintreten oder über längere Zeit heranwachsen (sich »auskristallisieren«), sie kann fast unmerklich oder intensiv und auffällig sein. Oft bemerken wir sie erst im Nachhinein, indem wir überrascht feststellen, daß der Frühjahrs-Heuschnupfen unerwartet ausbleibt (Aquamarin), die Rückenschmerzen nicht mehr wieder kommen (Rauchquarz) oder daß uns die Grippewelle einfach verschont (Heliotrop). Welche Wirkung nun

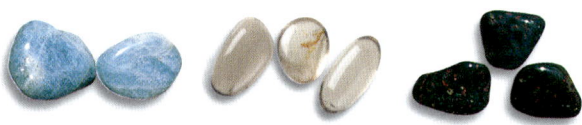

Aquamarin, Rauchquarz, Heliotrop

ein bestimmter Stein mit sich bringt, hängt von bestimmten Kriterien seiner Zusammensetzung und Beschaffenheit ab. Vier Faktoren spielen dabei eine besondere Rolle: die Farbe, die Substanz (Mineralstoffe und Mineralklassen), die Struktur und die Entstehung des betreffenden Steins.

Die Farbe

Bei den Farben der Steine fällt z. B. sehr schnell auf, daß der »warme« oder »kühle« Charakter einer Farbe sich auch in einer »wärmenden« oder »kühlenden« Wirkung des betreffenden Steins äußert. Warme Farben wie Rot, Orange und Gelb wirken anregend, belebend, Blutdruck steigernd und Fieber treibend, kalte Farben wie Grün, Blau und Violett dagegen beruhigend, entspannend, Blutdruck und Fieber senkend.

Doch nicht nur das, auch die Stimulation bestimmter Organe und Systeme durch Mineralien bestimmter Farben kann beobachtet werden: Rot stimuliert Blut und Herz (Rubin), Orange den Kreislauf (Karneol), Gelb die Verdauung (Bernstein), Grün Leber und Galle (Malachit), Blau den Wasserhaushalt (Sodalith) und Violett Lunge, Haut und Nerven (Amethyst). Von diesen Beobachtungen ausgehend entwickelt sich ein sehr umfangreiches Wirkungsspektrum jeder einzelnen Farbe.

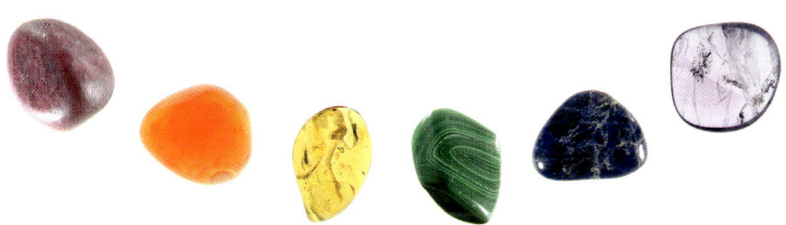

Rubin, Karneol, Bernstein, Malachit, Sodalith, Amethyst

Tab. I Körperliche und seelische Farbwirkungen bei Heilsteinen

Rot	Rot wirkt anregend, erhitzend, beschleunigend und stimuliert Kreislauf, Blutgefäße und das Blut selbst. Es fördert Liebe und Haß sowie die Verarbeitung von Lebenserfahrungen und führt so zu geistigen Wachstumsprozessen. *Folgende Heilsteine können rote Farben zeigen: Achat, Calcit, Chalcedon, Feueropal, Granat Almandin, Granat Pyrop, Hämatit, Jaspis, Kupfer, Lace-Achat, Mookait, Rhodochrosit, Rhodonit, Rubin, Rutilquarz, Sardonyx, Spinell, Thulit, Tigereisen, Turmalin (Rubellit), versteinertes Holz, Wassermelonen-Turmalin, Zoisit mit Rubin.*
Rosa	Rosa macht friedlich, empfindsam und fördert die Herztätigkeit und den Wärmehaushalt. Es verbessert die Fähigkeit, Gefühle zu empfinden, auszudrücken und anderen von Herz zu Herz zu begegnen. *Folgende Heilsteine können rosa Farben zeigen: Chalcedon, Dendritenchalcedon, Epidot (Unakit), Granat Grossular, Kunzit, Morganit, Pinkopal, Rhodochrosit, Rhodonit, Rosenquarz, Spinell, Turmalin (Rubellit), Wassermelonen-Turmalin.*
Orange	Orange wirkt sanft anregend und belebend. Es reguliert Entzündungsprozesse und stimuliert Dünndarm und Nährstoffaufnahme. Orange fördert die Lebensqualität, stimmt heiter, beschwingt und fröhlich. *Folgende Heilsteine können orangene Farben zeigen: Calcit, Dolomit, Feueropal, Karneol, Lace-Achat, Mondstein, Opalith, Sonnenstein, Topas Imperial, Zirkon.*
Braun	Braun entspannt und sammelt. Es fördert das Körperempfinden, die Ausscheidung über Gallenwege und Darm sowie das Wachstum und die Reinigung des Gewebes. Seelisch gibt Braun Kraft und Stabilität. *Folgende Heilsteine können braune Farben zeigen: Achat, Aragonit, Bernstein, Bronzit, Chiastolith, Danburit, Epidot, Granat Almandin, Kupfer, Lace-Achat, Mahagony-Obsidian, Onyx-Marmor, Opal allgemein, Opalisiertes Holz, Opalith, Ozeanachat (Ozeanjaspis), Rauchobsidian, Rauchquarz, Sarder, Sardonyx, Sonnenstein, Tigerauge, Tigereisen, Versteinertes Holz, Vesuvian (Idokras), Zirkon, Zoisit.*
Gold und gelb	Gold und gelb wirken aufmunternd und lebensbejahend. Körperliche und geistige Verdauung werden angesprochen, ebenso Magen, Milz, Pankreas und das vegetative Nervensystem. Gelb rührt an Glück, Sorge und die Reifeprozesse des Lebens. *Folgende Heilsteine können gelbe oder goldene Farben zeigen: Achat, Apatit, Aragonit, Bernstein, Calcit, Chalcedon, Chalko-*

pyrit, Chrysoberyll, Citrin, Cordierit, Iolith, Diamant, Fluorit, Gold, Goldortho-klas, Jaspis, Labradorit (gelber Schiller), Lace-Achat, Mookait, Onyx-Marmor, Feueropal, Opal allgemein, Opalisiertes Holz, Opalith, Prehnit, Rutilquarz, Saphir, Serpentin, Skapolith, Sphen (Titanit), Spinell, Tigerauge, Tigereisen, Topas Imperial, Turmalin, Versteinertes Holz.

Grün	Grün wirkt harmonisierend und neutralisierend. Es stimuliert Leber und Galle, die Regenerationskraft und die körperliche und geistige Ent-giftung. Grün fördert Wut, Zorn und Frieden, bringt Initiative und Lebenswillen. *Folgende Heilsteine können grüne Farben zeigen: Amazonit, Apatit, Apophyllit, Aquamarin, Aventurin, Calcit, Chromchalcedon, Chrysokoll, Chrysopal, Chrysopras, Diopsid, Disthen, Epidot, Fluorit, Granat Grossular, Heliotrop, Jaspis, Kupferchalcedon, Labradorit, Malachit, Moldavit, Mondstein, Moosachat, Nephrit, Onyx-Marmor, Opal, Ozeanachat (Ozeanjaspis), Peridot, Prasemquarz, Prehnit, Saphir, Serpentin, Smaragd, Sphen (Titanit), Türkis, Turmalin, Vesuvian (Idokras), Wassermelonen-Turmalin, Zoisit*
Blau	Blau wirkt kühlend und beruhigend. Es stimuliert den Hormon- und Flüs-sigkeitshaushalt, sowie die Tätigkeit von Niere und Blase. Blau fördert Angst und Mut, Offenheit und Ehrlichkeit und hält in Bewegung. *Fol-gende Heilsteine können blaue Farben zeigen: Achat (graublau), Amazonit (blaßblau), Apatit, Aquamarin, Boulderopal, Calcit, Chalcedon, Chrysokoll, Coelestin, Cordierit, Iolith, Covellin, Dendritenchalcedon, Disthen (Cyanit), Dumortierit, Edelopal, Fluorit, Kupferchalcedon, Labradorit, Labradorit weiß (Regenbogen-Mondstein), Lapislazuli, Larimar, Mondstein (blauer Lichtschein), Moosachat, Opal, Ozeanachat (Ozeanjaspis), Saphir, Sodalith, Topas (hell-blau), Türkis, Turmalin.*
Violett	Violett wirkt befreiend. Es fördert die Tätigkeit von Gehirn, sensiblen und motorischen Nerven, Haut, Lunge und Dickdarm. Violett fördert Trauer und Erleichterung, Verständnis, Unterscheidungsvermögen, gei-stige Ruhe und Gelassenheit. *Folgende Heilsteine können violette Farben zeigen: Amethyst, Chalcedon (Lavendelquarz), Charoit, Covellin (naß), Boulder-opal, Edelopal, Fluorit, Kunzit (fliederfarben), Rosenquarz (fliederfarben), Spinell, Sugilith, Turmalin, Vesuvian (Idokras).*

Bunt und schillernd	Bunt und schillernd wirken als heterogene Farbmischungen aufmunternd, erquickend und bringen die Lebenskraft in Bewegung. Gefördert werden Lebensfreude und Phantasie sowie Inspiration und Erinnerung. *Folgende Heilsteine können bunte und/oder schillernde Farben zeigen: Achat, Boulderopal, Chalkopyrit, Covellin, Diamant (als Brillant), Edelopal, Feueropal (mit Farbenspiel), Fluorit, Jaspis, Labradorit, Lace-Achat, Mookait, Obsidian (Regenbogen-Obsidian), Onyx-Marmor, Opalisiertes Holz, Turmalin, Versteinertes Holz.*
Silber, weiß und farblos	Silber, weiß und farblos sind neutrale Farben, die Energie zuführen und das Bestehende unterstützen, reflektieren und sichtbar machen. So fördern sie Wahrnehmung, Erkenntnis und Klarheit, ggf. auch Schutz und Abschirmung (weiß). *Folgende Heilsteine können silbern, weiß oder farblos erscheinen: Achat, Apophyllit, Bergkristall, Calcit, Chalcedon, Danburit, Diamant, Dolomit, Fluorit, Orthoklas, Granat Grossular, Hämatit, Labradorit weiß (Regenbogen-M.), Lace-Achat, Magnesit, Milchopal, Mondstein, Opal, Rutilquarz, Saphir, Silber, Topas, Turmalin, Zirkon.*
Schwarz	Schwarz ist ebenfalls neutral. Es lindert Schmerzen, fördert die Konzentration und befreit von Ablenkungen. Schwarz ist absorbierend und dadurch anziehend, kann jedoch ebenfalls Schutz und Abschirmung bewirken. *Folgende Heilsteine können eine schwarze Farbe zeigen: Diamant, Diopsid, Disthen, Edelopal, Epidot, Gagat (Jett), Granat Almandin, Labradorit (Spektrolith), Obsidian, Onyx, Rauchobsidian, Rauchquarz, Saphir, Sardonyx, Spinell, Tektit, Turmalin (Schörl).*

Die Substanz

Neben den Eigenschaften ihrer Farbe zeigen Steine auch eine ausgeprägt substantielle Wirkung. Mineralien mit Inhaltsstoffen, die in unserem Organismus wichtige Funktionen innehaben, wie z. B. Eisen für das Blut (Hämatit), Calcium für die Knochen (Calcit), Magnesium für die Muskeln (Magnesit) oder Natrium und Chlor für den Wasserhaushalt (Halit), rufen stoffwechselanregende Reaktionen hervor: Sie fördern die Aufnahme und den Umsatz dieser Stoffe und somit auch die entsprechenden Vorgänge im Körper. Anders bei Mineralstoffen, die bereits in niedriger Dosierung giftig für unseren Organismus sind: Diese regen die Entgiftung und Ausscheidung schädlicher Stoffe an und lindern so genau jene Symptome, die sie bei einer Vergiftung hervorrufen würden. Auf diese Weise helfen chromhaltige Mineralien z. B. bei Entzündungen (Smaragd), nickelhaltige bei Allergien (Chrysopras) oder vanadiumhaltige bei degenerativen Prozessen (grüner Turmalin). Hier gilt also das bekannte Prinzip »Ähnliches heilt Ähnliches«.

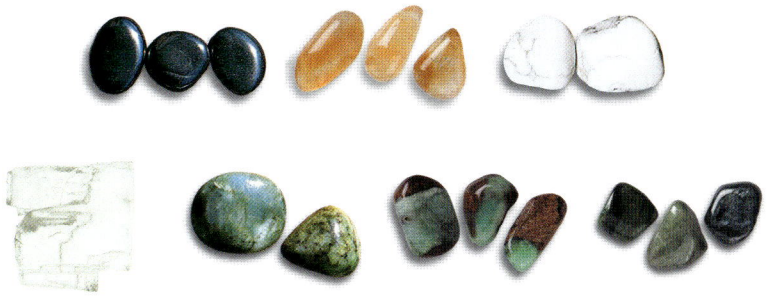

Hämatit, Calcit, Magnesit,
Halit (Steinsalz), Smaragd, Chrysopras, grüner Turmalin (Verdelith)

Tab. 2 **Wirkungen der Mineralstoffe in Heilsteinen**

Aluminium (Al)	Vermindert Säurebildung im Magen, fördert basischen Stoffwechsel, wirkt beruhigend und regt den Wunsch nach Abwechslung und Veränderung an. *Aluminium findet sich in Amazonit, Aquamarin, Chiastolith, Chrysoberyll, Cordierit (Iolith), Disthen (Cyanit), Dumortierit, Epidot, Goldorthoklas, Granat Almandin, Granat Grossular, Granat Pyrop, Kunzit, Labradorit, Lapislazuli, Moldavit, Mondstein, Morganit, Obsidian, Prehnit, Rauchquarz, Rubin, Saphir, Skapolith, Smaragd, Sodalith, Sonnenstein, Spinell, Sugilith, Tektit, Thulit, Topas, Topas Imperial, Türkis, Turmalin (alle Varietäten) Vesuvian (Idokras) und Zoisit.*
Beryllium (Be)	Hilft bei Allergien, Ekzemen, Geschwüren und Rheumatismus, fördert die Wahrnehmung, Konzentration, Weitsicht, Disziplin, Zielsetzung und Strenge. *Beryllium findet sich in Aquamarin, Chrysoberyll, Morganit und Smaragd.*
Blei (Pb)	Hilft bei Muskelschwund, Austrocknung, Verhärtung und Steinbildung in den Organen, stoppt Halluzinationen und fördert Selbstbeherrschung und Pflichtbewußtsein. *Blei findet sich in Amazonit und Covellin.*
Calcium (Ca)	Hält Knochen, Gewebe und Zähne gesund, fördert die Reizleitung der Nerven und stärkt das Herz, stabilisiert, klärt Verwirrung und fördert geistiges Wachstum. *Calcium findet sich in Apatit, Apophyllit, Aragonit, Calcit, Charoit, Danburit, Diopsid, Dolomit, Epidot, Fluorit, Granat Grossular, Jaspis bunt, Labradorit, Lapislazuli, Larimar, Moldavit, Moosachat, Nephrit, Onyx-Marmor, Opalisiertem Holz, Ozeanachat (Ozeanjaspis), Prasemquarz, Prehnit, Rhodonit, Skapolith, Sonnenstein, Sphen (Titanit), Tektit, Thulit, Turmalin, Versteinertem Holz, Vesuvian (Idokras) und Zoisit.*
Chrom (Cr)	Hilft bei Kopfschmerzen, Schwächezuständen und Entzündungen, lindert das Gefühl »unter Druck zu stehen«, fördert Selbstbestimmung und Individualität. *Chrom findet sich in Aventurin, Chromchalcedon, Rubin, Smaragd, Turmalin Verdelith, Wassermelonen-Turmalin und Zoisit.*
Eisen (Fe)	Wirkt blutbildend, immunstärkend, anregend, belebend, gibt Antrieb, Bewegung, Initiative, Begeisterungsfähigkeit, stärkt die

	Willenskraft und das Durchhaltevermögen. *Eisen findet sich in Achat, Bronzit, Calcit, Chalcedon gelb und rot, Chalkopyrit, Cordierit (Iolith), Dumortierit, Epidot, Granat Almandin, Hämatit, Jaspis, Karneol, Lace-Achat, Mahagony-Obsidian, Moldavit, Moosachat, Nephrit, Obsidian, Onyx, Opalisiertem Holz, Opalith, Ozeanachat (Ozeanjaspis), Peridot, Prasemquarz, Rauchobsidian, Rosenquarz, Sarder, Sardonyx, Sugilith, Tektit, Tigerauge, Tigereisen, Turmalin Indigolith und Schörl, Versteinertem Holz und Vesuvian (Idokras).*
Gold (Au)	Fördert Energieverteilung, Vitalität, Drüsentätigkeit und die Regeneration der Geschlechtsorgane, hilft aus Depressionen, sowie dem Leben Sinn zu geben. *Gold findet sich als gediegenes Metall in der Natur.*
Kalium (K)	Reguliert Nierenfunktion und Blutdruck, stärkt Muskeln und Herzmuskel, fördert die Darmfunktion, befreit von Ängsten und Melancholie und fördert die Intuition. *Kalium findet sich in Amazonit, Apophyllit, Charoit, Goldorthoklas, Moldavit, Mondstein, Obsidian, Sugilith, Tektit und Turmalin.*
Kupfer (Cu)	Fördert Blutbildung, Aktivität von Leber und Gehirn, Stoffwechsel und Entgiftung, bringt Traumtätigkeit, Gefühlsausdruck, Wachheit, Neutralität und Ausgleich. *Kupfer findet sich in Chalkopyrit, Chrysokoll, Chrysopal, Covellin, Kupfer, Kupferchalcedon, Malachit und Türkis.*
Lithium (Li)	Hilft bei Nervenschmerz, Rheumatismus, Nierenbeschwerden, Gicht, wirkt beruhigend, antidepressiv, verbessert das Erinnerungsvermögen und lehrt Hingabe und Demut. *Lithium findet sich in Kunzit, Rauchquarz, Sugilith und Turmalin (Indigolith, Rubellit, Verdelith, Wassermelonen-Turmalin).*
Magnesium (Mg)	Löst Muskelkrämpfe, hilft bei Gewebs- und Gefäßverkalkungen, lindert Migräne, wirkt stark beruhigend, fördert friedliches Gemüt, Entspannung, Großzügigkeit, Vertrauen, Charisma. *Magnesium findet sich in Bronzit, Cordierit (Iolith), Diopsid, Dolomit, Granat Pyrop, Jaspis bunt, Magnesit, Moosachat, Nephrit, Opalisiertem Holz, Ozeanachat (Ozeanjaspis), Peridot, Prasemquarz, Serpentin, Spinell, Turmalin, Versteinertem Holz und Vesuvian (Idokras).*

Mangan (Mn)	Wirkt schmerzlindernd, fördert Herz, Herztätigkeit, Fruchtbarkeit, Empfindsamkeit, Herzenswärme und Verzeihen sowie das Verstehen in allen Beziehungen. *Mangan findet sich in Calcit rosa, Chalcedon rosa, Dendritenchalcedon, Onyx, Pinkopal, Rhodochrosit, Rhodonit, Rosenquarz, Sardonyx, Thulit und Turmalin (Rubellit, Wassermelonen-Turmalin).*
Natrium (Na)	Reguliert Nierenfunktion, Wasserhaushalt, Kreislauf und Blutdruck, strukturiert und hilft, innere Bilder zu bewahren, fördert Beharrlichkeit und Standfestigkeit. *Natrium findet sich in Charoit, Labradorit, Lapislazuli, Larimar, Moldavit, Obsidian, Skapolith, Sodalith, Sonnenstein, Sugilith, Tektit und Turmalin (alle Varietäten).*
Nickel (Ni)	Fördert Entgiftung, Leberaktivität, Kreativität und Erfindungsgabe, hilft belastende Bilder loszulassen, hilft bei Alpträumen, Ängstlichkeit, Traurigkeit und Gereiztheit. *Nickel findet sich in Chrysopras und Peridot.*
Silber (Ag)	Wirkt kühlend, schmerzlindernd und fruchtbarkeitsfördernd bei Frauen, fördert Phantasie, Einfühlungsvermögen, Gemeinschaftssinn und ausgeglichenen Lebensrhythmus. *Silber findet sich als gediegenes Metall in der Natur.*
Silicium (Si)	Gut für Haut, Haare, Nägel, Schleimhäute, Drüsen, Bindegewebe und Knochen, hilft bei Überempfindlichkeit und Erschöpfung, fördert Stabilität und Geistesgegenwart. *Silicium findet sich in Achat, Amazonit, Amethyst, Aquamarin, Aventurin, Bergkristall, Bronzit, Chalcedon (alle Varietäten), Charoit, Chiastolith, Chrysokoll, Chrysopras, Citrin, Cordierit (Iolith), Danburit, Diopsid, Disthen (Cyanit), Dumortierit, Epidot, Goldorthoklas, Granat (alle Varietäten), Heliotrop, Jaspis, Karneol, Kunzit, Labradorit, Lace-Achat, Lapislazuli, Larimar, Moldavit, Mondstein, Mookait, Moosachat, Morganit, Nephrit, Obsidian (alle Varietäten), Onyx, Opal (alle Varietäten), Opalisiertes Holz, Opalith, Ozeanachat (Ozeanjaspis), Peridot, Prasemquarz, Prehnit, Rauchquarz, Rhodonit, Rosenquarz, Rutilquarz, Sarder, Sardonyx, Serpentin, Skapolith, Smaragd, Sodalith, Sonnenstein, Sphen (Titanit), Sugilith, Tektit, Thulit, Tigerauge, Tigereisen, Topas, Topas Imperial, Turmalin (alle Varietäten), Versteinertes Holz, Vesuvian (Idokras), Zirkon und Zoisit.*

Strontium (Sr)	Löst Verhärtungen, Verengungen, Verspannungen und Nervenentzündungen, bringt seelische Erleichterung und fördert gesunde geistige Strukturen. *Strontium findet sich in Calcit, Charoit und Coelestin.*
Titan (Ti)	Hilft bei Schnupfen, Bronchitis, Lungen- und Nierenentzündung, sowie bei Enge, Einschränkung und Angst, wirkt aufmunternd, vermittelt Unabhängigkeit und geistige Größe. *Titan findet sich in Diopsid, Granat, Rosenquarz, Rubin, Rutilquarz, Saphir, Sphen (Titanit), Sugilith und Turmalin.*
Vanadium (V)	Wirkt entzündungshemmend bei Haut-, Augen- und Atemwegserkrankungen, hilft, Zurückhaltung abzulegen, Gefühle zu zeigen und konstruktive Ideen zu entwickeln. *Vanadium findet sich in grünem Turmalin (Verdelith).*
Zink (Zn)	Fördert Wundheilung, Immunsystem, Knochen, Gehirn und Sinneswahrnehmung, innere Ruhe, Konzentration, Kraft und Mut sowie Kommunikation und Idealismus. *Zink findet sich im Rhodochrosit und Spinell.*
Zirkonium (Zr)	Hilft bei Krämpfen und Menstruationsbeschwerden, löst materielle Verhaftungen und übersteigertes Festhalten, fördert die Erkenntnis des Lebenssinns. *Zirkonium findet sich im Zirkon.*

Die Mineralklasse

Wie sich diese Eigenschaften der Mineralstoffe dann im jeweiligen Heilstein genau äußern, hängt maßgeblich von der chemischen Verbindung ab, in der sich die jeweiligen Substanzen befinden. Nur selten liegen Mineralstoffe ungebunden als sogenannte »Natürliche Elemente« vor und zeigen ihre Qualitäten rein und unbeeinflußt, wie z. B. beim gediegenen Kupfer. Eine Verbindung mit Schwefel dagegen bringt immer die Qualität des »Reinigens« hinzu, wie z. B. beim Kupfersulfid Covellin. Bei einer Verbindung mit Sauerstoff steht »Kraft und Wandlung« im Vordergrund, wie z. B. im leider selten verfügbaren Kupferoxid Cuprit. Eine Verbindung mit Kohlensäure wirkt belebend und stabilisierend, wie z. B. bei den Kupfercarbonaten Azurit und Malachit, und Verbindungen mit Kieselsäure beeinflussen generell die Qualität und Bewegung unserer Lebensenergie, wie z. B. beim Kupfersilikat Chrysokoll.

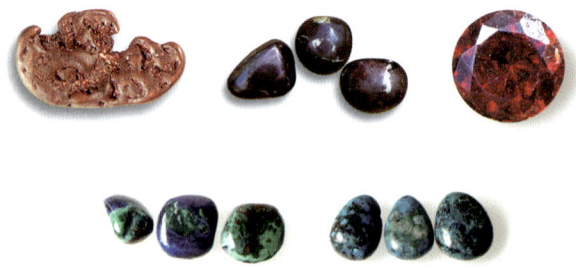

Gediegenes Kupfer; Covellin (Kupfer + Schwefel); Cuprit (Kupfer + Sauerstoff); Azurit und Malachit (Kupfer + Kohlensäure); Chrysokoll (Kupfer + Kieselsäure)

Nach der Art ihrer chemischen Verbindung werden Mineralien in acht Klassen unterschieden, wobei die achte Mineralklasse der Silikate aufgrund ihrer Komplexität noch einmal in sechs Unterklassen unterteilt wird. Jede dieser 14 Mineralklassen weist spezielle Eigenschaften auf, die für alle dazugehörigen Mineralien ähnlich sind. Diese Eigenschaften machen sich auch in der Heilwirkung der betreffenden Steine bemerkbar:

Tab. 3 **Die Eigenschaften der Mineralklassen**

Natürliche Elemente (bestehen nur aus einem Element)

Die Heilsteine aus der Klasse der natürlichen Elemente fördern oder entdecken das eigene, innere Wesen: Sie helfen, Gegensätze und Widersprüche zu vereinen, zu vereinfachen oder zu vereinheitlichen. *Zu den natürlichen Elementen zählen Diamant und die gediegenen Metalle Gold, Kupfer und Silber.*

Sulfide (S) (Schwefel-Abkömmlinge)

Die Heilsteine aus der Klasse der Sulfide sind Spiegel des Verborgenen. Sie helfen, alles aufzudecken, was wir gerne zurückhalten und verschweigen, Unklarheiten zu beseitigen und mehr Bewußtheit zu gewinnen. *Zu den Sulfiden zählen Chalkopyrit und Covellin.*

Halogenide (Cl, F) (Abkömmlinge der Fluß- und Salzsäure)

Die Heilsteine aus der Klasse der Halogenide wirken auflösend und helfen, Verbindungen und Verhaftungen zu beenden. Sie greifen alle einengenden und unterdrückenden Lebensmuster und äußere Einflüsse an und fördern die geistige Freiheit. *Zu den Halogeniden zählt der Fluorit.*

Oxide (O) (Sauerstoff-Abkömmlinge)

Die Heilsteine aus der Klasse der Oxide wirken umwandelnd und überführen instabile in stabile Zustände. Sie beleben und vitalisieren, fördern Aktivität und Dynamik, vermitteln jedoch gleichzeitig einen festen Standpunkt im Leben. *Zu den Oxiden zählen Chrysoberyll, Hämatit, Rubin, Saphir, Spinell und Tigereisen sowie in gewissem Sinne auch die Quarzfamilie, die eine Sonderrolle zwischen Oxiden und Gerüstsilikaten einnimmt: Achat, Amethyst, Aventurin, Bergkristall, Chalcedon (alle Varietäten), Chrysopras, Citrin, Heliotrop, Jaspis (alle Varietäten), Karneol, Lace-Achat, Mookait, Moosachat, Onyx, Ozeanachat (Ozeanjaspis), Prasemquarz, Rauchquarz, Rosenquarz, Rutilquarz, Sarder, Sardonyx, Tigerauge und Versteinertes Holz.*

Carbonate (CO$_3$) (Abkömmlinge der Kohlensäure)

Die Heilsteine aus der Klasse der Carbonate wirken stabilisierend und beschleunigen zu langsame oder bremsen zu schnelle Entwicklungen. Sie machen unterdrückte Impulse bewußt und helfen dadurch, Irrwege und Fehlentwicklungen zu korrigieren. *Zu den Carbonaten zählen Aragonit, Calcit, Dolomit, Magnesit, Malachit, Onyx-Marmor und Rhodochrosit.*

Phosphate (PO_4) (Abkömmlinge der Phosphorsäure)

Die Heilsteine aus der Klasse der Phosphate setzen Energiereserven frei und fördern das Wachstum. Sie bewirken den Ausgleich des Säure-/Basen-Haushalts und damit auch ein seelisches und geistiges Gleichgewicht. *Zu den Phosphaten zählen Apatit und Türkis.*

Sulfate (SO_4) (Abkömmlinge der Schwefelsäure)

Die Heilsteine aus der Klasse der Sulfate wirken festigend und geben Stabilität. Sie helfen, schädliche Prozesse abzubrechen, psychische Erkrankungen zu lindern und sich vor seelischer und geistiger Überlastung zu schützen. *Zu den Sulfaten zählt der Coelestin.*

Silikate (Si_nO_m) (Abkömmlinge der Kieselsäure)

Die Heilsteine aus der Klasse der Silikate beeinflussen die Kontrolle, Regulierung, Verteilung und den Fluß der Lebensenergie. Sie besitzen vielseitigste Kristallgitter, die eine weitere Unterscheidung notwendig machen (s. u.). *Unspezifische Silikate sind Moldavit, Obsidian (alle Varietäten), Opal (alle Varietäten) und Tektit.* Aufgrund ihres amorphen Gefüges lassen sich diese Silikate nicht zu den folgenden Unterklassen zuordnen.

Inselsilikate (SiO_4) (Kristallgitter mit einzelnen Molekülen)

Inselsilikate fördern die Widerstandskraft und den Wunsch, das eigene Leben nach eigenen Vorstellungen zu gestalten. *Zu den Inselsilikaten zählen Chiastolith, Disthen (Cyanit), Dumortierit, Granat (alle Varietäten), Peridot, Sphen (Titanit), Topas, Topas Imperial und Zirkon.*

Gruppensilikate (Si_2O_7, Si_nO_{3n+1}) (Kristallgitter mit paarigen Molekülen)

Gruppensilikate regen die Erholung und Regenerationskraft an und helfen uns, zu unseren ursprünglichen Zielen und Absichten zurückzukehren. *Zu den Gruppensilikaten zählen Epidot, Prehnit, Thulit, Vesuvian (Idokras) und Zoisit.*

Ringsilikate (Si_3O_9, Si_4O_{12}, Si_6O_{18}) (Kristallgitter mit ring-förmigen Molekülen)

Ringsilikate sind sehr gute Leiter und lenken den Energiefluß in uns, was sie sehr wertvoll zum Abbau von Spannungen und zur Schmerzlinderung macht. Indem sie Energieüberschüsse abziehen, lindern sie auch Fieber oder Hitzewallungen. *Zu den*

Ringsilikaten zählen Aquamarin, Chrysokoll, Cordierit (Iolith), Morganit, Smaragd, Sugilith, Turmalin (alle Varietäten).

Kettensilikate (Si_nO_{3n}, Si_2O_6) (Kristallgitter mit Molekül-Ketten)

Kettensilikate regen den Energiefluß in uns und die Geschwindigkeit von Heil- und Entwicklungsprozessen an. Sie fördern die geistige Ausrichtung auf unsere Ziele. *Zu den Kettensilikaten zählen Bronzit, Diopsid, Kunzit, Larimar (Pektolith), Nephrit und Rhodonit.*

Schichtsilikate (Si_nO_{2n+2}, Si_4O_{10}) (Kristallgitter aus Molekül-Ebenen)

Schichtsilikate wirken schützend und stärken die Abgrenzung. Sie helfen vor allem auch bei negativen geistigen und energetischen Einflüssen von außen. *Zu den Schichtsilikaten zählen Apophyllit, Charoit und Serpentin.*

Gerüstsilikate (Si_nO_m) (Dreidimensionale Molekül-Gerüste)

Gerüstsilikate wirken absorbierend oder als Filter, der bestimmtes aufnimmt und anderes reflektiert. Im letzteren Fall, insbesondere bei transparenten Gerüst-Silikaten, wird unsere Wahrnehmungsfähigkeit verbessert. *Zu den Gerüstsilikaten zählen Amazonit, Danburit, Goldorthoklas, Labradorit, Labradorit weiß (Regenbogen-Mondstein), Lapislazuli, Mondstein, Skapolith, Sodalith und Sonnenstein.*

Die Struktur

Als weiterer wichtiger Faktor in der Heilwirkung der Steine zeigt sich, daß die innere Ordnung eines Minerals, das sogenannte Kristallgitter, mit bestimmten Grundhaltungen zum Leben sowie Verhaltensmustern und Charakterzügen des Menschen in Resonanz steht. Heilsteine können nur dann auf allen Ebenen wirksam werden, wenn hier eine gewisse Übereinstimmung existiert. Die Kristallstruktur bezieht sich also nicht auf ein bestimmtes Leiden, sondern auf den ganzen Menschen, wie er sich in seinem persönlichen Lebensstil offenbart. Dieses dritte Kriterium beantwortet die Frage, »bei wem« ein bestimmter Stein wirksam wird.

So entspricht z. B. das wohlgeordnete, nach dem Quadrat strukturierte Kristallgitter kubischer Mineralien einem ebenso wohlgeordneten bis starren Lebensstil, der in extremer Ausprägung nicht umsonst auch »kleinkariert«

Tab. 4 **Grundhaltungen und Kristallstrukturen**

Kubisch: Ordnung	Amorph: Freiheit	Hexagonal: Konzentration	Triklin: Offenheit
Kubische Mineralien besitzen ein quadratisches Kristallgitter. Ihnen entspricht eine Grundhaltung, die großen Wert auf Ordnung, Regelmäßigkeit, Struktur, Planung und Sicherheit legt aber auch systematisches Lernen und Arbeiten ermöglicht.	Amorphe Mineralien besitzen kein regelmäßiges Kristallgitter. Ihnen entspricht das Chaos, eine spontane, freie, ungebundene, vielseitige, in den Tag hineinlebende Grundhaltung sowie das intensive Leben im Hier und Jetzt.	Hexagonale Mineralien besitzen ein sechseckiges Kristallgitter. Ihnen entspricht eine zielstrebige, leistungsorientierte, konsequente, ausdauernde Grundhaltung, die Effektivität, Konzentration, Schnelligkeit und Beherrschung ermöglicht.	Trikline Mineralien besitzen ein trapezförmiges Kristallgitter. Ihnen entspricht eine offene, empfängliche und extrem unbeständige Grundhaltung, evtl. mit Schicksalsgläubigkeit und Opferhaltung oder mit Hellsichtigkeit und tiefem Verstehen.
Kubische Mineralien sind Diamant, Fluorit, Gold, Granat (alle Varietäten), Kupfer, Lapislazuli, Silber, Sodalith und Spinell.	*Amorphe Mineralien sind Bernstein, Opal (alle Varietäten), Gagat (Jett), Obsidian (alle Varietäten), Moldavit, Mookait (mit trigonalen Anteilen), Opalisiertes Holz, Opalith und Tektit.*	*Hexagonale Mineralien sind Apatit, Aquamarin, Covellin, Morganit, Smaragd und Sugilith.*	*Trikline Mineralien sind Amazonit, Disthen, Cyanit, Labradorit, Larimar, Rhodonit, Sonnenstein und Türkis.*

Trigonal: Beständigkeit	Monoklin: Veränderung	Tetragonal: Trennen	Rhombisch: Verbinden
Trigonale Mineralien besitzen ein dreieckiges Kristallgitter. Ihnen entspricht eine einfache, beständige, in sich ruhende, bequeme und geduldige Grundhaltung mit Akzeptanz, Zufriedenheit und oftmals erfinderischem Geschick.	Monokline Mineralien besitzen ein parallelogrammförmiges Kristallgitter. Ihnen entspricht eine bewegte, sich ständig wandelnde, schnell entwickelnde und dynamische Grundhaltung mit guter Intuition oder Entscheidungsschwierigkeiten.	Tetragonale Mineralien besitzen ein rechteckiges Kristallgitter. Ihnen entspricht eine geistig rege, ungeduldige, forschende, neugierige und stark analytische Grundhaltung, oft sehr emotional, aber gut kontrolliert und zu Heimlichkeiten neigend.	Rhombische Mineralien besitzen ein rautenförmiges Kristallgitter. Ihnen entspricht eine stille, angepaßte, unauffällige, jedoch manchmal unberechenbare Grundhaltung mit großem Gemeinschaftssinn und gutem Einfühlungsvermögen.

Trigonale Mineralien sind Achat, Amethyst, Aventurin, Bergkristall, Calcit, Chalcedon, Chrysopras, Citrin, Dolomit, Hämatit, Heliotrop, Jaspis, Karneol, Magnesit, Mookait (mit amorphen Anteilen), Moosachat, Onyx, Ozeanachat (Ozeanjaspis), Prasemquarz, Rauchquarz, Rhodochrosit, Rosenquarz, Rubin, Saphir, Sarder, Sardonyx, Tigerauge, Tigereisen und Turmalin.

Monokline Mineralien sind Charoit, Chrysokoll, Diopsid, Epidot (Unakit), Goldorthoklas, Kunzit, Malachit, Mondstein, Nephrit, Serpentin und Sphen (Titanit).

Tetragonale Mineralien sind Apophyllit, Chalkopyrit, Rutilquarz (genauer: der Rutil im Quarz), Skapolith, Vesuvian (Idokras) und Zirkon.

Rhombische Mineralien sind Aragonit, Bronzit, Chiastolith, Chrysoberyll, Coelestin, Cordierit (Iolith), Danburit, Dumortierit, Onyx-Marmor, Peridot, Prehnit, Thulit, Topas und Zoisit.

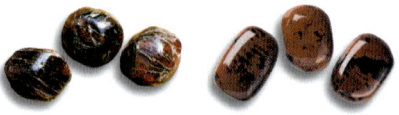

Granat, ein kubisches Mineral; Obsidian, ein amorphes Mineral

genannt wird oder unbelehrbare »Quadratschädel« hervorbringt. Umgekehrt entsprechen amorphe (= gestaltlose, unstrukturierte) Mineralien einem spontanen, flexiblen Lebensstil mit großem Hang zum Chaos.

Genau sieben verschiedene Kristallstrukturen kennt das Mineralreich, die amorphen Steine hinzugerechnet sind es acht verschiedene Möglichkeiten, denen ebenfalls acht Charaktertypen beim Menschen entsprechen. Dieses Prinzip hat sich inzwischen als eines der wichtigsten für die Analytische Steinheilkunde erwiesen, da es genau zu differenzieren hilft, welcher Stein zu welchem Menschen am besten paßt. Verschiedene verdauungsfördernde Steine wie z. B. gelber Fluorit (kubisch), Apatit (hexagonal), Citrin (trigonal), Zirkon (tetragonal), Imperial-Topas (rhombisch), Goldorthoklas (monoklin), Sonnenstein (triklin) oder Bernstein (amorph) lassen sich auf diese Weise treffsicherer anwenden, als wenn man blindlings auf bloßes Ausprobieren angewiesen wäre.

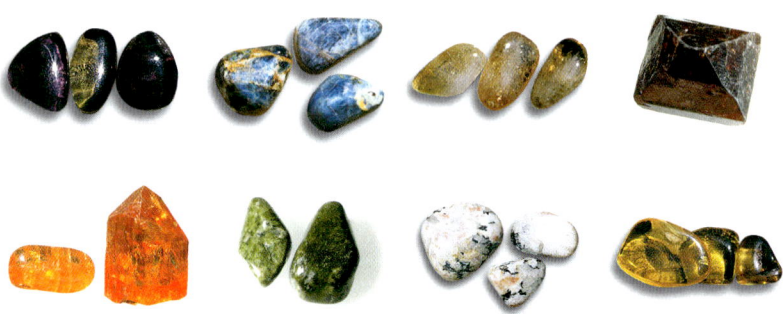

Fluorit (kubisch), Apatit (hexagonal), Citrin (trigonal), Zirkon (tetragonal), Imperial-Topas (rhombisch), Epidot (monoklin), Sonnenstein (triklin), Bernstein (amorph)

Die Entstehung

»Wie die Steine wachsen, so wirken sie!« ist ein geflügeltes Wort, welches den letzten Aspekt in der Heilwirkung der Steine treffend zusammenfaßt. »Werdend sollt Ihr die Dinge betrachten,« mahnte schon Goethe, und vieles läßt sich tatsächlich nur verstehen, wenn man nicht nur das Endprodukt betrachtet, sondern die ganze Entwicklung verfolgt.

Die anregende Wirkung des Chalcedons auf den Flüssigkeitshaushalt des Körpers erklärt sich z. B., wenn man weiß, daß Chalcedon aus wäßrigen Kieselsäurelösungen entsteht, die durch Spalten und Risse des Gesteins hindurchsickern, um sich in größeren Adern oder Hohlräumen zu sammeln. Dort bildet sich dann durch allmähliches »Eindicken« und Austrocknen der Kieselsäure der Chalcedon. Analog dazu mobilisiert Chalcedon die Gewebsflüssigkeit – hilft also z. B. bei Wassereinlagerungen im Gewebe – die sich dann in der Lymphbahn sammelt und von dort zurück ins Blut fließt. Und da er die Lymphe anregt, erweist sich Chalcedon auch als immunstärkender Stein. Ein Stein ist also das perfekte Abbild seiner Entstehung – das gilt für mineralogische Eigenschaften ebenso, wie für heilkundliche Qualitäten.

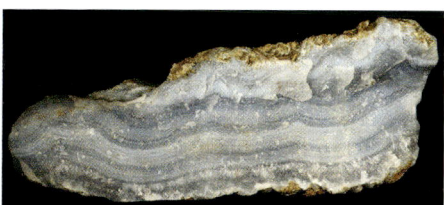

Chalcedonader

Edelsteine, Mineralien und Gesteine können in der Natur nun grundsätzlich in drei verschiedenen Bildungsprozessen entstehen:

Tab. 5

Magmatisch gebildete Steine entstehen im Magma, der heißen Gesteinsschmelze des Erdinneren, oder in Flüssigkeiten, die dem Magma entstammen und darüberliegende Gesteine durchdringen. Auch vulkanisch gebildete Steine zählen hierzu. *Magmatische Heilsteine sind Achat, Amazonit, Amethyst, Apatit, Apophyllit, Aquamarin, Aventurin, Bergkristall, Bronzit, Chalcedon blau und gelb, Chalkopyrit, Chrysoberyll, Citrin, Danburit, Dendritenchalcedon, Dumortierit, Epidot, Feueropal, Fluorit, Gold, Goldorthoklas, Hämatit, Karneol, Kunzit, Kupfer, Labradorit, Lace-Achat, Larimar, Pektolith, Mondstein, Morganit, Obsidian (alle Varietäten), Onyx, Ozeanachat (Ozeanjaspis), Peridot, Prehnit, Rauchquarz, Rosenquarz, Rubin, Rutilquarz, Saphir, Sarder, Sardonyx, Silber, Smaragd, Sodalith, Sonnenstein, Sphen, Titanit, Spinell, Sugilith, Topas, Topas Imperial, Turmalin (alle Varietäten) und Zirkon.*

Sedimentär/sekundär gebildete Steine entstehen an oder nahe der Erdoberfläche durch Verwitterung (Auflösung durch Umwelteinflüsse) und Ablagerung. Bei Gesteinsbildungen dieser Art (Sandstein, Kalk, Steinsalz usw.) spricht man dann von Sedimenten (Ablagerungsgesteinen). Entstehen Mineralien kleinräumig (z. B. im oder über dem Grundwasser) auf diese Weise, spricht man einfach von sekundärer Bildung. *Sekundäre Heilsteine sind Aragonit, Bernstein, Boulderopal, Calcit, Chalcedon (blau, grün, rosa, rot, weiß), Chalkopyrit, Chromchalcedon, Chrysokoll, Chrysopal, Chrysopras, Coelestin, Covellin, Dendritenchalcedon, Dolomit, Edelopal, Gagat (Jett), Hämatit, Heliotrop, Jaspis, Kupferchalcedon, Magnesit, Malachit, Milchopal, Mookait, Moosachat, Onyx-Marmor, Opal (außer Feueropal), Opalisiertes Holz, Opalith, Pinkopal, Rhodochrosit, Skapolith, Tigerauge, Türkis und Versteinertes Holz.*

Metamorph gebildete Steine entstehen durch Gesteinsumwandlungen unter Druck und Hitze. Gesteine, die durch Verschiebungen der Erdkruste in die Tiefe gedrückt werden oder Gesteine im Umfeld von Vulkanschloten werden durch Druck und Hitze verändert. Mineralien, die in diesen Bedingungen nicht mehr stabil sind, vergehen und wandeln sich in neue Mineralien um, die diesen Bedingungen gerecht werden. Werden Druck und Hitze zu groß, schmilzt das Gestein komplett ein und es entsteht neues Magma. Der Kreis schließt sich. *Metamorphe Heilsteine sind Amazonit, Apatit, Aventurin, Chalkopyrit, Charoit, Chiastolith, Chrysoberyll, Cordierit (Iolith), Diamant, Diopsid, Disthen (Cyanit), Epidot (Unakit), Granat (alle Varietäten), Hämatit, Lapislazuli, Moldavit, Nephrit, Prasemquarz, Rhodonit, Rubin, Saphir, Serpentin, Smaragd, Tektit, Thulit, Tigereisen, Vesuvian (Idokras) und Zoisit.*

Diese drei Bildungsprozesse gestalten den Kreislauf der Gesteine, der mit der Geburt der Steine aus dem Magma heraus beginnt, seine Fortsetzung und permanente Verwandlung in der Verwitterung und Ablagerung an der Erdoberfläche findet, und schließlich in den gewaltigen metamorphen Vorgängen des Erdinneren dem Vergehen und der endgültigen Auflösung zusteuert. Magmatische Steine repräsentieren daher den Start, sedimentär bzw. sekundär gebildete Steine die Weiterentwicklung und metamorph gebildete Steine schließlich das Ende dieses Kreislaufs.

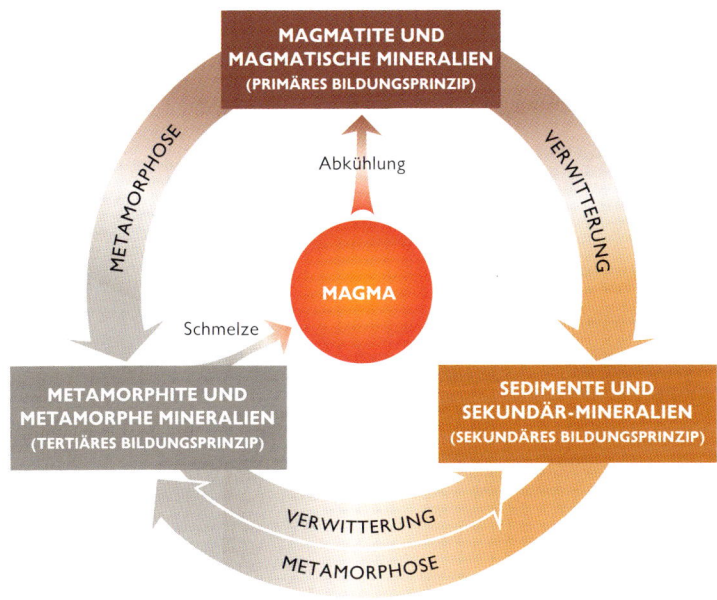

Kreislauf der Gesteine

So betrachtet drängt sich die Analogie dieser Entstehungsprozesse zur menschlichen Lebenssituation förmlich auf. Doch auch kritische Betrachtungen und Studien über nunmehr eineinhalb Jahrzehnte haben bestätigt, daß tatsächlich eine unmittelbare Beziehung besteht.

Bildungsprozesse und Lebenssituationen

Magmatisch gebildete Heilsteine unterstützen uns vor allem dann, wenn ein neuer Lebensabschnitt begonnen hat (oder beginnen soll) und wir vor neuen Herausforderungen stehen. Sie fördern in ihrer Wirkung Lernprozesse und die Reifung bestimmter Eigenschaften und Veranlagungen in uns. Magmatische Heilsteine sind Starter und helfen, etwas in Angriff zu nehmen oder Anfangsschwierigkeiten zu überwinden. In der Steinheilkunde werden sie daher auch schlicht primäre Heilsteine genannt.

Sedimentär/sekundär gebildete Heilsteine unterstützen uns vor allem in Lebensabschnitten, in denen es um Wandlung und Weiterentwicklung geht. Phasen, in denen bereits Begonnenes bewahrt, verändert, verbessert und neuen Bedingungen angepaßt wird. Heilsteine dieser Art unterstützen uns in der Auseinandersetzung mit unserer Umwelt und sind immer dann eine Hilfe, wenn wir auf äußere Widerstände stoßen. Sie werden in der Steinheilkunde schlicht sekundäre Heilsteine genannt.

Metamorph gebildete Heilsteine unterstützen uns vor allem dann, wenn in unserem Leben etwas zu Ende geht, zu Ende gegangen ist oder wir etwas beenden wollen. Auch das Loslassen, Aufräumen oder das Überwinden von Verlusten gehört hierzu. Metamorphe Heilsteine helfen, Verhaftungen zu überwinden, Unerledigtes zu Ende zu bringen und fördern innere Transformation, Wertewandel sowie das Erleben unseres wahren inneren Wesens. Sie unterstützen das Streben nach Freiheit. In der Steinheilkunde werden sie schlicht tertiäre Heilsteine genannt.

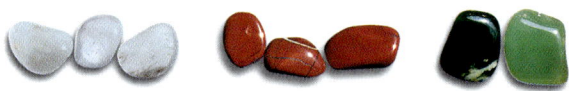

Topas (primär), Jaspis (sekundär), Serpentin (tertiär)

Der richtige Heilstein

Dank der genannten vier Kriterien lassen sich die oftmals komplexen Heilwirkungen von Mineralien, Edelsteinen und Gesteinen sinnvoll vereinfachen, verstehen und anwenden. Werden all diese Aspekte bei einer Beratung oder Behandlung genau erarbeitet, so ergibt sich treffsicher ein bestimmter Stein für einen bestimmten Menschen in einer bestimmten Situation und bei einem bestimmten Leiden oder Problem. Diese Vorgehensweise wurde in der praktischen Arbeit die »Analytische Steinheilkunde« genannt und entwickelte sich zu einem sehr präzisen Instrument der Diagnose und Therapie mit Steinen. Sie erfordert zwar gründliches Recherchieren, belohnt dafür jedoch mit der treffsicheren Wahl des richtigen Heilsteins. Detaillierte Informationen hierzu bieten das Handbuch »Die Steinheilkunde«[1] sowie das Nachschlagewerk »Lexikon der Heilsteine«,[2] in denen alle grundlegenden Aspekte von der mineralogischen und heilkundlichen Seite her genau beschrieben sind.

Die folgende Tabelle gibt eine Übersicht über die im vorliegenden Buch genannten Steinsorten für Edelstein-Heilketten mit den wichtigsten Angaben zur Kristallstruktur, Entstehung, Mineralklasse, chemischen Zusammensetzung (Formel) und Farbe.

---

[1] Michael Gienger, *Die Steinheilkunde*, Neue Erde, Saarbrücken 1995
[2] Michael Gienger, *Lexikon der Heilsteine*, Neue Erde, Saarbrücken 2000

Tab. 6 Heilsteine für Edelstein-Heilketten (Übersicht)

Mineral	Kristall-struktur	Ent-ste-hung	Mineral-klasse	Chem. Formel + Mineralstoffe	Farbe
Achat	trigonal	I	Oxide, Quarze	SiO_2 + Al, Ca,Fe,Mn	graublau, braun, rot, gelb
Amazonit	triklin	I, II, III	Gerüstsilikate	$K[AlSi_3O_8]$ + Cu	blaugrün, grün
Amethyst	trigonal	I	Oxide, Quarze	SiO_2 + (Al,Fe,Ca,Mg,Li,Na)	violett
Apatit	hexagonal	I, II, III	Phosphate	$Ca_5[(F,Cl,OH)/(PO_4)_3]$+Mg,Mn,Si,Sr	grau, gelb, grün, blau
Apophyllit	tetragonal	I	Schichtsilikate	$KCa_4[F/(Si_4O_{10})_2] \cdot 8 H_2O$	weiß, grün
Aquamarin	hexagonal	I	Ringsilikate	$Be_3Al_2(Si_6O_{18})$ + K,Li,Na + (Fe)	grün bis hellblau
Aragonit	rhombisch	I, II	Carbonate	$CaCO_3$ + Fe,Mn,Pb,Sr,Zn	weiß, braun
Aventurin	trigonal	I, II, III	Oxide, Quarze	SiO_2 + $KAl_2[(OH,F)_2/AlSi_3O_{10}]$ + (Cr)	grün schillernd
Bergkristall	trigonal	I	Oxide, Quarze	SiO_2	klar
Bernstein	amorph	II	Organ. Steine	$C_{10}H_{16}O$ + S (vereinfacht!)	weiß, goldgelb, braun, rot
Boulderopal	amorph	II	Silikate	SiO_2 + H_2O + Ca,Fe	blau, bunt schillernd
Bronzit	rhombisch	I	Kettensilikate	$(Mg,Fe)_2[Si_2O_6]$ + Al,Ca,Mn, Ni	bronzefarben
Calcit	trigonal	I, II	Carbonate	$CaCO_3$ + Fe,Mn + (Co,Pb,Sr)	weiß, rosa, gelb, grün, blau, grau
Chalcedon blau	trigonal	I, II	Oxide, Quarze	SiO_2	hellblau
Chalcedon gelb	trigonal	I	Oxide, Quarze	SiO_2 + (Fe,O,OH)	gelb
Chalcedon grün	trigonal	II	Oxide, Quarze	SiO_2 + Al,Ca,F,Fe,K, Mg,Na,OH,Si	grün
Chalcedon rosa	trigonal	II	Oxide, Quarze	SiO_2 + (Mn)	rosa, rosa-violett
Chalcedon rot	trigonal	II	Oxide, Quarze	SiO_2 + Fe	dunkelrot

Mineral	Kristall-struktur	Ent-ste-hung	Mineral-klasse	Chem. Formel + Mineralstoffe	Farbe
Chalcedon weiß	trigonal	I, II	Oxide, Quarze	SiO_2	weiß
Chalkopyrit	tetragonal	I, II, III	Sulfide	$CuFeS_2$ + (Ag,Au)	gelb, bunt anlaufend
Charoit	monoklin	III	Schichtsilikate	$(Ca,Na)_4(K,Sr,Ba)_2$ $[(OH,F)_2Si_9O_{22}] \cdot H_2O$	grau, violett, rosa
Chiastolith	rhombisch	III	Inselsilikate	$Al_2[O/SiO_4]$ + C,Ca, Cr,Fe,K,Mg,Mn, Ti	braun, grau mit schwarzem Kreuz
Chrom-chalcedon	trigonal	II	Oxide, Quarze	SiO_2 + (Cr)	rosa, rosa-violett
Chrysoberyll	rhombisch	I, III	Oxide	Al_2BeO_4 + Ti	braun, gelb, grünlich
Chrysokoll	monoklin	II	Ringsilikate	$CuSiO_3 . 2 H_2O$ + Al,Fe,P	grün bis türkisfarben
Chrysopal	amorph	II	Silikate	$SiO_2 + H_2O$ + Cu	grün, blaugrün
Chrysopras	trigonal	II	Oxide, Quarze	SiO_2 + (Ni)	apfelgrün
Citrin	trigonal	I	Oxide, Quarze	SiO_2 + (Al,Fe,Ca,Mg,Li, Na,)	gelb
Coelestin	rhombisch	II	Sulfate	$SrSO_4$ + (Ca)	weiß, hellblau
Cordierit, Iolith	rhombisch	III	Ringsilikate	$(Mg,Fe)_2Al_3[AlSi_5O_{18}]$ + Mn,Na,Zr	blau/gelb Farbwechsel
Covellin	hexagonal	II	Sulfide	CuS + Fe + (Ag,Pb,Se)	schwärzlich-blau
Danburit	rhombisch	I	Gerüstsilikate	$Ca[B_2Si_2O_8]$	farblos, beige
Dendriten-chalcedon	trigonal	I	Oxide, Quarze	SiO_2 + Mn,O	hell mit schwarzen Einschlüssen
Diamant	kubisch	III	Nat. Elemente	C_n + (Al,Ca,Cr,Fe, Mg,Mn,Si,Sr,Ti)	klar, rosa, gelb, grün
Diopsid	monoklin	III	Kettensilikate	$CaMg[Si_2O_6]$ + Fe,Mn,Ti,V	schwarz, grau, grün
Disthen, Cyanit	triklin	III	Inselsilikate	$Al_2[O/SiO_4]$ + Ca,Cr,Fe,K,Mg,Ti	blau, blaugrau

Mineral	Kristall-struktur	Ent-ste-hung	Mineral-klasse	Chem. Formel + Mineralstoffe	Farbe
Dolomit	trigonal	I, II	Carbonate	$CaMg(CO_3)_2$ + Fe,Mn + (Pb,Zn,S)	braun, rot, weiß
Dumortierit	rhombisch	I	Inselsilikate	$(Al,Fe)_7[O_3/BO_3/(SiO_4)_3]$ + Mn	blau, grau, braun
Edelopal	amorph	II	Silikate	$SiO_2 + H_2O$	farblos bis schwarz, bunt schillernd
Epidot	monoklin	I	Gruppensilikate	$Ca_2(Fe,Al)Al_2[O/OH/SiO_4/Si_2O_7]$	grün, braun, schwarz
Epidot (Unakit)	monoklin	III	Gruppensilikate	$Ca_2(Fe,Al)Al_2[O/OH/SiO_4/Si_2O_7]$ + K,Mg,Mn,Sr,Ti	grün-rosa gefleckt
Feueropal	amorph	I	Silikate	$SiO_2 + H_2O$ + Fe	rot, orange, gelb
Fluorit	kubisch	I	Halogenide	CaF_2 + (C,Cl,Fe,Ce,Y)	klar, gelb, grün, blau, rosa, violett
Gagat (Jett)	amorph	II	Organ. Steine	C (Kohlenwasserstoffe)	schwarz
Gold	kubisch	I	Nat. Elemente	Au + Ag + (Cu)	goldmetallisch
Goldorthoklas	monoklin	I	Gerüstsilikate	$K[AlSi_3O_8]$ + Na,Fe,Ba	goldgelb
Granat Almandin	kubisch	III	Inselsilikate	$Fe_3Al_2(SiO_4)_3$ + Ca,Mg,Mn,Ti	rot, braun, schwarz
Granat Grossular	kubisch	III	Inselsilikate	$Ca_3Al_2(SiO_4)_3$ + Fe,Mn	grau, grün bis rosa
Granat Pyrop	kubisch	III	Inselsilikate	$Mg_3Al_2(SiO_4)_3$ + Fe,Ti	dunkelrot
Granat rot	kubisch	III	Inselsilikate	$(Mg,Fe)_3Al_2(SiO_4)_3$ + Ti	dunkelrot bis rotviolett
Hämatit	trigonal	I, II, III	Oxide	Fe_2O_3 + Mg,Ti + (Al,Cr,Mn,Si, H_2O)	graumetallisch, rot
Heliotrop	trigonal	II	Oxide, Quarze	SiO_2 + Al,Fe,Mg, OH,Si	grün + rote Punkte

Mineral	Kristall-struktur	Ent-ste-hung	Mineral-klasse	Chem. Formel + Mineralstoffe	Farbe
Jaspis bunt	trigonal	II	Oxide, Quarze	SiO_2 + Fe,Si	hell- bis dunkelgrün
Jaspis rot	trigonal	II	Oxide, Quarze	SiO_2 + Fe,O	ziegelrot
Karneol	trigonal	I	Oxide, Quarze	SiO_2 + (Fe,O,OH)	rot, orange, gelb
Kunzit	monoklin	I	Kettensilikate	$LiAl[Si_2O_6]$ + Ca,Mg,Mn,Na	rosa bis rosaviolett
Kupfer	kubisch	I	Nat. Elemente	Cu + Fe + (Ag,Bi,Sb)	kupferrot bis braun
Kupfer-chalcedon	trigonal	II	Oxide, Quarze	SiO_2 + Cu + (Cu)	blaugrün mit braunen Kupfer-Einschl.
Labradorit	triklin	I	Gerüstsilikate	$Na[AlSi_3O_8]Ca$ $[Al_2Si_2O_8]$ + Fe,K,Ba,Sr	graugrün/ Farbschiller
Labradorit weiß (Regenbog.-M.)	triklin	I	Gerüstsilikate	$Na[AlSi_3O_8]Ca$ $[Al_2Si_2O_8]$	weiß mit blauem Schiller
Lace-Achat	trigonal	I	Oxide, Quarze	SiO_2 + Al, Ca,Fe,Mn	grau, gelb, braun, rot
Lapislazuli	kubisch	III	Gerüstsilikate	$(Na,Ca)_8[(SO_4/S/Cl)_2/$ $(AlSiO_4)_6]$ + Fe	lasurblau
Larimar, Pektolith	triklin	I	Kettensilikate	$NaCa_2[OH/Si_3O_8]$ + Fe,Mn	weiß, hellblau
Magnesit	trigonal	II	Carbonate	$MgCO_3$ + Ca,Fe,Mn	weiß, grau, gelb, braun
Mahagony-Obsidian	amorph	I	Silikate	SiO_2 + Fe_2O_3 + H_2O + Al,Ca,K,Mn,Na,Fe	schwarz-braun
Malachit	monoklin	II	Carbonate	$Cu_2[(OH)_2/CO_3]$ + H_2O + (Ca,Fe)	hell- bis dunkelgrün
Milchopal	amorph	II	Silikate	SiO_2 + H_2O + Ca,Mg	weiß, bunt schillernd
Moldavit	amorph	III	Silikate	SiO_2 + Al,Ca,Fe,K,Na	flaschengrün
Mondstein	monoklin	I	Gerüstsilikate	$K[AlSi_3O_8]$ + Na,Fe,Ba	weiß, bräunlich, grünlich, grau

Mineral	Kristall-struktur	Ent-ste-hung	Mineral-klasse	Chem. Formel + Mineralstoffe	Farbe
Mookait	amorph/ trigonal	II	Oxide, Quarze	SiO_2 + Fe,O,OH	rot-gelb-beige marmoriert
Moosachat	trigonal	II	Oxide, Quarze	SiO_2 + Al,Ca,F,Fe,K, Mg,Na,OH,Si	hell + grüne Einschl.
Morganit	hexagonal	I	Ringsilikate	$Be_3Al_2(Si_6O_{18})$ + K,Li,Na + (Cu,Mn,Ni)	rosa
Nephrit	monoklin	III	Kettensilikate	$Ca_2(Mg,Fe)_5(Si_8O_{22})$ $(OH,F)_4$ + OH,F	grün
Obsidian	amorph	I	Silikate	$SiO_2 + Fe_2O_3 + H_2O$ + Al,Ca,K,Mn,Na,Fe	schwarz, braun, auch schillernd
Onyx	trigonal	I	Oxide, Quarze	SiO_2 + C,Fe	schwarz
Onyx-Marmor	rhombisch	II	Carbonate	$CaCO_3$ + Fe,Mn,Pb,Sr,Zn	braun, gelb, grün, weiß
Opal allgemein	amorph	II	Silikate	$SiO_2 + H_2O$	farblos, alle Farben
Opalisiertes Holz	amorph	II	Silikate	$SiO_2 + H_2O$ + C,Ca,Fe,Mg	rot, gelb, braun
Opalith	amorph	II	Silikate	$SiO_2 + H_2O$ + Fe,Ni	braun, gelb, grün
Ozeanachat (Ozeanjaspis)	trigonal	I	Oxide, Quarze	SiO_2+ Ca,Mg,Fe	hellblau, weiß, braun, grün + runde Einschl.
Peridot	rhombisch	I	Inselsilikate	$(Mg,Fe)_2[SiO_4]$ + Al,Ca,Mn,Ni,Co,Cr,Ti	olivgrün, grüngelb
Pinkopal	amorph	II	Silikate	$SiO_2 + H_2O$ + Mn	rosa
Prasemquarz	trigonal	III	Oxide, Quarze	$SiO_2 + Ca_2(Mg,Fe)_5$ $[(OH,F)/Si_4O_{11}]_2$	lauchgrün
Prehnit	rhombisch	I	Gruppensilikate	$Ca_2Al[(OH)_2/$ $AlSi_3O_{10}]$	farblos, grünlich
Rauchobsidian	amorph	I	Silikate	$SiO_2 + Fe_2O_3 + H_2O$ + Al,Ca,K,Mn,Na,Fe	schwarz bis braun trans-parent

Mineral	Kristall-struktur	Ent-ste-hung	Mineral-klasse	Chem. Formel + Mineralstoffe	Farbe
Rauchquarz	trigonal	I	Oxide, Quarze	SiO_2 + (Al,Li,Na)	hell- bis dunkelbraun
Rhodochrosit	trigonal	I, II	Carbonate	$MnCO_3$ + Ca,Fe,Zn	himbeerrot bis rosa
Rhodonit	triklin	III	Kettensilikate	$CaMn_4[Si_5O_{15}]$ + Al,Li,K,Na	rosa
Rosenquarz	trigonal	I	Oxide, Quarze	SiO_2 + Na,Al,Fe,Ti + (Ca,Mg,Mn)	rosa
Rubin	trigonal	I, III	Oxide	Al_2O_3 + Cr,Ti	rot
Rutilquarz	trigonal	I	Oxide, Quarze	SiO_2 + TiO_2	klar + gelbe/rote Ein.
Saphir	trigonal	I, III	Oxide	Al_2O_3 + Fe,Ti	farblos, gelb, blau, schwarz
Sarder	trigonal	I	Oxide, Quarze	SiO_2 + (Fe,O,OH)	braun
Sardonyx	trigonal	I	Oxide, Quarze	SiO_2 + C + (Fe,O,OH)	schwarz-weiß-rotbraun
Serpentin	monoklin	III	Schichtsilikate	$Mg_6[(OH)_8/Si_4O_{10}]$ + Al,Cr,Fe,Mn,Ni	grün, gelbgrün, silbrig
Silber	kubisch	I	Nat. Elemente	Ag + Au,Bi,Cu + (Sb)	silber, schwarz
Skapolith	tetragonal	II	Gerüstsilikate	$(Na,Ca)_8$ $[(Cl_2,SO_4,CO_3)_{1-2}/$ $Al_{1-2}(Si_{2-3}O_8)_6]$	farblos, gelb, grün, blau
Smaragd	hexagonal	I, III	Ringsilikate	$Be_3Al_2(Si_6O_{18})$ + K,Li,Na + (Cr)	smaragdgrün
Sodalith	kubisch	I	Gerüstsilikate	$Na_8[Cl_2/(AlSiO_4)_6]$ + Be, K, Mg	dunkelblau
Sonnenstein	triklin	I	Gerüstsilikate	$Na[AlSi_3O_8]Ca$ $[Al_2Si_2O_8]$ + Fe	orange-braun/ Schiller
Sphen, Titanit	monoklin	I	Inselsilikate	$CaTi[O/SiO_4]$ + Al,Cr,Fe,Mg,Mn,Sn,Ti,Zr	braun, rot, rosa, gelb, grün
Spinell	kubisch	I, II	Oxide	$MgAl_2O_4$ + Fe,Cu,Cr,Mn,Zn	rot, rosa, orange, rotvio-lett, schwarz

Mineral	Kristall-struktur	Ent-ste-hung	Mineral-klasse	Chem. Formel + Mineralstoffe	Farbe
Sugilith	hexagonal	I	Ringsilikate	$(K,Na)_2/(Fe,Ti)_2$ $(Li,Al)_3[Si_{12}O_{30}]$	violett
Tektit	amorph	III	Silikate	SiO_2 + Al,Ca,Fe,K,Na	schwarz
Thulit	rhombisch	III	Gruppensilikate	$(Ca,Mn)_2Al_3[O/OH/$ $SiO_4/Si_2O_7]$ + Mg,Cr	rötlich, rosa
Tigerauge	trigonal	II	Oxide, Quarze	$SiO_2 + FeOOH$	goldbraun
Tigereisen	trigonal	III	Oxide	$Fe_2O_3 + SiO_2 +$ Al,Na,Fe,Mg	grau/rot/gelb gebändert
Topas	rhombisch	I	Inselsilikate	$Al_2[F_2/SiO_4]$ + OH + (Cr, Mn)	klar, braun, hellblau
Topas Imperial	rhombisch	I	Inselsilikate	$Al_2[F_2/SiO_4]$ + P	goldgelb
Türkis	triklin	II	Phosphate	$CuAl_6[(OH)_2/PO_4]_4$ $\cdot\ 4\ H_2O$ + Fe	grün bis türkis
Turmalin allgemein	trigonal	I	Ringsilikate	(Na,K,Li,Ca) $(Li,Mg,Fe,Mn,Al)_3$ $(Al,Fe,Cr,Ti,V)_6$ $[(OH,O,F)_4(BO_3)_2$ $Si_6O_{18}]$	alle Farben
Turmalin Indigolith	trigonal	I	Ringsilikate	$Na(Fe,Li,Al)_3$ $(Fe,Al)_6[(OH)_4(BO_3)_2$ Si_6O_{18}	blau
Turmalin Rubellit	trigonal	I	Ringsilikate	$Na(Li,Mn,Al)_3Al_6$ $[(OH)_4(BO_3)_2Si_6O_{18}]$	rot, rosa
Turmalin Schörl	trigonal	I	Ringsilikate	$NaFe_3(Al,Fe)_6[(OH)_4$ $(BO_3)_2Si_6O_{18}]$	schwarz
Turmalin Verdelith	trigonal	I	Ringsilikate	$Na(Li,Al)_3(Al,Cr,V)_6$ $[(OH)_4(BO_3)_2Si_6O_{18}]$	grün
Versteinertes Holz	trigonal	II	Oxide, Quarze	SiO_2 + C,Fe,O,OH	braun, rötlich, gelb
Vesuvian (Idokras)	tetragonal	III	Gruppensilikate	$Ca_{10}(Mg,Fe)_2Al_4$ $[(OH)_4/(SiO_4)_5/$ $(Si_2O_7)_2]$	braun, grün, violett

Mineral	Kristall-struktur	Ent-ste-hung	Mineral-klasse	Chem. Formel + Mineralstoffe	Farbe
Wassermelo-nen-Turmalin	trigonal	I	Ringsilikate	**Na(Li,Mn,Al)$_3$ (Al,Cr,V)$_6$ [(OH)$_4$ (BO$_3$)$_2$Si$_6$O$_{18}$]**	grüner Mantel mit rotem Kern
Zirkon	tetragonal	I	Inselsilikate	**ZrSiO$_4$** + Al,Ca,Fe, P,Y,Ce,Hf,Th,U	farblos, braun
Zoisit	rhombisch	III	Gruppensilikate	**Ca$_2$Al$_3$[O/OH/SiO$_4$/ Si$_2$O$_7$]** + Mg,Cr,Sr,V	grün
Zoisit mit Rubin	rhombisch /trigonal	III	Gruppensilikate + Oxide	**Ca$_2$Al$_3$[O/OH/SiO$_4$/ Si$_2$O$_7$] + Al$_2$O$_3$** + Mg,Cr,Sr,V	grün mit roten Rubin-Einlage-rungen

Die moderne Steinheilkunde

Die moderne Steinheilkunde versteht sich vor diesem Hintergrund als ganzheitliches Natur-heilverfahren. Der ganze Mensch ist wichtig, nicht nur das einzelne Problem oder Krank-heitssymptom, das ihn gerade beschäftigt. In der Therapie richtet sich der Blick daher zuerst auf das Kristallsystem und die Entstehung (die Art des Menschen und seine Lebenssituation); Mineralstoffe und Farbe (Symptome und Krank-heitsablauf) helfen dann in der Folge, den aktu-ellen Fall zu klären. Die Entdeckung dieser grundlegenden Aspekte war ein Meilenstein in der Entwicklung der Steinheilkunde, der erst-malig auch zu ihrem Einzug in viele Arzt- und Naturheilpraxen führte.

   Natürlich gibt es mehrere Wege zum passen-den Heilstein. Neben dem genannten analyti-schen Weg sind auch radiästhetische Hilfsmittel

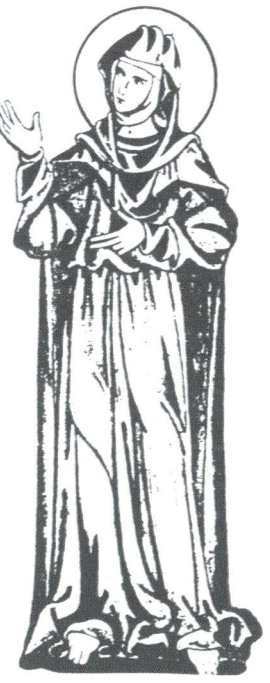

Hildegard von Bingen, Ahnherrin der modernen Steinheilkunde

oder kinesiologische Tests verbreitet.[3] Andere Edelsteinberater oder -therapeuten bevorzugen empirisch fundierte Rezepturen,[4] die z. T. bis ins Mittelalter zu Hildegard von Bingen zurückzuverfolgen sind.[5] Und schließlich darf auch das wichtigste Instrument jedes Heilkundigen nicht fehlen: die Intuition. Doch die modernen analytischen Kenntnisse, mit deren Hilfe eine Krankheits- oder Problemsituation genau durchleuchtet und systematisch bearbeitet werden kann, sind für das Verständnis der ausgewählten Steine und durchgeführten Maßnahmen in jedem Fall eine große Hilfe.

Die Möglichkeiten der Edelstein-Heilketten

Durch die Kombination verschiedener Heilsteine in den Edelstein-Heilketten erweitern sich die Möglichkeiten, die genannten Prinzipien der Steinheilkunde einzusetzen. Suchen wir *den einen* passenden Heilstein, so ist es oft schwer, ein Mineral zu finden, das tatsächlich *alle* Kriterien (Entstehung, Struktur, Mineralstoffe, Farbe) in genau der richtigen Kombination besitzt. Oft liegt der Schwerpunkt dann auf Struktur, Entstehung und möglicherweise noch Farbe, doch schon der Wunsch nach bestimmten Mineralstoffen läßt sich nicht immer erfüllen. Bei Edelstein-Heilketten kann Fehlendes nun durch die Kombination sinnvoll ergänzt werden.

Dabei hat sich jedoch gezeigt, daß es in vielen Fällen durchaus ratsam ist, von einem zentralen Heilstein auszugehen, der den Schwerpunkt bildet. Um diesen spannt sich dann der Kreis weiterer Steine, die ergänzen, unterstützen, mitunter einen belebenden Kontrapunkt setzen, die Wirkung in eine bestimmte Richtung fokussieren oder einfach noch etwas »Würze« hineinbringen. Der Möglichkeiten sind dann viele, und letztendlich ist es wie bei jedem Kunstwerk: Die Kette ist perfekt, wenn sie in sich »rund«, vollständig, stimmig und harmonisch wirkt. »Wirkt« in der vollständigen, umfassenden Bedeutung dieses Wortes.

Die folgende Tabelle bietet Ihnen Anhaltspunkte, welche Steine für eine Edelstein-Heilkette Ihrer Wahl geeignet sein könnten. Sie ist alphabetisch

[3] Rainer Strebel/Michael Gienger, *Die Individuelle Therapie*, AT-Verlag, Baden 2005
[4] Michael Gienger, *Die Heilsteine Hausapotheke*, Neue Erde, Saarbrücken 1999
[5] Michael Gienger, *Die Heilsteine der Hildegard von Bingen*, Neue Erde, Saarbrücken 2004; ders., *Heilsteine und Lebensrhythmen*, Neue Erde, Saarbrücken 2005

nach 114 körperlichen und seelischen Beschwerden oder anderen Anliegen geordnet und weist für diese Themen die wichtigsten Heilsteine aus.

Der »Stein für alle Fälle« ist jener Heilstein, der sich beim jeweiligen Thema am häufigsten bewährt. Er eignet sich fast immer als Bestandteil einer entsprechenden Edelstein-Heilkette.

Die »vorrangigen Heilsteine« sollten von ihrer Kristallstruktur entweder Ihrer Grundhaltung zum Leben entsprechen oder eine Grundhaltung repräsentieren, die Sie gerne erwerben und erlernen möchten. Vor allem den zentralen Stein Ihrer Kette sollten Sie so auswählen, daß die Kristallstruktur paßt.

Darüberhinaus können Sie Ihrer persönlichen Edelstein-Heilkette Steine hinzufügen,

- die Sie intuitiv ansprechen (die eine gewisse Anziehung auf Sie ausüben),
- die mithilfe von Pendel, Rute oder kinesiologischen Tests ermittelt wurden,
- die in der Literatur als passende Steine für Ihr Anliegen genannt werden,[6]
- die astrologisch zu Ihnen passen (siehe Literatur von Barbara Newerla),[7]
- die nach den Kriterien dieser Einleitung zu Ihnen passen.

Die Herstellung einer eigenen Edelstein-Heilkette ist ein kreativer Vorgang, der nicht einfach nach Schema verläuft, sondern bei dem Sie auch Ihr Gefühl an der Steinauswahl und -kombination beteiligen sollten! Das Ergebnis – die im Kreis liegenden Steine – sollte auf Sie stimmig und harmonisch wirken. Ist das nicht der Fall, so nehmen Sie kleine Korrekturen vor, indem Sie zunächst die Positionen der Steine behutsam variieren. Wenn das zu keinem befriedigenden Ergebnis führt, tauschen Sie einzelne Steinsorten aus. Mit etwas Geduld kommt früher oder später der Moment, in dem Sie deutlich spüren, daß die Kette »paßt«.

Mehr zur Kunst, Edelstein-Heilketten zu erschaffen, erfahren Sie dann im Teil 2 von Gabriele Simon.

---

[6] Siehe hierzu auch Michael Gienger, *Heilsteine – 430 Steine von A bis Z*, Neue Erde, Saarbrücken 2003.

[7] Barbara Newerla, *Sterne und Steine*, Neue Erde, Saarbrücken 2000

Tab. 7 Heilsteine für Edelstein-Heilketten und ihre Wirkungen

Thema	Stein für alle Fälle	Vorrangige Heilsteine	
Aggression	Serpentin	kub: Sodalith	hex: Apatit
		trig: Aventurin	tet: Rutilquarz
		rh: Dumortierit	mo: Kunzit
		trik: Rhodonit	am: Bernstein
Allergien	Chalcedon blau, Ozeanachat	kub: Fluorit	hex: Aquamarin
		trig: Chrysopras	tet: Skapolith
		rh: Chrysoberyll	mo: Diopsid
		trik: Türkis	am: Bernstein
Angst	Sugilith	kub: Lapislazuli	hex: Smaragd
		trig: Amethyst	tet: Rutilquarz
		rh: Dumortierit	mo: Chrysokoll
		trik: Rhodonit	am: Edelopal
Appetitlosigkeit	Apatit gelb	kub: Gr. Grossular	hex: Apatit
		trig: Calcit orange	tet: Skapolith
		rh: Topas Imperial	mo: Epidot (Unakit)
		trik: Amazonit	am: Bernstein
Asthma	Apophyllit	kub: Fluorit	hex: Aquamarin
		trig: Tigerauge	tet: Rutilquarz
		rh: Cordierit	mo: Kunzit
		trik: Türkis	am: Chrysopal
Atem, Atmung, Atemwege[8]	Chalcedone (ganze Familie)[9]	kub: Fluorit	hex: Smaragd
		trig: Amethyst	tet: Rutilquarz
		rh: Zoisit	mo: Chrysokoll
		trik: Türkis	am: Edelopal weiß
Augen[10]	Sardonyx	kub: Sodalith	hex: Aquamarin
		trig: Bergkristall	tet: Skapolith
		rh: Chrysoberyll	mo: Goldorthoklas
		trik: Labradorit	am: Edelopal

[8] Dieser Themenkreis umfaßt Atembeschwerden und Atemwegserkrankungen. Detaillierte Informationen hierzu siehe Michael Gienger, *Die Heilsteine Hausapotheke*, Neue Erde, Saarbrücken, Neuausgabe 2004.
[9] Zur Chalcedonfamilie gehören Chalcedon blau, Chalcedon gelb, Chalcedon grün, Chalcedon rosa, Chalcedon rot, Chromchalcedon, Chrysopras, Dendritenchalcedon, Heliotrop, Karneol, Kupferchalcedon, Moosachat, Ozeanachat (Ozeanjaspis), Onyx, Sarder und Sardonyx.
[10] Heilsteine zur Förderung der Sehkraft sowie bei verschiedenen Augenleiden. Detaillierte Informationen hierzu siehe *Die Heilsteine Hausapotheke*, Neuausgabe 2004.

Thema	Stein für alle Fälle	Vorrangige Heilsteine	
Bandscheiben	**Aragonit (auch Onyx-Marmor)**	kub: Fluorit	hex: Apatit
		trig: Calcit	tet: Skapolith
		rh: Aragonit	mo: Epidot
		trik: Amazonit	am: Bernstein
Bauch[11]	**Achat**	kub: Sodalith	hex: Smaragd
		trig: Ozeanachat	tet: Zirkon
		rh: Dumortierit	mo: Serpentin
		trik: Türkis	am: Bernstein
Blut	**Granat rot**	kub: Spinell	hex: Apatit
		trig: Hämatit	tet: Rutilquarz rot
		rh: Thulit	mo: Epidot
		trik: Rhodonit	am: Mookait
Blutdruck (senken)	**Amethyst, Saphir**	kub: Sodalith	hex: Aquamarin
		trig: Chalcedon blau	tet: Apophyllit
		rh: Dumortierit	mo: Chrysokoll
		trik: Labradorit	am: Edelopal
Blutdruck (steigern)	**Granat rot, Rubin**	kub: Lapislazuli[12]	hex: Apatit
		trig: Rhodochrosit	tet: Chalkopyrit
		rh: Topas Imperial	mo: Charoit
		trik: Sonnenstein	am: Feueropal
Blutgefäße	**Lace-Achat**	kub: Granat Pyrop	hex: Morganit
		trig: Heliotrop	tet: Vesuvian
		rh: Prehnit	mo: Serpentin
		trik: Rhodonit	am: Mahagony-Obsidian
Brust, weibliche	**Chalcedon, hellblau/weiß/ rosa**	kub: Sodalith	hex: Aquamarin
		trig: Ozeanachat	tet: Apophyllit
		rh: Prehnit	mo: Mondstein
		trik: Amazonit	am: Milchopal od. Edelopal weiß
Denken, Lernen & Kreativität	**Saphir**	kub: Lapislazuli	hex: Morganit
		trig: Bergkristall	tet: Rutilquarz
		rh: Topas	mo: Diopsid
		trik: Disthen	am: Edelopal

[11] Heilsteine für Wohlbefinden im Bauch sowie bei leichten Bauchbeschwerden. Bauchschmerzen können verschiedenste Ursachen haben und sollten daher unbedingt fachkundig abgeklärt werden. Weitere Hinweise hierzu siehe *Die Heilsteine Hausapotheke*, Neuausgabe 2004.
[12] Lapislazuli mit Pyrit (reichhaltigen goldenen Einsprengseln)

Thema	Stein für alle Fälle	Vorrangige Heilsteine	
Depression	Topas Imperial	kub: Lapislazuli	hex: Morganit
		trig: Citrin	tet: Rutilquarz
		rh: Dumortierit	mo: Kunzit
		trik: Amazonit	am: Edelopal
Diabetes	Chalcedon blau, Moosachat, Ozeanachat	kub: Fluorit gelb	hex: Aquamarin
		trig: Citrin	tet: Skapolith
		rh: Topas Imperial	mo: Chrysokoll
		trik: Rhodonit	am: Bernstein
Dickdarm & After[13]	Amethyst, Turmalin schwarz (Schörl)	kub: Fluorit	hex: Smaragd
		trig: Calcit	tet: Rutilquarz
		rh: Dumortierit	mo: Serpentin
		trik: Türkis	am: Gagat, Bernstein
Dünndarm[14]	Achat, Ozeanachat	kub: Granat Pyrop	hex: Apatit
		trig: Sardonyx	tet: Rutilquarz rot
		rh: Topas	mo: Epidot
		trik: Rhodonit	am: Mookait
Durchblutung	Obsidian	kub: Granat Pyrop	hex: Morganit
		trig: Rosenquarz	tet: Zirkon
		rh: Topas Imperial	mo: Epidot
		trik: Rhodonit	am: Mookait
Emotionen (ausgleichend)	Chrysopras	kub: Gr. Grossular	hex: Morganit
		trig: Amethyst	tet: Rutilquarz
		rh: Dumortierit	mo: Goldorthoklas
		trik: Sonnenstein	am: Edelopal
Entgiftung, Entschlackung	Chrysopras	kub: Fluorit grün	hex: Smaragd
		trig: Turmalin grün	tet: Chalkopyrit
		rh: Peridot	mo: Malachit
		trik: Türkis	am: Opalith
Entzündungen	Heliotrop, Moosachat, Ozeanachat	kub: Gr. Grossular	hex: Smaragd
		trig: Chalcedon blau	tet: Rutilquarz
		rh: Zoisit	mo: Chrysokoll
		trik: Rhodonit	am: Chrysopal

[13] Detaillierte Informationen hierzu siehe *Die Heilsteine Hausapotheke*, Neuausgabe 2004.
[14] Detaillierte Informationen hierzu siehe *Die Heilsteine Hausapotheke*, Neuausgabe 2004.

Thema	Stein für alle Fälle	Vorrangige Heilsteine	
Erkältungen	Heliotrop, Moos-/Ozeanachat, Sardonyx[15]	kub: Fluorit	hex: Smaragd
		trig: Chalcedon blau	tet: Rutilquarz
		rh: Zoisit	mo: Chrysokoll
		trik: Disthen	am: Edelopal
Erschöpfung	Rhodochrosit	kub: Granat rot	hex: Apatit
		trig: Tigereisen	tet: Vesuvian
		rh: Zoisit, Bronzit	mo: Epidot
		trik: Türkis	am: Obsidian
Erste Hilfe	Rhodonit, Obsidian, Bergkristall	Eine Erste-Hilfe-Kette wird aus den symptomatisch wirkenden Steinen Obsidian (Schock lösen), Rhodonit (Verletzung heilen) und Bergkristall (Bewußtheit) zusammengestellt. Dabei empfiehlt sich Bergkristall als zentraler Stein, Rhodonit sollte in der Menge dominieren.	
Fieber (senkend)	Chalcedon blau, Moosachat, Ozeanachat	kub: Sodalith	hex: Aquamarin
		trig: Bergkristall	tet: Apophyllit
		rh: Topas blau	mo: Chrysokoll
		trik: Labradorit	am: Chrysopal
Fruchtbarkeit (Frau)	Topas Imperial, Chrysopras, Rosenquarz[16]	kub: Kupfer	hex: Smaragd
		trig: Chrysopras	tet: Vesuvian
		rh: Zoisit	mo: Mondstein
		trik: Labradorit weiß	am: Chrysopal
Fruchtbarkeit (Mann)	Zoisit mit Rubin	kub: Granat Pyrop	hex: Apatit
		trig: Ozeanachat	tet: Skapolith
		rh: Thulit	mo: Epidot
		trik: Rhodonit	am: Feueropal
Galle	Bernstein	kub: Gr. Grossular	hex: Smaragd
		trig: Magnesit	tet: Vesuvian
		rh: Peridot	mo: Chrysokoll
		trik: Türkis	am: Bernstein

[15] Kombination kann vorbeugend bei ausgeprägter Erkältungsneigung getragen werden. Bei akuter Erkältung nicht in Kombination, sondern nacheinander verwenden: Heliotrop zu Beginn, Moosachat oder Ozeanachat beim Übergang über den Höhepunkt; Sardonyx gegen Ende und danach (!) zur Vorbeugung von Rückfällen und zur Verhinderung von Komplikationen.

[16] Traditionelle Fruchtbarkeitsketten bestanden aus Rosenquarz, Chrysopras und Mondstein. In der modernen Steinheilkunde wurden die besten Resultate jedoch mit Imperial-Topas erzielt.

Thema	Stein für alle Fälle	Vorrangige Heilsteine	
Geburt[17]	Chrysokoll	kub: Kupfer	hex: Smaragd
		trig: Heliotrop	tet: Zirkon
		rh: Bronzit	mo: Malachit
		trik: Amazonit	am: Bernstein
Gedächtnis	Chrysoberyll	kub: Fluorit	hex: Morganit
		trig: Bergkristall	tet: Rutilquarz
		rh: Topas	mo: Kunzit
		trik: Disthen	am: Tektit
Gefühle (befreiend)	Rubin	kub: Silber	hex: Morganit
		trig: Rosenquarz	tet: Rutilquarz
		rh: Thulit	mo: Chrysokoll
		trik: Rhodonit	am: Pinkopal
Gehirn	Diamant	kub: Lapislazuli	hex: Smaragd
		trig: Saphir	tet: Chalkopyrit
		rh: Chrysoberyll	mo: Malachit
		trik: Larimar	am: Moldavit
Gelenke	Apatit	kub: Fluorit	hex: Apatit
		trig: Turmalin	tet: Skapolith
		rh: Aragonit	mo: Kunzit
		trik: Amazonit	am: Bernstein
Geschlechts -organe	Zoisit	kub: Granat rot	hex: Apatit
		trig: Rosenquarz	tet: Rutilquarz rot
		rh: Thulit	mo: Epidot (Unakit)
		trik: Rhodonit	am: Feueropal
Gewebe	Turmalin grün (Verdelith)	kub: Gr. Grossular	hex: Apatit
		trig: Calcit	tet: Vesuvian
		rh: Prehnit	mo: Epidot
		trik: Rhodonit	am: Opalith
Gewicht (Verlust)	Topas	kub: Gr. Almandin	hex: Apatit
		trig: Calcit	tet: Skapolith
		rh: Danburit	mo: Sphen (Titanit)
		trik: Türkis	am: Bernstein
Gewicht (Übergewicht)	Versteinertes Holz	kub: Fluorit	hex: Aquamarin
		trig: Magnesit	tet: Vesuvian
		rh: Coelestin	mo: Nephrit
		trik: Disthen	am: Mookait

[17] Weitere Informationen hierzu siehe *Die Heilsteine Hausapotheke*, Neuausgabe 2004.

Thema	Stein für alle Fälle	Vorrangige Heilsteine	
Gliedmaßen	Turmalin	kub: Granat rot	hex: Apatit
		trig: Jaspis rot	tet: Zirkon
		rh: Bronzit	mo: Epidot
		trik: Amazonit	am: Mookait
Hals[18]	Lapislazuli, Moosachat, Ozeanachat	kub: Fluorit	hex: Aquamarin
		trig: Chalcedon blau	tet: Apophyllit
		rh: Dumortierit	mo: Chrysokoll
		trik: Larimar	am: Edelopal
Harnblase & Harnwege	Heliotrop	kub: Granat Pyrop	hex: Aquamarin
		trig: Ozeanachat	tet: Apophyllit
		rh: Cordierit	mo: Nephrit
		trik: Labradorit	am: Opal
Haut & Schleimhäute	Amethyst	kub: Fluorit	hex: Aquamarin
		trig: Ozeanachat	tet: Rutilquarz
		rh: Dumortierit	mo: Chrysokoll
		trik: Rhodonit	am: Bernstein
Heimweh	Versteinertes Holz, Achat, Chrysopras	kub: Gold	hex: Morganit
		trig: Amethyst	tet: Zirkon
		rh: Dumortierit	mo: Serpentin
		trik: Rhodonit	am: Bernstein
Heiserkeit	Sodalith	kub: Lapislazuli	hex: Aquamarin
		trig: Chalcedon blau	tet: Rutilquarz
		rh: Dumortierit	mo: Diopsid
		trik: Amazonit	am: Moldavit
Herz	Rosenquarz, Wassermelonen-Turmalin	kub: Gold	hex: Morganit
		trig: Heliotrop	tet: Rutilquarz
		rh: Danburit	mo: Kunzit
		trik: Rhodonit	am: Pinkopal
Hitze-empfindlichkeit	Amethyst, Chalcedon blau, Turmalin blau	kub: Sodalith	hex: Aquamarin
		trig: Prasemquarz	tet: Apophyllit
		rh: Topas blau	mo: Chrysokoll
		trik: Labradorit	am: Edelopal
Hormone & Hormonsystem	Mondstein	kub: Lapislazuli	hex: Aquamarin
		trig: Turmalin blau	tet: Skapolith
		rh: Dumortierit	mo: Mondstein
		trik: Labradorit weiß	am: Edelopal weiß

[18] Heilsteine für einen freien Hals. Speziell für Halsschmerzen erhalten Sie detaillierte Informationen in *Die Heilsteine Hausapotheke*, Neuausgabe 2004.

Thema	Stein für alle Fälle	Vorrangige Heilsteine	
Husten	Chalcedon blau, Moosachat, Ozeanachat	kub: Fluorit trig: Heliotrop rh: Topas trik: Larimar	hex: Aquamarin tet: Rutilquarz mo: Chrysokoll am: Edelopal
Hyperaktivität[19]	Aquamarin	kub: Fluorit trig: Turmalin rh: Chrysoberyll trik: Amazonit	hex: Apatit tet: Rutilquarz mo: Serpentin am: Chrysopal
Immunsystem & Infektionen	Heliotrop	kub: Fluorit trig: Ozeanachat rh: Zoisit trik: Türkis	hex: Smaragd tet: Rutilquarz mo: Epidot am: Edelopal
Impfung & Impffolgen	Chrysopras, Heliotrop, Sardonyx, Ozeanachat[20]	kub: Fluorit trig: Turmalin grün rh: Zoisit trik: Rhodonit	hex: Smaragd tet: Vesuvian mo: Epidot am: Gagat
Kälteempfindlichkeit	Rubin	kub: Granat Pyrop trig: Rhodochrosit rh: Topas Imperial trik: Sonnenstein	hex: Apatit tet: Chalkopyrit mo: Sphen (Titanit) am: Obsidian, Feueropal
Karpaltunnel-Syndrom[21]	Amazonit	kub: Gr. Grossular trig: Turmalin grün rh: Dumortierit trik: Türkis	hex: Smaragd tet: Zirkon mo: Chrysokoll am: Bernstein
Kehlkopf & Stimmbänder[22]	Lapislazuli	kub: Sodalith trig: Chalcedon blau rh: Chrysoberyll trik: Larimar	hex: Aquamarin tet: Apophyllit mo: Chrysokoll am: Boulderopal

[19] Unter »Hyperaktivität« werden viele verschiedene Situationen zusammengefaßt. Lesen Sie daher am besten als Erläuterung das entsprechende Kapitel in *Die Heilsteine Hausapotheke*, Neuausgabe 2004.

[20] Eine sehr wirkungsvolle Kombination verschiedener Heilsteine aus der Chalcedon-Familie. Sie kann durch individuelle Heilsteine (passende Kristallstruktur) und/oder symptomatische Heilsteine (z. B. bei Impffolgen) ergänzt werden.

[21] Die genannten Heilsteine können hier auch als Armband verwendet werden.

[22] Bezieht sich vor allem auf nicht-entzündliche Beschwerden von Kehlkopf und Stimmbändern wie z. B. Stimmlosigkeit (Aphonie), Kloßgefühle im Hals oder Stottern.

Thema	Stein für alle Fälle	Vorrangige Heilsteine	
Kinderkrankheiten	**Chalcedon (1)**	kub: Gr. Grossular	hex: Smaragd
	Ozeanachat (2)	trig: Heliotrop	tet: Vesuvian
	Sardonyx (3) [23]	rh: Zoisit	mo: Epidot
		trik: Larimar	am: Edelopal
Knochen, Knorpel	**Apatit**	kub: Fluorit	hex: Apatit
		trig: Calcit	tet: Skapolith
		rh: Coelestin	mo: Sphen (Titanit)
		trik: Larimar	am: Bernstein
Kommunikation	**Chalcedon blau**	kub: Lapislazuli	hex: Aquamarin
		trig: Chrysopras	tet: Apophyllit
		rh: Dumortierit	mo: Chrysokoll
		trik: Amazonit	am: Edelopal
Konzentration	**Bergkristall**	kub: Fluorit	hex: Aquamarin
		trig: Saphir	tet: Zirkon
		rh: Chrysoberyll	mo: Chrysokoll
		trik: Disthen	am: Tektit
Kopfschmerzen	**Amethyst**	kub: Granat Pyrop	hex: Smaragd
		trig: Magnesit	tet: Rutilquarz
		rh: Dumortierit	mo: Chrysokoll
		trik: Rhodonit	am: Bernstein
Krämpfe	**Serpentin**	kub: Fluorit	hex: Smaragd
		trig: Magnesit	tet: Zirkon
		rh: Dumortierit	mo: Malachit
		trik: Türkis	am: Moldavit
Kreislauf (anregend)	**Rubin, Rhodochrosit, Tigereisen**	kub: Granat rot	hex: Apatit
		trig: Hämatit	tet: Rutilquarz rot
		rh: Thulit	mo: Charoit
		trik: Rhodonit	am: Feueropal
Kreislauf (beruhigend)	**Saphir**	kub: Sodalith	hex: Aquamarin
		trig: Chalcedon blau	tet: Apophyllit
		rh: Dumortierit	mo: Chrysokoll
		trik: Labradorit	am: Chrysopal

[23] Nicht in Kombination, sondern nacheinander verwenden: Blauer Chalcedon zu Beginn, Ozeanachat beim Übergang über den Höhepunkt; Sardonyx gegen Ende und danach (!) zur Vorbeugung von Rückfällen und zur Verhinderung von Komplikationen. Nur unter ärztlicher Aufsicht, dazu strenge Bettruhe! Wichtig: Der Krankheit und Genesung Zeit geben!

Thema	Stein für alle Fälle	Vorrangige Heilsteine	
Leber	**Malachit, Chrysokoll**	kub: Gr. Grossular	hex: Smaragd
		trig: Chrysopras	tet: Zirkon
		rh: Peridot	mo: Epidot
		trik: Amazonit	am: Chrysopal
Lernen	**Lapislazuli**	kub: Fluorit	hex: Aquamarin
		trig: Chalcedon blau	tet: Rutilquarz
		rh: Chrysoberyll	mo: Kunzit
		trik: Amazonit	am: Tektit
Lymphsystem	**Chalcedon blau, Moosachat, Ozeanachat**	kub: Sodalith	hex: Aquamarin
		trig: Heliotrop	tet: Skapolith
		rh: Cordierit	mo: Chrysokoll
		trik: Labradorit	am: Edelopal
Magen	**Achat gelb-braun**	kub: Fluorit gelb	hex: Apatit gelb
		trig: Magnesit	tet: Skapolith
		rh: Topas Imperial	mo: Serpentin
		trik: Türkis	am: Bernstein
Menstruation[24]	**Malachit, Chrysokoll, Serpentin**	kub: Lapislazuli	hex: Covellin
		trig: Achat, Magnesit	tet: Zirkon
		rh: Bronzit	mo: Mondstein
		trik: Amazonit	am: Bernstein
Migräne	**Magnesit, Rhodochrosit, Turmalin bunt[25]**	kub: Sodalith	hex: Morganit
		trig: Amethyst	tet: Skapolith
		rh: Dumortierit	mo: Serpentin
		trik: Larimar	am: Moldavit
Milz	**Mookait**	kub: Gr. Grossular	hex: Aquamarin
		trig: Citrin	tet: Rutilquarz
		rh: Zoisit	mo: Epidot
		trik: Amazonit	am: Bernstein
Mittelohr-entzündung	**Heliotrop, Sardonyx**	kub: Gr. Grossular	hex: Smaragd
		trig: Ozeanachat	tet: Rutilquarz
		rh: Zoisit	mo: Chrysokoll
		trik: Türkis	am: Edelopal

[24] Details hierzu siehe *Die Heilsteine Hausapotheke*, Neuausgabe 2004.
[25] Manche Menschen sprechen besser auf Magnesit, andere auf Rhodochrosit, wieder andere auf Turmalin in verschiedenen Farben an. Das sollte am besten ausgetestet werden (kinesiologischer Muskeltest oder radiästhetischer Rutentest). Rhodochrosit wirkt oft am besten, wenn er so in die Kette integriert wird, daß er hinten im Nacken liegt.

Thema	Stein für alle Fälle	Vorrangige Heilsteine	
Müdigkeit & Schwäche	Apatit	kub: Granat rot	hex: Apatit
		trig: Tigereisen	tet: Vesuvian
		rh: Zoisit	mo: Epidot
		trik: Rhodonit	am: Feueropal
Mund	Chrysopras	kub: Fluorit	hex: Smaragd
		trig: Ozeanachat	tet: Skapolith
		rh: Peridot	mo: Chrysokoll
		trik: Türkis	am: Gagat
Muskeln & Sehnen	Rhodonit	kub: Granat Pyrop	hex: Apatit
		trig: Tigereisen	tet: Zirkon
		rh: Chiastolith	mo: Epidot
		trik: Feldspäte[26]	am: Mookait
Nerven & Nervensystem	Kunzit	kub: Lapislazuli	hex: Sugilith
		trig: Turmalin	tet: Skapolith
		rh: Chrysoberyll	mo: Charoit
		trik: Disthen	am: Tektit
Nervosität	Dumortierit	kub: Sodalith	hex: Sugilith
		trig: Aventurin	tet: Rutilquarz
		rh: Topas Imperial	mo: Chrysokoll
		trik: Larimar	am: Bernstein
Nieren	Nephrit	kub: Sodalith	hex: Aquamarin
		trig: Ozeanachat	tet: Skapolith
		rh: Dumortierit	mo: Serpentin
		trik: Labradorit	am: Edelopal
Ohren	Sardonyx, Heliotrop, Ozeanachat	kub: Granat Pyrop	hex: Aquamarin
		trig: Turmalin schw.	tet: Skapolith
		rh: Dumortierit	mo: Nephrit
		trik: Türkis	am: Moldavit
Osteoporose	Apatit	kub: Fluorit	hex: Apatit
		trig: Calcit	tet: Skapolith
		rh: Coelestin	mo: Sphen (Titanit)
		trik: Larimar	am: Bernstein
Potenz	Zoisit mit Rubin	kub: Granat rot	hex: Apatit
		trig: Rubin	tet: Rutilquarz
		rh: Thulit	mo: Epidot
		trik: Rhodonit	am: Feueropal

[26] Sonnenstein für die Muskeln, Amazonit für die Sehnen, Labradorit für die Bänder

Thema	Stein für alle Fälle	Vorrangige Heilsteine	
Probleme & Schwierigkeiten	Lapislazuli	kub: Fluorit trig: Saphir rh: Dumortierit trik: Disthen	hex: Sugilith tet: Zirkon mo: Charoit am: Mookait
Psychische Beschwerden	Smaragd	kub: Lapislazuli trig: Saphir rh: Chrysoberyll trik: Sonnenstein	hex: Sugilith tet: Rutilquarz mo: Chrysokoll am: Bernstein
Regeneration	Zoisit	kub: Granat trig: Ozeanachat rh: Thulit trik: Türkis	hex: Smaragd tet: Rutilquarz mo: Epidot (Unakit) am: Mookait
Rheuma, Gicht	Turmalin grün (Verdelith)	kub: Fluorit trig: Chrysopras rh: Zoisit trik: Türkis	hex: Apatit tet: Vesuvian mo: Malachit am: Bernstein
Rücken	Magnesit, Rubin, Turmalin schwarz (Schörl)[27]	kub: Fluorit trig: Rauchquarz rh: Cordierit trik: Disthen blau	hex: Smaragd tet: Rutilquarz mo: Kunzit am: Rauchobsidian
Schilddrüse	Aquamarin, Chalcedon blau, Ozeanachat	kub: Lapislazuli trig: Bergkristall rh: Topas trik: Larimar	hex: Aquamarin tet: Apophyllit mo: Mondstein am: Bernstein
Schlaf	Aventurin, Amethyst, Chrysopras[28]	kub: Silber trig: Ozeanachat rh: Dumortierit trik: Türkis	hex: Smaragd tet: Rutilquarz mo: Serpentin am: Opalisiertes Holz
Schmerz	Sugilith	kub: Sodalith trig: Rauchquarz rh: Cordierit trik: Rhodonit	hex: Smaragd tet: Zirkon mo: Kunzit, Malachit am: Obsidian

[27] Magnesit hilft vor allem bei Beschwerden im Nacken und oberen Rücken (Bereich der Hals- und Brustwirbel), Rubin bei Beschwerden im unteren Rücken (Bereich Lendenwirbel und Kreuzbein); schwarzer Turmalin (Schörl) lindert alle Rückenschmerzen, vor allem in Kombination mit Rauchobsidian.

[28] Aventurin verbessert Einschlafen und Durchschlafen; Amethyst klärt Träume; Chrysopras hilft bei Albträumen von Kindern.

Thema	Stein für alle Fälle	Vorrangige Heilsteine	
Schnarchen	Ozeanachat	kub: Silber	hex: Smaragd
		trig: Heliotrop	tet: Apophyllit
		rh: Chrysoberyll	mo: Chrysokoll
		trik: Larimar	am: Moldavit
Schnupfen	Ozeanachat, Heliotrop	kub: Fluorit	hex: Smaragd
		trig: Sardonyx	tet: Rutilquarz gelb
		rh: Zoisit	mo: Chrysokoll
		trik: Amazonit	am: Edelopal
Schutz	Turmalin schwarz (Schörl)	kub: Lapislazuli	hex: Sugilith
		trig: Achat	tet: Rutilquarz
		rh: Coelestin	mo: Serpentin
		trik: Türkis	am: Obsidian
Schwangerschaft	Achat	kub: Granat Pyrop	hex: Apatit
		trig: Turmalin rosa	tet: Rutilquarz
		rh: Dumortierit	mo: Mondstein
		trik: Türkis	am: Bernstein
Schweiß[29]	Amethyst	kub: Sodalith	hex: Aquamarin
		trig: Bergkristall	tet: Apophyllit
		rh: Dumortierit	mo: Mondstein
		trik: Labradorit	am: Opal
Schwindel	Turmalin allgemein	kub: Diamant	hex: Sugilith
		trig: Sardonyx	tet: Rutilquarz
		rh: Dumortierit	mo: Nephrit
		trik: Disthen	am: Tektit
Sehnenscheidenentzündung	Turmalin grün (Verdelith), Ozeanachat	kub: Gr. Grossular	hex: Smaragd
		trig: Heliotrop	tet: Vesuvian
		rh: Zoisit	mo: Chrysokoll
		trik: Amazonit	am: Bernstein
Selbstverwirklichung	Topas	kub: Granat Pyrop	hex: Morganit
		trig: Jaspis bunt	tet: Rutilquarz
		rh: Topas Imperial	mo: Nephrit
		trik: Sonnenstein	am: Bernstein
Sexualität	Rubin	kub: Granat Pyrop	hex: Morganit
		trig: Rosenquarz	tet: Rutilquarz rot
		rh: Thulit	mo: Malachit
		trik: Rhodonit	am: Feueropal

[29] Regulierende Heilsteine sowohl bei übermäßiger Schweißbildung als auch bei fehlendem Schweiß.

Thema	Stein für alle Fälle	Vorrangige Heilsteine	
Sonnenschutz	Aventurin, Prasemquarz[30]	kub: Sodalith	hex: Aquamarin
		trig: Amethyst	tet: Apophyllit
		rh: Dumortierit	mo: Sphen (Titanit)
		trik: Labradorit	am: Chrysopal
Strahlenbelastung	Rauchquarz, Turmalin schwarz (Schörl)[31]	kub: Gr. Grossular	hex: Sugilith
		trig: Aventurin	tet: Rutilquarz
		rh: Dumortierit	mo: Epidot (Unakit)
		trik: Türkis	am: Bernstein
Streß	Rauchquarz	kub: Fluorit violett	hex: Morganit
		trig: Magnesit	tet: Rutilquarz
		rh: Dumortierit	mo: Chrysokoll
		trik: Türkis	am: Bernstein
Trauer	Amethyst	kub: Sodalith	hex: Aquamarin
		trig: Turmalin blau	tet: Zirkon
		rh: Dumortierit	mo: Kunzit
		trik: Rhodonit	am: Gagat
Träume	Achat, Amethyst, Bergkristall, Chrysopras[32]	kub: Silber	hex: Smaragd
		trig: Ozeanachat	tet: Zirkon
		rh: Dumortierit	mo: Mondstein
		trik: Amazonit	am: Moldavit
Übelkeit	Dumortierit	kub: Sodalith	hex: Aquamarin
		trig: Ozeanachat	tet: Rutilquarz
		rh: Prehnit	mo: Malachit
		trik: Türkis	am: Bernstein
Übersäuerung	Türkis	kub: Sodalith	hex: Apatit blau
		trig: Magnesit	tet: Skapolith
		rh: Chiastolith	mo: Serpentin
		trik: Disthen	am: Opalith

[30] Prasemquarz und Aventurin sind hier die ganz klaren Favoriten, alle anderen genannten Heilsteine sind nur als individuelle Unterstützung zu sehen.

[31] Schwarzer Turmalin (Schörl) und Rauchquarz wirken unmittelbar entlastend bei Strahleneinflüssen. Rosenquarz ist hier nicht genannt, da dieser besser im Umfeld aufgestellt und nicht getragen wird. Die anderen genannten Heilsteine helfen, widerstandsfähiger gegen Strahlenbelastungen zu werden. Kein Heilstein schirmt jedoch Strahlung ab! Es ist daher immer besser, solche Einflüsse zu meiden.

[32] Achat macht Trauminhalte angenehmer; enthält er zudem Bergkristall im Zentrum, verbessert er die bewußte Traumverarbeitung nach dem Schlaf; Amethyst klärt das Traumerleben; Bergkristall verbessert die Traumerinnerung; Chrysopras hilft bei Alpträumen von Kindern; alle weiteren Heilsteine beziehen sich auf die Abhilfe bei schlechten Träumen bzw. bei zu intensivem Traumgeschehen, das den Schlaf beeinträchtigt. Mehr dazu in dem Buch *Heilsteine und Lebensrhythmen* von Michael Gienger, Neue Erde, Saarbrücken 2005.

Thema	Stein für alle Fälle	Vorrangige Heilsteine	
Umweltbelastung	Turmalin	kub: Gr. Grossular	hex: Aquamarin
		trig: Aventurin	tet: Chalkopyrit
		rh: Chrysoberyll	mo: Nephrit
		trik: Türkis	am: Opalith
Verdauung	Bernstein	kub: Fluorit gelb	hex: Apatit
		trig: Achat, Citrin	tet: Zirkon
		rh: Topas Imperial	mo: Epidot
		trik: Sonnenstein	am: Opalith
Verhalten[33]	Fluorit	kub: Lapislazuli	hex: Aquamarin
		trig: Chrysopras	tet: Apophyllit
		rh: Dumortierit	mo: Diopsid
		trik: Disthen	am: Tektit
Verletzungen	Rhodonit, Obsidian, Prasemquarz, Turmalin[34]	kub: Silber	hex: Aquamarin
		trig: Amethyst	tet: Rutilquarz
		rh: Zoisit	mo: Chrysokoll
		trik: Amazonit	am: Mookait
Verspannungen	Amethyst, Rauchquarz, Turmalin	kub: Fluorit	hex: Morganit
		trig: Magnesit	tet: Zirkon
		rh: Coelestin	mo: Serpentin
		trik: Rhodonit	am: Bernstein
Wachstum & Entwicklung[35]	Calcit	kub: Fluorit	hex: Apatit
		trig: Turmalin	tet: Rutilquarz
		rh: Topas Imperial	mo: Epidot
		trik: Larimar	am: Bernstein
Wahrnehmung	Sardonyx	kub: Lapislazuli	hex: Aquamarin
		trig: Bergkristall	tet: Apophyllit
		rh: Topas	mo: Mondstein
		trik: Labradorit	am: Moldavit
Zähne	Apatit	kub: Fluorit	hex: Sugilith
		trig: Calcit	tet: Apophyllit
		rh: Aragonit	mo: Sphen (Titanit)
		trik: Larimar	am: Bernstein

[33] Bezieht sich sowohl auf die Auflösung von Verhaltensmustern als auch auf die Unterstützung zur Überwindung und Veränderung von Verhaltensstörungen.

[34] Rhodonit ist der Wundheilstein Nr. 1: Obsidian hilft, Schocks und Traumata zu überwinden; Prasem lindert Schmerzen, Entzündungen und Hitze als Verletzungsfolge; Turmalin verbessert generell die Heilung und hilft insbesondere bei Nervenschädigungen.

[35] Ausführliche Informationen zu diesem Thema siehe *Die Heilsteine Hausapotheke*, Neuausgabe 2004

Thema	Stein für alle Fälle	Vorrangige Heilsteine	
Zahnfleisch	Gagat	kub: Granat rot	hex: Smaragd
		trig: Heliotrop	tet: Zirkon
		rh: Peridot	mo: Diopsid
		trik: Rhodonit	am: Bernstein
Zeckenabwehr[36]	Amethyst, Ozeanachat, Turmalin schwarz	kub: Fluorit	hex: Aquamarin
		trig: Heliotrop	tet: Rutilquarz
		rh: Dumortierit	mo: Serpentin
		trik: Labradorit	am: Bernstein

[36] Einen 100%igen Schutz gibt es hier nicht, doch durch die Veränderung des Körpergeruchs können die o. g. Heilsteine helfen, die Anziehung für Zecken zu verringern. Auch bei Tieren erfolgreich getestet!

Die Verfügbarkeit der genannten Heilsteine

Die vorangegangenen Tabellen enthalten nicht alle denkbaren Heilsteine. In erster Linie wurden jene Steinsorten ausgewählt, die auch als Kettenstränge oder gebohrte Perlen erhältlich und damit zum Kettenknüpfen verfügbar sind. Es ist für bestimmte Heilwirkungen jedoch unverzichtbar, darüber hinaus auf einige Steinsorten zurückzugreifen, die nicht als Kettenstrang erhältlich sind. Diese Heilsteine können entweder als gebohrte Trommelsteine oder als gefaßte Anhänger in die Kette eingearbeitet werden.

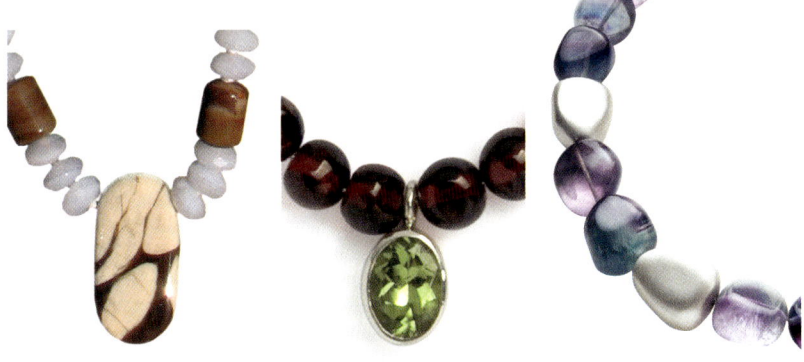

Edelsteinkette mit gebohrten Trommelsteinen

Edelsteinkette mit Anhänger

Edelsteinkette mit Zwischenteilen aus Edelmetall

Als **gebohrte Trommelsteine** erhältlich sind folgende Steinsorten, die üblicherweise nicht als Kettenstrang verfügbar sind: *Chalcedon gelb, grün, rosa und rot* (für den sehr schwer erhältlichen *weißen Chalcedon* kann ersatzweise hellblauer verwendet werden), *Chromchalcedon, Chalkopyrit, Goldorthoklas, Kupferchalcedon, Onyx* (ist als Kettenstrang häufig nicht echt!), *opalisiertes Holz, Thulit* und *Vesuvian*. Generell kann auf gebohrte Trommelsteine zurückgegriffen werden, wenn Kettenstränge nicht zu finden sind.

Als **Anhänger** erhältlich sind folgende, ansonsten sehr schwer in Ketten einarbeitbare Steinsorten: Apophyllit, Danburit, Diamant (ist zwar als Kettenstrang erhältlich, führt jedoch gerne dazu, daß der Faden reißt), Kupfer, Moldavit, Skapolith, Sphen (Titanit), Tektit und Wassermelonen-Turmalin. In vielen Mineralienhandlungen können Sie von diesen Steinsorten auch Roh- oder Trommelsteine zu Anhängern verarbeiten lassen.

Edelmetalle wie Gold und Silber sind als sog. »**Zwischenteile**« (Kugeln, Rondelle usw.) erhältlich, die in Ketten eingearbeitet werden können.

Wenn Sie in diesem Sinne auch gebohrte Trommelsteine und Anhänger in die Gestaltung von Edelstein-Heilketten miteinbeziehen, stehen Ihnen natürlich praktisch alle gebräuchlichen Heilsteine zur Verfügung. Verwenden Sie daher die »Heilsteine Hausapotheke« oder die Sachwortverzeichnisse des »Lexikons der Heilsteine« und der »Steinheilkunde«, wenn Sie weitere Steinsorten miteinbeziehen möchten.[37] Die vorangegangenen Tabellen stellen, wie gesagt, keinen repräsentativen Heilstein-Index zu den jeweiligen Themen sondern eine Auswahl speziell zur Kombination in Edelsteinketten dar!

---

[37] Michael Gienger, *Die Heilsteine Hausapotheke*, Neue Erde, Saarbrücken 1999 (erweiterte Neuausgabe 2004); ders., *Lexikon der Heilsteine*, Neue Erde, Saarbrücken 2000; ders., *Die Steinheilkunde*, Neue Erde, Saarbrücken 1995

Teil 2:

Die Heilkunst der Edelstein-Ketten

Von Gabriele Simon

Gerne erinnere ich mich an meine Kindheit zurück, die von allen möglichen Steinen erfüllt war. Beim Spielen am Rheinufer sammelte ich Quarzkiesel und Muscheln, in der Eifel stiefelte ich mit meinem Vater über die Äcker und brachte viele interessante Versteinerungen nach Hause – zum Entsetzen meiner Mutter, denn sie wußte nicht mehr, wohin mit all meinen Schätzen. Bergwanderungen bescherten mir weitere Stein-Schätze, Sandsteinfelsen in der Pfalz Kletterspaß, und im großen Quarzwerk bei Witterschlick konnte ich mich stundenlang in den Bergen von Quarzkieseln verlieren. Meine Suche galt kleinen Kristallen, die ich natürlich auch fand. Und wenn ich nicht auf den Kieselbergen oder am Rhein war, dann war ich in den Alpen zu finden, bei den ganz großen Riesen, die ich innig liebte und auch heute noch innig im Herzen trage. Sie ziehen mich an wie Magnete, und mir geht das Herz auf, sobald ich in die Nähe von den »Großen« komme.

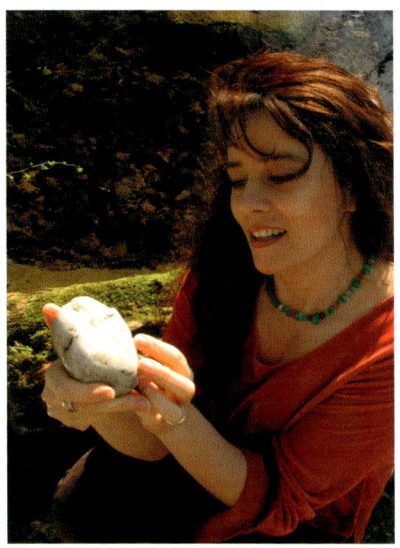

Quarzkiesel am Bach

Mit dem Beginn meiner beruflichen Laufbahn endete zunächst alles abrupt, denn die Welt der Steine erschien mir nicht mehr zeitgemäß.

Die Sturm- und Drangzeit erfaßte mich völlig, aber nur für einige Zeit, denn die Liebe zu den Steinen, den Naturwesen, den Bäumen, zu diesem Wesen Erde war stärker und begleitete mich sanft im Innern, bis ich durch ein tiefes Erlebnis vor der Frage stand: »Der Sinn meines Lebens? Für was würde ich alles geben? Was ist mein Weg?«

Die Hilfe aus der geistigen Welt kam schneller als es mir lieb war, sozusagen in Form eines Trittes in den Allerwertesten. Ehe ich mich versah, wechselte ich aus dem »normalen« Dasein der Chefsekretärin und elegant-schicken Frau zur mittelalterlichen Wahrsagerin. Ich fühlte tief in mir die Freude der Erkenntnis, auf dem richtigen Weg zu sein. Tja, und weil Kinder Steine mögen, suchte ich nach ein paar Edelsteinen für Kinder, die ich nebenbei verkaufen konnte. Da entdeckte ich in einer Zeitschrift eine Anzeige der Firma Karfunkel, die Heilsteine vertrieb. Das hörte sich doch sehr interessant an, vor allem der Name »Karfunkel« zog mich an. Und so lernte ich, nach einer ewigen Autofahrt in meiner »Ente« von Bonn nach Wüstenrot, Michael Gienger und seine Heilsteine kennen. Schneller als schnell zog ich ebenfalls nach Wüstenrot und arbeitete zwei Jahre mit Michael Gienger eng zusammen, absolvierte die erste Steinheilkunde-Ausbildung und war so auf dem besten Weg zu meinem innersten Potential. Ein Leben ohne Steine war völlig unvorstellbar geworden, und als Michael Gienger Wüstenrot verließ, blieb ich dort und arbeitete allein weiter. Unsere Wege trennten sich zunächst, und so folgte jeder seiner eigenen Entwicklung. In dieser Zeit begleiteten mich meine guten Steinhelfer durch viele tiefe Prozesse, ich gebar meinen Sohn und er brachte mich auf viele gute Ideen in Sachen Heilsteine.

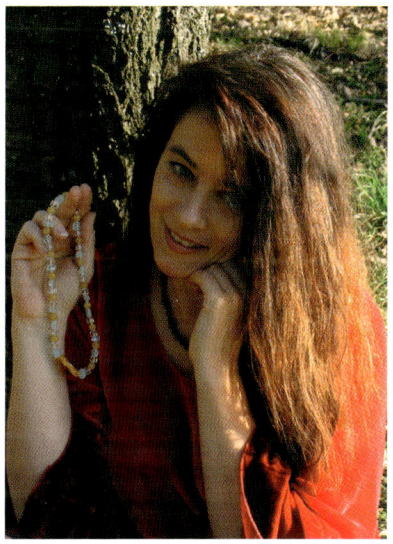

Nach einer inneren Reifezeit trafen sich unsere Wege wieder, und ich bin hoch erfreut darüber, daß Michael und ich nun wieder gemeinsam arbeiten und wir unser Wissen

Gabriele Simon

ergänzen. Meine aktuellen Schwerpunkte in Sachen »Liebe, Leben und Arbeiten« mit Heilsteinen finden derzeit ihren Ausdruck in Erlebnismassagen für Kinder, Heilketten, Schöpferkraft-Ketten und natürlich Kinderheilketten. Workshops, Vorträge und Seminare rund um das Thema Heilsteine gehören ebenso dazu wie Massagekurse und das Bücherschreiben.

Die Entstehungsgeschichte der Edelstein-Heilketten

Im Jahr 1997 erhielt ich die »Aufforderung« aus der geistigen Welt, mich zu reinigen. Das Drängen wurde immer stärker und stärker, ja es entstand ein Verlangen nach intensivster Befreiung. Mein Steinreich umfaßte einige geeignete Helfer, doch keiner wollte allein getragen werden. Forschend betrachtete ich die in Frage kommenden Steine und bat innerlich, mir einen neuen Weg zu zeigen. Vor meinem inneren Auge entstand ein Steinkreis. Nein, war meine Antwort, mich da hineinzusetzen, dazu habe ich keinerlei Zeit – außerdem fühlte ich, mein Körper brauchte den Kontakt zu den »auserwählten« Steinen. Eine Weile sah ich noch hin, und plötzlich wurde mir klar, daß Steinkreise tatsächlich am Körper getragen werden können. Diese schlichte Erkenntnis, eine Edelstein-Heilkette daraus zu fertigen, ließ ein Lächeln und einen besorgten Gedanken zurück. Mein Lächeln galt dem Erfüllen meines Wunsches, doch die Besorgnis drehte sich darum, ob die Wirkung solcher Ketten vielleicht zu stark und heftig wäre. Ich trat nochmals in Kontakt mit den »auserwählten« Steinen, und die Antwort kam direkt: Vertrauen in die geistige Welt, in das Wissen, daß die Steine mich leiten und mir helfen, genau die **richtigen** in Ausgewogenheit, Harmonie, Wirkung und Schönheit zu vereinen. Die Idee zu meiner ersten Edelstein-Heilkette war geboren!

Ihre Entstehung lief vor meinem geistigen Auge ab. Ich sah eine Art Kompaß, einen Wegweiser, der in nebeligem Grün irgendwohin zeigte. Körperlich spürte ich meine Blase und sehnte mich nach dem »Drachenfels«, einem gepfropften Vulkan, der sich dem Rhein in den Weg stellt. Dieses Bild paßte zum gewünschten Thema der intensiven Reinigung, Entgiftung und Entschlackung. Mein Verstand dachte in diesem Moment sofort an Chrysopras und Peridot. Am liebsten mochte ich ja den Chrysopras. Doch das Bild des Wegweisers in diesem nebeligen Grün erinnerte mich an Aktinolithquarz, und meine volle Blase paßte zum Meer, dem reinen, klaren und kühlen Wasser (Bergkristall). Meine Sehnsucht nach dem gepfropften Vulkan, dem Drachenfels, brachte Peridot in mein Bewußtsein. Drachenaugen waren für mich so grün wie der Peridot und zudem ist der Trachyt auf dem Drachenfels peridothaltig. Und zuletzt war da noch Vater Rhein, ein mächtiger Strom, der sich dem Fels angepaßt hatte und drumherum fließt. Dafür stand der Prehnit.

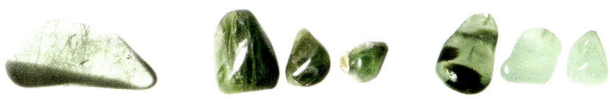

Aktinolithquarz, Peridot und Prehnit

Den Aktinolithquarz nahm ich für Neuorientierung, richtiges Gespür und Entgiftung.

Den Peridot brauchte ich zur Unterstützung der Entgiftungsprozesse, die mir ungemein wichtig waren – und für eine kommende Veränderung, die mir jedoch noch nicht bewußt war, denn ich war unwissend schwanger. Prehnit schließlich sollte alle Erneuerungsprozesse unterstützen – ebenfalls passend, obwohl ich noch nicht wußte, daß ich ein Kind unterm Herzen trug.

Somit hatte ich drei primär entstandene Steine mit überwiegend rhombischer Qualität (Peridot, Prehnit) und einem Schuß trigonaler Einfachheit (Bergkristall-Anteil im Aktinolithquarz) und monokliner Gefühlsbewegung (Aktinolith). Das fühlte sich einfach gut und rund an.

Nun breitete ich die Steine vor mir aus. Es war von vornherein klar, der Aktinolithquarz war mein Ziel, die Neuorientierung und Kurskorrektur. Er kam in die Mitte. Neben dem etwas hervorstechenden Aktinolithquarz folgten dann rechts und links je drei kleinere Prehnite. Die würden den Aktinolithquarz gut unterstützen und etwaige Blockaden auflösen, die mich auf dem Weg der Neuorientierung hinderten. Drei weitere, noch kleinere Peridötchen paßten ganz gut zum Prehnit dazu, eben zur Unterstützung des rhombischen Themas und zur Verstärkung der Entgiftung (ich hatte kurz zuvor eine Amalgamsanierung hinter mich gebracht). Nun betrachtete ich die Steine, und dann ging plötzlich alles ruckzuck.

Neben den drei Peridötchen folgten drei Aktinolithquarze, dann wieder Peridot, Prehnit, Peridot usw. bis zum Verschluß. Eine harmonische Dreierkonstellation aus primären Steinen für den ganzkörperlichen inneren Frühjahrsputz. Kaum war die Kette fertiggestellt, konnte ich nicht anders, als sie sofort umzuhängen.

Zum ersten Mal in meinem Leben fühlte ich die sanft-durchdringende Kraft von Heilsteinen in dieser neuen Art und Intensität. Obwohl ich schon viele Steine getragen hatte, war diese Kombination doch etwas besonderes, das es erst einmal zu genießen galt.

Die Heilkette wurde sehr heiß an meinem Hals, es war ein unglaubliches Gefühl. Sehr schnell wurde mir dabei klar, daß das Reinigen und Aufladen dieser ersten Edelstein-Heilkette aufgrund des starken Energieaustausches zwischen uns in relativ kurzen Zeitabständen erfolgen mußte. So legte ich die Kette für ein bis zwei Stunden in meine Amethystdruse. Länger hielt ich es allerdings ohne sie auch wieder nicht aus. Denn ohne die Kette fehlte mir etwas. Und so wechselte das Tragen und Reinigen ständig ab, bis sich allmählich der richtige Umgang mit Edelstein-Heilketten herauskristallisierte.

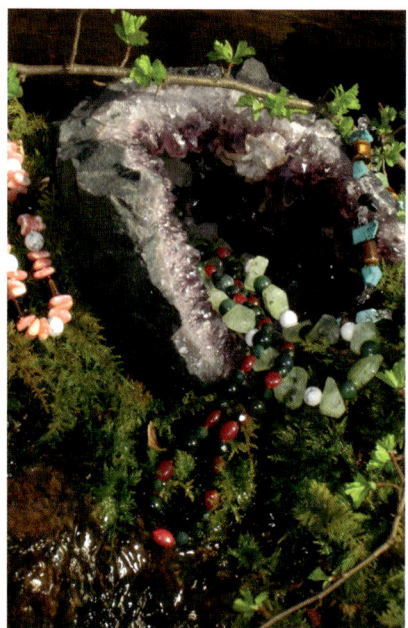

Das Reinigen und Aufladen ist eine sehr wichtige Handlung, die zum Schutz von Träger und Heilkette dient. Der Austausch zwischen Mensch und Kette ist im allgemeinen sehr intensiv und kann eine Kette auch »strapazieren«. Nimmt man nicht wahr, daß die Kette eine Reinigung braucht, kann sich die Wirkung umkehren und die Kette gibt Energien ab, die sie zuvor aus uns herausgekitzelt hat. Wirkt zuviel Streß auf eine Heilkette ein, verursacht dies Spannungen oder gar das Reißen der Kette.

Reinigen der Heilketten in der Amethystdruse

Ich konnte am eigenen Leib erfahren, was es bedeutet, eine Heilkette aus Egoismus zu überfordern. Ich stand ganz locker in meinem Laden, griff nach einem Lederband und spürte drei bis vier unsichtbare Hände an meinem Hals und mit einem Ruck war meine kostbare Heilkette in mehrere Teile zerplatzt. Ich war entsetzt, denn jetzt mußte ich gezwungenermaßen auf sie verzichten, bis sie wieder repariert war.

In der Zeit der Reparatur erfuhr ich dann von meiner Schwangerschaft. Somit änderte sich meine Situation völlig. Nachdem ich diese Überraschung verdaut hatte, entwickelte ich einige Wochen später eine Heilkette für die aktuelle Lebenssituation und für die kommende Zeit mit den körperlichen Themen.

Ich benötigte viel Schutz, da ich Angriffe seitens meiner Nachbarn und Schwiegereltern erdulden mußte (Obsidian). Zudem sollte ich auf Anraten der Ärztin meine Blutqualität für mein Kind optimieren (Granat Pyrop). Gleichzeitig wollte ich meinem Kind ganz viel Geborgenheit und Schutz geben (Achat) und für mich mehr Klarheit finden und meine Energien am Fließen halten (Bergkristall). Diese Heilkette entstand nun aus klaren, dringenden Bedürfnissen. Ich nahm die Steine und legte sie vor mich hin. Das zentrale Thema war Schutz für mein Kind (Achat), der kam also wieder in die Mitte. Diesen verstärkte ich nun durch zwei Bergkristalle (Energiefluß) rechts und links und anschließend folgten die Obsidiane (Schutz vor geistigen Angriffen). Drei Pyrop-Granate neben dem Obsidian waren eine grandiose Mischung, mich lebendig und aktiv zu halten und nicht durch die anstehenden Probleme in Ohnmacht zu versinken.

Zu dieser Zeit geschah es, daß eine Kundin mich mit dieser neuen Heilkette sah und diese wunderschön fand. Ich erklärte ihr, daß es sich um meine persönliche Heilkette handele und sie diese nicht haben könne. Wider Erwarten bekam ich ein Lächeln der Begeisterung seitens der Kundin, und sie erzählte von ihren Problemen, mit der Bitte, eine Heilkette speziell für sie anzufertigen. Ich war überrascht, nickte aber bestätigend, und so entstand die dritte Edelstein-Heilkette.

Auf diese Weise begann meine Seelenarbeit mit tragbaren Steinkreisen, immer dem Wunsch der betreffenden Menschen folgend, Beschwerden zu lindern, die bestehende Lebenssituation zu verändern, dem Bedürfnis nach Schutz oder der Verstärkung von zu wenig gelebten positiven Eigenschaften entgegenzukommen.

Der individuelle Bedarf kann sehr unterschiedlich sein, so daß eine Edelstein-Heilkette ihre Wirkungen entweder im körperlichen oder im seelisch-geistigen Bereich intensiver entfaltet. Hinzu kamen noch entsprechende Wünsche bezüglich Länge, Verschluß und hervorgehobenem Stein der Mitte. Eine Gestaltung von einzigartigen, exklusiven, wirkungsvollen und tragbaren Steinkreisen entstand. Es zeigte sich sehr bald, daß für diese Ketten eine Beschreibung notwendig war, da immer die gleichen Fragen an mich herangetragen wurden wie z. B.: »Wie lange kann ich diese Edelstein-Heilkette tragen, wann ist sie zu reinigen, was mache ich nachts, welche Wirkungen treffen auf mich zu« usw. Ich bat die Edelstein-Heilketten um Hilfe, da ich zunächst keine Idee hatte, wie ich eine solche Beschreibung gestalten sollte, und versank mit einer Edelstein-Heilkette in den Händen in eine tiefe Meditation.

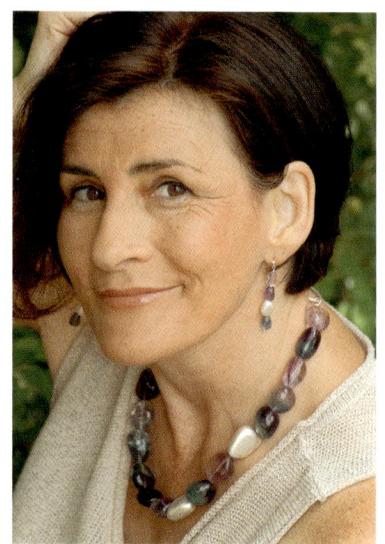

*Individuell gefertigte
Edelstein-Heilkette*

Mir wurde zunächst der Name der Kette mitgeteilt, der dem geistigen Thema entspricht, und dann folgten die Beschreibungen. Erstklassige Steinqualitäten, saubere Bohrungen, beste Knüpfarbeit, verständliche Texte und begeisterte Menschen trugen zur Verbreitung dieser Energiearbeit mit Edelstein-Heilketten bei.

Seit 1997 optimiere ich die Wirkungsweisen von edlen Heilsteinen in wundervollen Edelstein-Heilketten. Die Erfolge tragen zur weiteren Verbreitung bei, und der Wunsch der begeisterten Anwender nach einem Buch wurde dabei immer lauter.

Nun halten Sie dieses Buch nach neun Jahren in Ihren Händen, und ich freue mich sehr, Ihnen 20 von mittlerweile 100 Edelstein-Heilketten vorstellen zu können.

Die Gestaltung von Edelstein-Heilketten

Die ersten Edelstein-Heilketten bestanden überwiegend aus Kugeln, Splittern und Barocksteinen mit einem größeren Trommelstein in der Mitte. Wichtig war die erstklassige Qualität und Echtheit der verwendeten Heilsteine, denn dies war entscheidend für eine starke, fließende und klare Wirkung auf uns Menschen.

Im Gegensatz zu Splittern, die mehr an- und aufregende Wirkungen zeigen, wirken Kugeln eher harmonisierend. So bildeten die Barocksteine (kleine Trommelsteinchen) eine Art Verbindung zwischen Kugeln und Splittern, um die gesamte Schwingung einer jeden Edelstein-Heilkette abzurunden. Der bewußt größere Trommelstein in der Mitte stellte den Zielpunkt der jeweiligen Thematik einer Edelstein-Heilkette dar.

Vergangenheit, Gegenwart und Zukunft

So entstanden je nach Bedarf der einzelnen Menschen sehr unterschiedliche Kreationen. Auffällig war dabei, daß viele Edelstein-Heilketten im Nackenbereich eine andere Gestaltung erhielten als im vorderen Brustbereich. Oft wurde ich gefragt, warum das bei diesen Ketten so und bei anderen Edelstein-Heilketten nicht so, sondern eher klassisch sei. Das war und ist sehr einfach zu erklären. Im Nacken liegt unsere Vergangenheit, dort befinden sich die Themenbereiche, die wir uns eher ungern ansehen: alte Blockaden, Verletzungen und Sehnsüchte. Im Brustbereich tragen wir unsere Zukunft, unsere Ziele und Hoffnungen. Der seitliche Zwischenbereich stellt sozusagen stellvertretend die Gegenwart dar und bildet somit den Mittler zwischen diesen »Welten«.

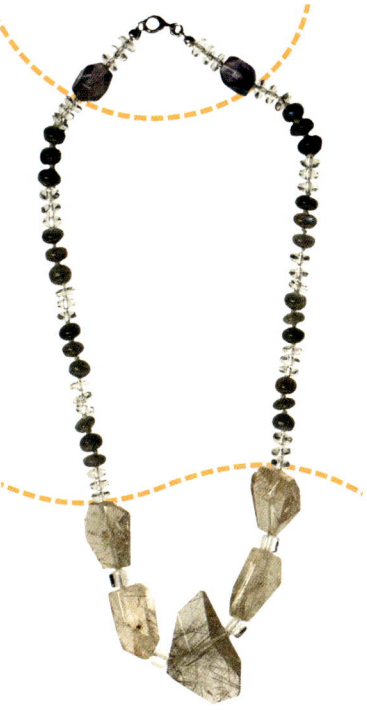

Vergangenheit, Gegenwart und Zukunft

Die Auswahl der Heilsteine

Zunächst ist hier von elementarer Bedeutung, für welch ein Befinden ich eine Edelstein-Heilkette erschaffen möchte!

Nehmen wir das Beispiel der Edelstein-Heilkette Seelenharmonie: Ich selbst litt seit Beginn der 90er Jahre an Heuschnupfen und hatte dank der Heilsteine gelernt, daß ein wirklich guter, klarer und vor allem echter Aquamarin sehr gut hilft und weitgehend von den typischen Heuschnupfen-Beschwerden befreit. So hörte das ständige Niesen auf, die

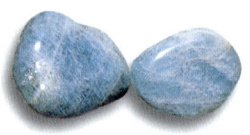

Aquamarin

Rötung der geschwollenen Augen ließ nach und die Nase wurde wieder frei. Allerdings nur, solange der Aquamarin nah am Hals getragen und immer wieder mit einem zweiten Aquamarin ausgewechselt wurde, da die Steine sehr oft gereinigt werden mußten. Wahlweise nahm ich dann lieber die Edelstein-Essenzen, da die Anwendung einfacher war. Natürlich kam ich auf die gute Idee, eine Aquamarinkette zu tragen, doch dies war offensichtlich weniger gut für mich: Zu viel Aquamarin am Hals tat mir und meinem Umfeld nicht gut. So besann ich mich auf den ersten Schritt und schaute, was für ein Typ Mensch ich war.

Ich war schon immer zielstrebig, leistungsorientiert und vor allem schnell und ausdauernd, dies entsprach dem hexagonalen Kristallsystem. Da wurde mir klar, warum mir zuviel Aquamarin nicht gut tat: Er brachte eine Überbetonung meines Wesens zum Ausdruck, was mich für meine Umgebung schier unerträglich machte.

Was fehlte mir denn nun, was würde den Ausgleich schaffen zwischen »knackig zackig« und der gewünschten Ruhe in mir? Vielleicht das trigonale Kristallsystem mit seiner Einfachheit, Ruhe und Zufriedenheit? Das erschien mir ein sehr guter Ausgleich.

> Kurz notiert:
>
> Hexagonal (Aquamarin für Heuschnupfen)
>
> Trigonal (Ausgleich, Ruhe, Einfachheit) als optimale Ergänzung

Also schaute ich mir die trigonalen Steine an und blieb sofort beim Bergkristall hängen. Ich liebte diese Reinheit und Klarheit, und zudem war der Stein ganz eng mit meiner Kindheit verbunden. Doch ich wußte intuitiv, daß noch die Wärme als Ergänzung zu Hellblau und Klar fehlte.

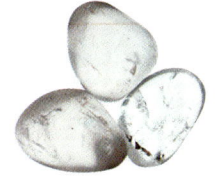

Bergkristall

Das Blau des Aquamarins, das kühlend und dennoch seelisch beruhigend wirkt, hält in Bewegung, insbesondere im Hormon- und Flüssigkeitshaushalt der Niere und Blase.

Das Klare des Bergkristalls unterstützt den Aquamarin in seiner Kraft, kühlt, schenkt Klarheit und fördert die fließende Energie. Doch was bringt die Wärme, die Fröhlichkeit, das einfach im Hier und Jetzt sein?

Orange! Ja, die Sonne am hellblauen und klaren Himmel fehlte noch, doch Bernstein konnte ich keinesfalls nehmen, denn auf amorphe Steine reagierte ich zu intensiv, dem fühlte ich mich nicht gewachsen, zudem ich ja auch nach trigonal suchte. Also war ein trigonaler Stein mit oranger Farbe notwendig. Ein Blick in Michael Giengers »Steinheilkunde« genügte (dort gibt es eine entsprechende Tabelle ab Seite 153):

So fand ich den Calcit mit seinem Orange, welches anregend und belebend wirkt und dennoch die Heiterkeit und von mir benötigte Fröhlichkeit mit sich brachte. Passend war außerdem auch, daß der Stein speziell auf den Dünndarm wirkt, da dort ja bekanntlich die Allergien sitzen.

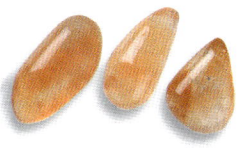

Calcit

Kurz notiert:
hexagonal (Aquamarin für Heuschnupfen) – hellblau,
trigonal (Bergkristall für Klarheit und Energie) – klar
trigonal (Calcit für Lebensfreude und Dünndarm) – orange

Nun schaute ich in der »Steinheilkunde« nach dem Ursprung dieser drei Steine und stellte mit Begeisterung fest, daß dieser überwiegend von magmatisch/primärer (Aquamarin und Bergkristall) und einem Schuß sedimentär/sekundärer (Calcit) Natur war. Dies freute mich, da ich mich in einer primären Lebensphase befand. Ich war erst kurz im Schwabenland, hatte noch keine Wurzeln geschlagen, alles war neu und fremd, und es gab Unmengen zu lernen. Herausforderungen in manigfaltigster Weise standen mir ins Haus. Vor allem aber war ich ja hierhergezogen, um mein Innerstes, meine guten Qualitäten auszubilden und meiner Berufung zu folgen.

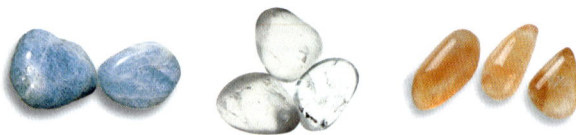

Als Letztes schaute ich mir in der »Steinheilkunde« noch die Mineralstoffe an, sozusagen als Endkontrolle für die neue Kette.

So fand ich im Aquamarin Beryllium, welches gegen Allergien wirkt, Aluminium zur Minderung der Säurebildung im Körper, was sehr wichtig ist, da es einen basischen Stoffwechsel fördert. Übersäuerung ist heutzutage die Grundlage für vielfältigste Krankheiten. Silicium wirkt gut auf die Schleimhäute, Lithium hat eine beruhigende Wirkung, Kalium fördert die Darmfunktion, Natrium den Wasserhaushalt, und Eisen stärkt mein Immunsystem.

Im Bergkristall fand ich auch Silicium, welches positiv auf Haut, Haare, Nägel, Schleimhäute und Drüsen wirkt. Das konnte ich allemal gebrauchen, vor allem die damit verbundene seelische Stabilität und die Linderung meiner Überempfindlichkeit.

Der Calcit enthält Calcium für die Reizleitung meiner Nerven und Eisen zur Stärkung meines Immunsystems sowie möglicherweise Spuren von Blei für meine Selbstbeherrschung, Mangan für Empfindsamkeit, Herzenswärme und Verzeihen und Strontium gegen Verspannungen und für die seelische Erleichterung.

Für mich war klar, diese Mischung ist optimal für mich, genau das, was ich brauche.

Schließlich wollte ich auch bei den Mineralklassen schauen, ob diese ebenfalls für mich zutreffen, und so fand ich beim Aquamarin die Mineralklasse der Ringsilikate – siehe da: Abbau von Spannungen! –, beim Bergkristall die Mineralklasse der Oxide – Überführen von instabilen in stabile Zustände – und beim Calcit die Mineralklasse der Carbonate – Stabilisieren und Bremsen zu schneller Entwicklungen. Ja, das war für mich genau das Richtige.

Die Kombinationskunst

Doch nun kam die Gretchenfrage, wie kombiniere ich diese drei Steine?

Ich nahm also ein paar Aquamarine, ein paar Bergkristalle und ein paar Calcite und legte diese einfach vor mich hin. Allein diese Mischung tat schon meinen Augen gut und ließ meine Seele weit werden.

Schwerpunktthema war zwar der Heuschnupfen, zukünftiges Ziel war jedoch mehr Lebensfreude und Einfachheit, denn vom Hexagonalen hatte ich ohnehin genug. Also begann ich mit dem Aquamarin im Nacken (Vergangenheit). Da der Bergkristall ein Energieverstärker ist, legte ich diesen neben den Aquamarin und darin bettete ich den Calcit ein. So entstand folgende Edelstein-Heilkette:

1 Aquamarin   *1 Aquamarin*
1 Bergkristall   *1 Bergkristall*
1 Calcit   *1 Calcit*
1 Bergkristall   *1 Bergkristall*
1 Aquamarin   *1 Aquamarin*
1 Calcit   *1 Calcit*
1 Aquamarin   *1 Aquamarin*
1 Bergkristall   *1 Bergkristall*
1 Calcit   *1 Calcit*
1 Bergkristall   *1 Bergkristall*
1 Aquamarin   *1 Aquamarin*
1 Calcit   *1 Calcit*
1 Aquamarin   *1 Aquamarin*
1 Bergkristall   *1 Bergkristall*
1 Calcit   *1 Calcit*
1 Bergkristall   *1 Bergkristall*
1 Aquamarin   *1 Aquamarin*
Mitte: 1 Calcit

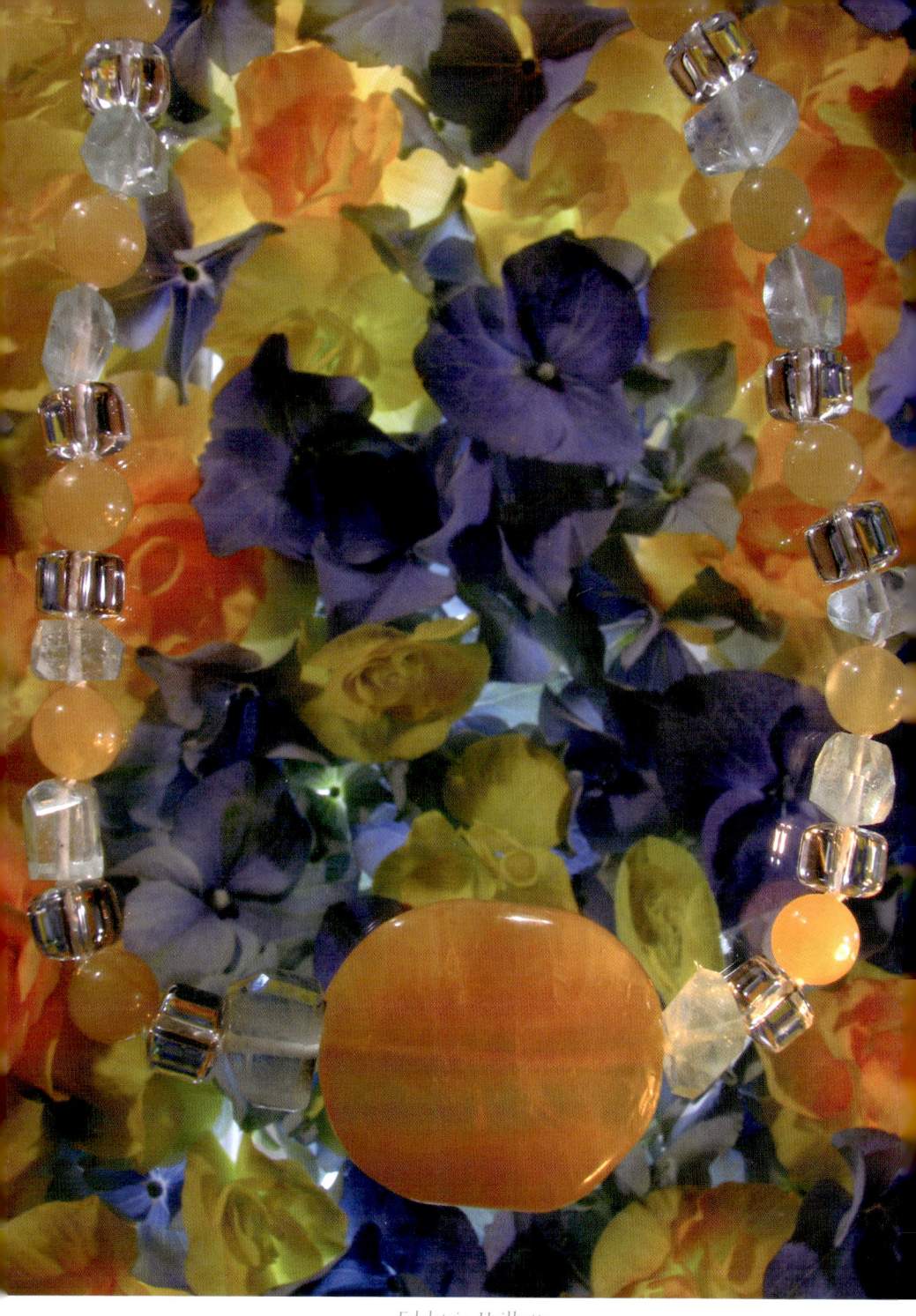

Edelstein-Heilkette

Die Formen der Steine wählte ich aufgrund ihrer Wirkungen. Für die Mitte, mein Ziel, nahm ich einen länglichen gebohrten Trommelstein, für alle Calcite symbolisch eine Kugel = Sonne = Harmonie und Wärme. Kugeln strahlen gleichmäßig und harmonisch aus. Für den Bergkristall suchte ich mir damals Splitter, welche in ihrer Ausstrahlung etwas energetischer wirken, und den Aquamarin nahm ich als sanften Barockstein, dessen Wirkung sich zwischen Splitter und Kugel bewegt.

So entstand eine wunderschöne Kombination mit grandioser Wirkung, was viele Trägerinnen bestätigen konnten.

Die Kombinationskunst von Edelstein-Heilketten und deren Gestaltung sind ein ganzheitlicher Prozeß. Notieren Sie sich Ihr Thema, egal ob in erster Linie körperlich oder seelisch. Sie ziehen sich aus einer Heilkette jene Energien, die Sie benötigen, auch wenn es nur seelische Themen sind.

Nachdem Sie sich alles notiert haben, gehen Sie bitte die einzelnen Themen durch, die Michael Gienger in seiner Einführung zu diesem Buch so wundervoll beschrieben hat. Nutzen Sie dieses Wissen und Sie werden sehen, es entsteht eine ganz persönliche Heilkette für Ihr ganz eigenes Thema.

Wichtig ist Geduld und Ehrlichkeit zu sich selbst. Beleuchten Sie sich selbst, schauen Sie hin, in welchem Thema, in welcher Lebenssituation Sie sich derzeit befinden.

Geht es eher darum, Anfangsschwierigkeiten zu überwinden, Herausforderungen anzunehmen (primäre Heilsteine) oder um die Weiterentwicklung und Anpassung an veränderte (gar verbesserte?) Situationen, Phasen oder Abläufe mit Ihrem Umfeld (sekundär).

Für das Loslassen, das Überwinden von Verlusten jeglicher Art und die innere Transformation dienen uns die tertiären Heilsteine.

Wenn Sie hier etwas von sich wiedergefunden haben und wissen, welche Beschwerden Sie lindern möchten (seelisch, körperlich oder eben ganzheitlich), dann stehen Ihnen schon einmal einige wichtige Steine aus der Vielzahl von Möglichkeiten zur Verfügung.

Die Qualität der Heilsteine

Bei der Auswahl ist es besonders wichtig, auf gute Qualität zu achten und vor allem auf die Echtheit eines Steines. Neben diesen beiden Kriterien ist es von ausgesprochener Wichtigkeit, daß die Bohrungen der jeweiligen

Steine sauber sind, denn sonst scheuern eventuell Grate im Bohrloch den Faden ruckzuck durch – und das ist weniger erfreulich.

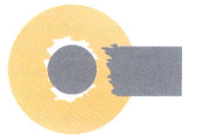

Der Faden kann am Grat im Bohrloch durchscheuern.

Die Anzahl der Heilsteine

Die Anzahl der Heilsteine richtet sich zum einen immer nach dem jeweiligen Halsumfang und der gewünschten Länge einer Kette. Hier gibt es Längen von 38 cm bis 56 cm und mehr.

Generell gilt, je mehr Themen in eine Kette eingearbeitet werden, umso differenzierter muß das Verhältnis der ausgewählten Steine sein. Es ist ähnlich wie beim Kochen, zu viele Gewürze verderben das Essen und zu wenige Gewürze lassen es fad schmecken. Es ist wirklich eine Kunst, und ich habe in den letzten Jahren herausgefunden, daß ein Verhältnis von drei Steinen mit dem Schwerpunktthema zu einem Ausgleichsstein – also ein drei-eins-drei-Rhythmus – sehr harmonisch wirkt.

Dies ist natürlich die einfache Ausführung von Heilketten, aber für den Anfang ist es schon anspruchsvoll genug.

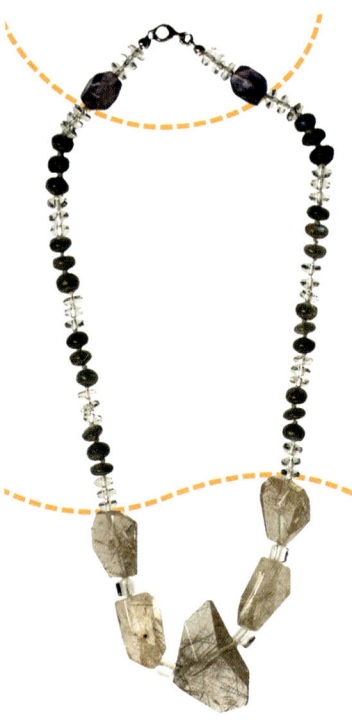

Nacken, Seitenregion und Brustbereich

Die Anordnung der Heilsteine im Kreis

Für den Anfang empfehle ich, eine harmonische Kette zu fertigen, wie die Edelstein-Heilkette Seelenharmonie in meinem Beispiel. Hier ist ja bis auf den Mitte-Stein, der die Zukunft (das Ziel) repräsentiert, alles im Gleichmaß und guten Rhythmus.

Mit den Jahren habe ich natürlich diese ganze Thematik weiter ausgearbeitet, und die Heilketten haben zunehmend durch Ungewöhnlichkeit und Besonderheit hinzugewonnen.

> **Stichworte zur Anordnung der Heilsteine:**
>
> Nacken = Vergangenheit, Blockaden, Traditionen, Unbewußtes, Schattenseiten
>
> Seitenregion = Gegenwart, weiblich-männlich, Hier und Jetzt, Bewußtsein
>
> Brustbereich = Zukunft, Ziel, Hoffnung, Erfüllung, Bestimmung

Oftmals zeigt sich beim Herstellen einer Heilkette, daß in der Vergangenheit noch Altlasten liegen und entsprechende Heilsteine zu deren Lösung benötigt werden, die jedoch nichts im Brustbereich zu suchen haben. So gestalten sich z. B. manche Heilketten in der Frontansicht farbenfroh und im Nackenbereich eher dunkel, oder im Nackenbereich grün bis giftgrün und im Brustbereich eher klar oder naturfarben.

Dabei kommt es immer auf das individuelle Thema an. Ob zum Beispiel im Seitenbereich ein leichter Verlauf zu erkennen ist, oder ob die Thematik im Nackenbereich bleibt und dort endet. Im zweiten Fall ist die Trennung zwischen Vergangenheit und Gegenwart gut sichtbar, da die Steine im Rhythmus, in der Farbe und auch in der Form oftmals völlig verschieden sind: wie im Leben, so in der Heilkette.

Dieses Anordnen erfordert ein gutes intuitives Gespür. Hilfreich sind natürlich alle Vorkenntnisse in der Steinheilkunde, Therapie und Naturheilkunde.

Größen und Formen

Die Größen der jeweiligen Steine richten sich nach der Trägerin und deren Geschmack. Eine zierliche Frau sollte sich auch mit zierlichen Ketten schmücken, denn zu große Steine könnten sie energetisch »erschlagen«. Dies gilt natürlich auch im umgekehrten Fall: Kräftige Frauen nehmen eher größere Steine.

Bei den Formen gibt es mittlerweile eine sehr breite und schöne Auswahl. Hier achte ich persönlich auf die Feinabstimmungen zwischen Kugeln für harmonisches Ausstrahlen, Splittern für mehr gestreute Energie und kantigen Formen wie Würfel, freie Formen, Rechtecke und Dreiecke als mittleren Weg zwischen Kugel und **Splitter. Facettierte Kugeln,**

Ovale und Buttons erreichen durch ihre spezielle Form eine intensivere Wirkung auf den jeweiligen Bereich.

Zum einen ist das harmonische Ausstrahlen der zusammengeführten Steine wichtig, zum anderen das Miteinander der jeweiligen Formen, die ja ein gutes Energiefeld bilden müssen. Hier kommt es auf viel Fingerspitzengefühl, eine gute innere Stimme und natürlich auf eine gute Auswahl an verschiedenen Formen der jeweiligen Steine an.

Eine Übersicht über die Schliff-Formen finden Sie auf Seite 219.

Sonstige wichtige Kriterien

Heilketten sollten unbedingt mit Perlseide geknüpft und auch zwischen den einzelnen Steinen geknotet werden, da dies im Energiebereich der Steinkombinationen zu mehr Harmonie führt. Die Knoten haben auch noch den Vorteil, daß die Steine nicht aneinander reiben und wenn die Kette einmal reißt, nicht gleich alles verloren ist.

Ich persönlich rate von Draht ab, da das Metall einen zu starken Einfluß auf unsere Körperenergien hat und somit die Wirkung der Steinschwingung verändert.

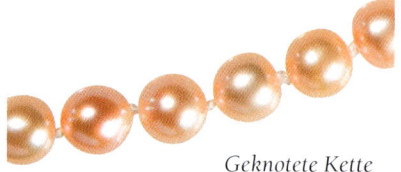

Geknotete Kette

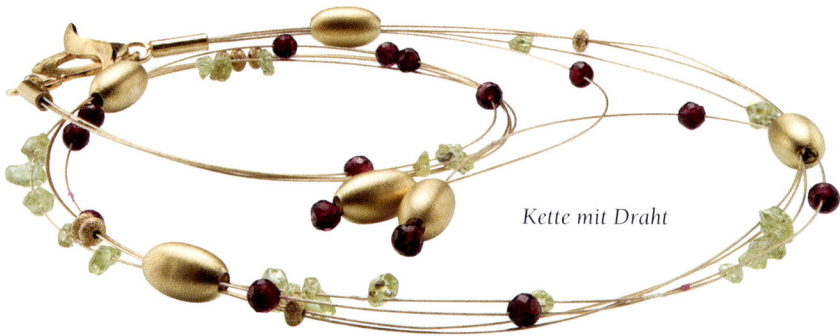

Kette mit Draht

Wirkungen und Reaktionen

Faszinierend war und ist bis heute für viele Menschen die starke Wirkung und Ausstrahlung solcher Edelstein-Heilketten. Mit diesen getragenen Steinkreisen erreichen wir unseren empfindlichsten und aufnahmereichsten Körperbereich, den Hals. Hier verlaufen unsere zentralen Energiebahnen, das Konzeptions- und Lenkergefäß, und auch von jedem Meridianpaar passiert die Yang-Leitbahn unseren Hals. Dies sollte auf keinen Fall unterschätzt werden, denn die Energie, die Schwingung einer jeden Edelstein-Heilkette verbreitet sich unaufhaltsam und schnell in uns und unseren Körpern.

So ist auch klar, daß viele Menschen beim Anlegen einer Edelstein-Heilkette Erstreaktionen zeigen, die aber nach einiger Zeit abklingen. Manche Menschen sind darüber sogar traurig, denn das Erlebnis, so viel zu spüren, würden sie gerne verlängern.

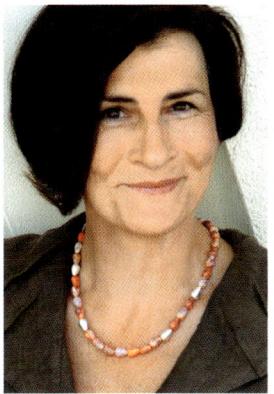

Oft entsteht eine enge Beziehung zur Edelstein-Heilkette.

Vor allem zu Beginn fangen manche Edelstein-Heilketten energetisch fast zu »kochen« an, was einen starken Austausch zwischen Träger und Edelstein-Heilkette anzeigt. Je länger eine solche Verbindung besteht, je mehr übernimmt der Träger diese Energien und zwar so lange, bis er es ohne Edelstein-Heilkette schafft, jene Qualitäten zu leben.

Oftmals habe ich alle diese wundervollen »Steinkreise« als gute Freundinnen oder gute Freunde bezeichnet, die einen Menschen ein ganzes Stück auf dem Lebensweg begleiten.

Edelstein-Heilketten sind lebende Energiewesen und helfen uns Menschen mit all ihrem Sein, auf verschiedenen Ebenen in den freien Fluß der optimalen Energien zu kommen.

Oftmals wurde mir berichtet, daß richtig etwas fehlt, während die Edelstein-Heilkette gereinigt wird, daß ohne eine Kette ein Gefühl von Nacktheit entsteht. Diese Empfindungen treten so lange auf, bis der Träger seinen Weg allein gehen kann und die Edelstein-Heilkette ausgedient hat. Dieser Zeitraum kann je nach Thema und Träger bzw. Trägerin Monate oder gar Jahre dauern.

Es ist ein Erlebnis ohnegleichen, sich auf Edelstein-Heilketten einzulassen und zu erkennen, wer wir wirklich sind und wo unsere Lernthemen, ungeahnten oder nichtgelebten Fähigkeiten liegen. Mit der Verbindung zu seiner Edelstein-Heilkette beginnt bei jedem Menschen eine Veränderung. Lassen Sie sich von diesen besonderen Energien überraschen.

Edelstein-Heilketten und ihre Entstehungsgeschichte

Die Edelstein-Heilkette »Yin Yang«

Im Jahr 1997 wurde ich von einer netten Dame gebeten, eine persönliche Edelstein-Heilkette für eine Bekannte anzufertigen. Das Thema war Krebs.

Die Kette sollte der betreffenden Frau als Unterstützung dienen, ihr wieder zu mehr Harmonie verhelfen und sie von Ängsten befreien, die durch die Krankheit entstanden waren bzw. ausgelöst wurden.

Also machte ich mir eine Liste von Heilsteinen, die nach meinem Wissen in Frage kommen könnten. Natürlich wurde die Liste endlos, da viele Heilsteine eine gute Möglichkeit boten. Es verwirrte mich, ja ich war unsicher, da ich die Frau nicht persönlich kannte und mich die Krankheit Krebs unter eine Art Erfolgsdruck und in eine Erwartungshaltung versetzte. Ich spürte eine Art innerer Verzweiflung, dem nicht gewachsen zu sein, und da war sie, die Blockade. Alles in mir blockierte eine Herstellung dieser Kette. Ich war schon mitten im Prozeß, denn ich hatte mich mit der Frau energetisch verbunden und begann, ihre Themen zu übernehmen. Ich hatte mich auf ihre Lebenssituation eingestimmt.

Ein neuer Zettel mußte her und ich notierte mir: »Blockade aus Angst, Verzweiflung im Fühlen, Flucht, Suche nach Ruhe und Schutz, starker Druck, Verwirrung im Inneren und in den Gedanken.« Ich blieb in jener Energie, ging in Resonanz mit den drei Bildungsprinzipien aus der Steinheilkunde (primär, sekundär und tertiär), die sich bei sämtlichen Mineralien und Heilsteinen in ihrem Entstehungsprozeß wiederfinden. Meine Entscheidung fiel auf das **sekundäre Bildungsprinzip**, denn die äußeren (sekundären) Einflüsse dominierten mich, ich war wie gefangen, und genau das war jene Schwingung, in der sich auch die Kundin befand. Nach meinem Empfinden handelte es sich bei dieser Krankheit um eine Wandlung und Weiterentwicklung in ihrem Inneren. Es ging um neue Bedingungen, die eine Veränderung des Bisherigen hervorrufen, insbesondere eine Auseinandersetzung mit dem plötzlich neu entstehenden Umfeld von Ärzten, Therapeuten und anderen Kranken, sowie um die eigene innere Veränderung durch den Widerstand Krebs.

Als gleichmäßigen positiven Einfluß für das Zukünftige wählte ich das **primäre Bildungsprinzip**. Es hilft, selbst Ursache im eigenen Leben zu

sein und unterstützt gerade in neuen Lebensabschnitten, die eine neue
Herausforderung darstellen. Primäre Heilsteine geben die Kraft, Neues in
Angriff zu nehmen, auch wenn Anfangsschwierigkeiten zu überwinden
sind.

Kurz notiert:

Hauptanteil der Steine sekundär
Nebenanteil der Steine primär

Nun war es wichtig, das Kristallsystem zu bestimmen, und so wie ich diesen Zustand empfand, war es für mich klar, monoklin als dominierendes
System zu wählen.

Monoklin steht für die Veränderung, ob wir diese nun wollen oder
nicht. Gerade durch die Krankheit Krebs bekommt das Leben eine sich
ständig wandelnde und dennoch unter Umständen schnell entwickelnde
Dynamik, die oftmals mit Schwierigkeiten verbunden ist, Entscheidungen zu treffen. Genau hier ist eine gute Intuition wichtig, denn ein guter
Fluß läßt sich nicht blockieren.

Als Ausgleich für den primären Nebenanteil wählte ich trigonal, denn
das bildete für mich den stärksten Anteil dessen, was diese Frau für den
kommenden Weg benötigte.

Trigonal steht für einfache Beständigkeit, für Ruhe, Geduld, Akzeptanz und vor allem Zufriedenheit. Dies alles ist bei Krebs oftmals nicht
vorhanden und wird für die Zukunft dringend gebraucht.

Kurz notiert:

Steine sekundär/monoklin als Hauptanteil
Steine primär/trigonal als Nebenanteil

Um hierzu eine Vorauswahl der möglichen Heilsteine zu treffen, sind die
2005 erschienenen »Steinheilkunde-Karten« von Michael Gienger und
Ursula Dombrowsky eine hervorragende Hilfe (erschienen bei Neue Erde,
Saarbrücken). Auf vierundzwanzig Karten sind die jeweiligen Kombinationen der acht Kristallstrukturen mit den drei Bildungsprinzipien
genannt. Für die obigen Kombinationen geben die Karten z. B. die folgende Auswahl an:

Sekundär/monoklin: Alabaster, Azurit, Azurit-Malachit, Chrysokoll, Erythrin, Gips, Howlith, Krokoit, Malachit, Sandrosen, Selenit, Verdith und Vivianit.

Primär/trigonal: Achat, Amethyst, Ametrin, Aventurin, Baumachat, Bergkristall, Calcit, Chalcedon (blau, gelb, Dendriten), Citrin, Eudialyt, Falkenauge, Girasolquarz, Hämatit (Glaskopf), Karneol, Onyx, Ozeanachat, Prasem, Rauchquarz, Rosenquarz, Rubin, Rutilquarz, Saphir, Sardonyx, Schneequarz, Turmalinquarz und Turmalin.

Nun mußte ich noch die passende Mineralklasse finden, und so entschied ich mich bei den primären Steinen für **Ringsilikate**, da sie den Energiefluß lenken und gut für den Abbau von Spannungen und Schmerzen sind. Primär-trigonale Ringsilikate sind z. B. die **Turmaline** (siehe die Tabelle auf Seite 42).

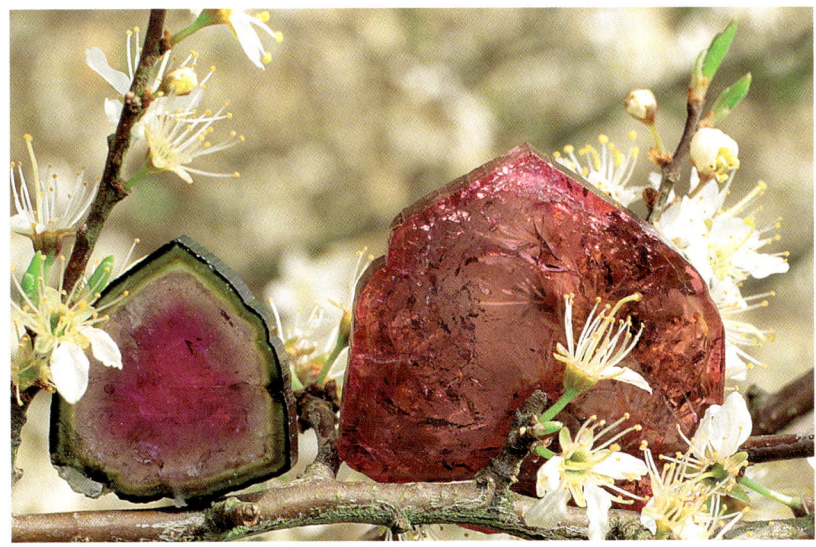

Turmaline

Für das sekundäre Prinzip wählte ich **Carbonate** mit ihren stabilisierenden Eigenschaften, die eine gute Wirkung auf Fehlentwicklungen (Krankheiten) haben und zur Korrektur des Lebens aufrufen. Sekundär-monokline Carbonate sind **Azurit**, **Malachit** und deren natürliche Kombination **Azurit-Malachit**.

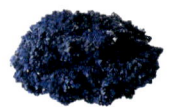 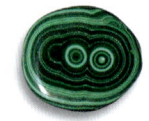 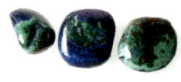

Azurit, Malachit und Azurit-Malachit

Als Übergang zwischen beiden Polen suchte ich schließlich nach Steinen mit gemeinsamen Eigenschaften und fand letztendlich den **Chrysokoll**, ein sekundär-monoklines Ringsilikat. Diesen konnte ich vermittelnd einsetzen zwischen dem monoklin-sekundären Prinzip von Azurit und Malachit (Lebenskorrektur) und der Eigenschaft der Ringsilikate (in Fluß kommen, Herausforderungen annehmen).

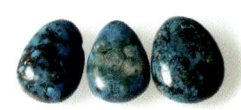

Chrysokoll

Kurz notiert:				
Azurit-Malachit	monoklin	sekundär	Carbonate	(dominanter Anteil)
Chrysokoll	monoklin	sekundär	Ringsilikate	(Verbindungsanteil)
Turmaline	trigonal	primär	Ringsilikate	(impulsgebender Anteil)

Nun mußte ich nur noch den richtigen Turmalin finden! Also schaute ich bei den Farben nach.

Ich entschied mich für schwarz, da ich ja blau, grün und türkisgrün schon hatte und gerade dieser impulsgebende Anteil sich farblich abheben sollte. Schwarz ist neutral, lindert Schmerzen, fördert die Konzentration auf Wesentliches und befreit von unnötiger Ablenkung. Schwarz kann Schutz und Abschirmung bewirken, obwohl es absorbierend und dadurch anziehend wirkt.

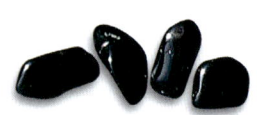

*Schörl
(schwarzer Turmalin)*

So fiel meine Wahl auf den **Schörl (schwarzen Turmalin)**.

Nun hatte ich alle Steine für diese Heilkette beisammen. Welch eine Mischung, ich war selber ganz verblüfft.

Mir war sofort klar, daß ich den Schörl in den Nacken bringen mußte, als Schutz und Abschirmung. Um den Energiefluß aber optimal in Bewegung zu bringen, mußte dieser impulsgebende Anteil auch ins Hier und Jetzt und in den Bereich der Hoffnung und Zukunft gebracht werden. Somit war klar, daß der Schörl in allen drei Bereichen seinen Platz finden würde.

Also nahm ich 3 kleine Azurit-Malachit Steine, legte einen Chrysokoll dazu und daneben einen Malachit, dann wieder einen Chrysokoll und drei kleine Azurit-Malachit Steine, so daß der Malachit, die Mutter der Steine, in die Mitte gebettet lag. Das fühlte sich gut und harmonisch an. Der Schörl bildete rechts und links den Abschluß dieser Kombination. Für die Mitte der Kette nahm ich den Verbindungsstein, den Chrysokoll.

1 Schörl   1 Schörl
3 Azurit-Malachit   3 Azurit-Malachit
1 Chrysokoll   1 Chrysokoll
1 Malachit   1 Malachit
1 Chrysokoll   1 Chrysokoll
3 Azurit-Malachit   3 Azurit-Malachit
1 Schörl   1 Schörl
3 Azurit-Malachit   3 Azurit-Malachit
1 Chrysokoll   1 Chrysokoll
1 Malachit   1 Malachit
1 Chrysokoll   1 Chrysokoll
3 Azurit-Malachit   3 Azurit-Malachit
1 Schörl   1 Schörl
3 Azurit-Malachit   3 Azurit-Malachit
1 Chrysokoll   1 Chrysokoll
1 Malachit   1 Malachit
Mitte: Chrysokoll

Den Azurit-Malachit wählte ich in abgerundeter Form (kleine Barocksteine und Buttons), den Malachit als Kugel, den Chrysokoll als kantige

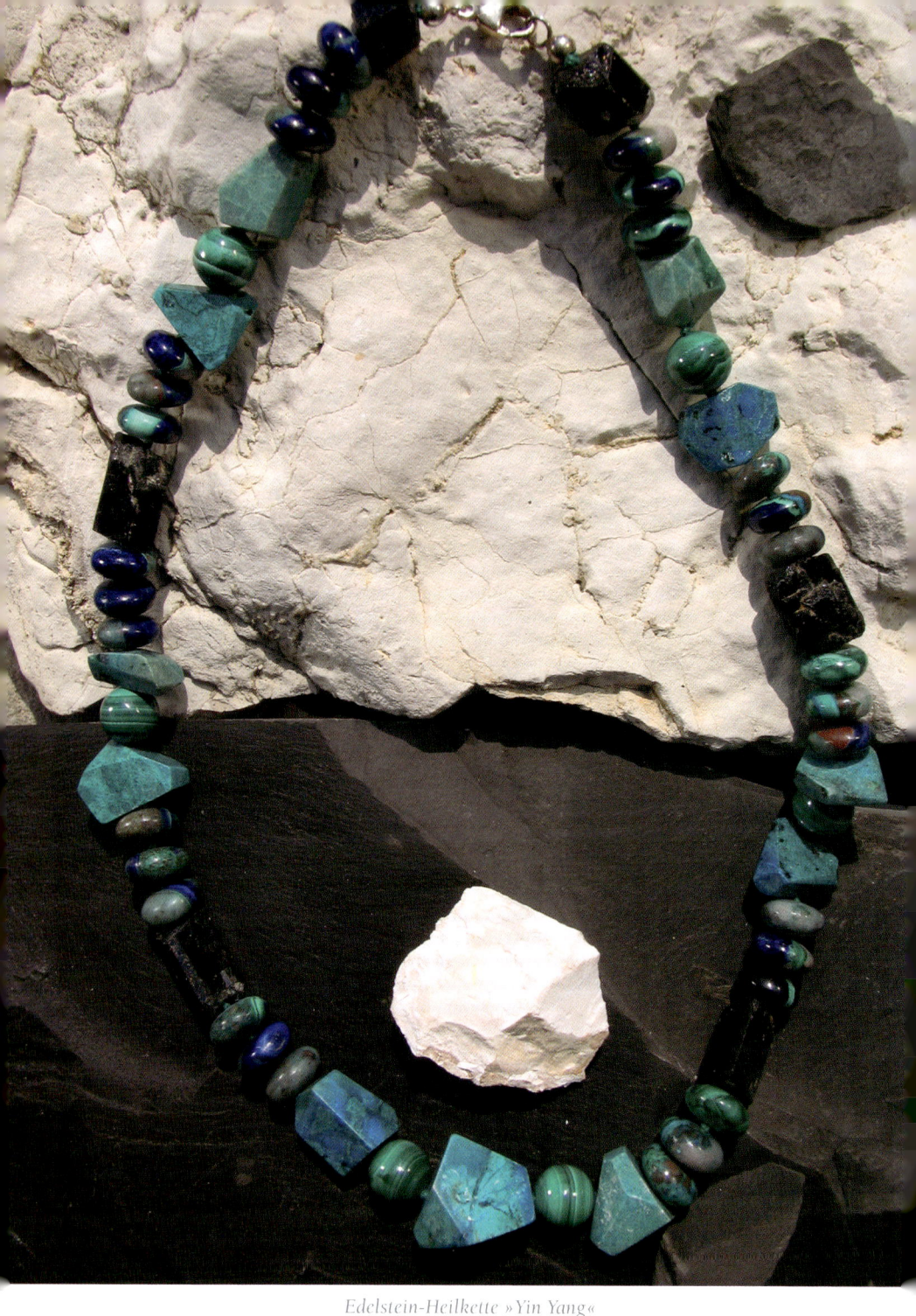

Edelstein-Heilkette »Yin Yang«

freie Form und den Schörl natürlich als naturbelassenen Rohkristall. Diese Formen sind jedoch nicht zwingend und können auch anders gewählt werden.

Als ich diese Edelstein-Heilkette in meinen Händen hielt, entstand sofort der nachfolgende Vers.

Edelstein-Heilkette »Yin Yang«
Die Gefühle, sie wogen und wallen,
selbst Ängste sich manchmal festkrallen.
Trotz diesem Kommen und Gehen,
bleibt sicher und geborgen SEIN bestehen.

Sie ist eine Kette, die intensiv in den Bereich der Gefühle eindringt, die hilft, zu mehr Ausgeglichenheit zu gelangen, Stimmungsschwankungen abbaut und ein körperlich-geistiges Gleichgewicht herstellt. Durch das Durchbrechen von emotionalen Blockierungen lassen sich eigene Gefühle leichter transformieren, wodurch sich Streß lindert und Gelassenheit gefördert wird. So kommt es, daß unterdrückte und verborgene Emotionen schlagartig frei gesetzt werden, bekannte Hemmungen sich lösen und der Gefühlsausdruck intensiviert wird. Durch diesen Prozeß lassen sich eigene Schattenseiten besser akzeptieren und integrieren. So weichen Depressionen und Ängste der Sicherheit und Geborgenheit, was sich positiv auf einen erholsamen Schlaf auswirkt. Insgesamt kommen die weiblichen und männlichen Kräfte in eine neue Harmonie, was sich in Einfühlungsvermögen, Sinnlichkeit, Bewußtheit und Selbsterkenntnis zeigt. Entschlüsse sind spontan und die Gedanken schnell, nüchtern, klar, logisch kritisch und rational. Es lösen sich allmählich alte Ängste, Schuldgefühle und Prägungen, Nervosität, Überreiztheit, Streß und Trägheit auf. Endlich können die vergessenen und verdrängten guten Qualitäten wie Kreativität, Inspiration, Aufgeschlossenheit allem Neuen gegenüber, Sinn für Schönheit, Gerechtigkeit und Freundschaft sowie Erfahrungsdrang und Wissensdurst neu erblühen. Mit kühlem Kopf und offenem Herzen entsteht ein intensiveres Lebensgefühl. Die Beobachtungsgabe wird verbessert, Ziele werden strikter verfolgt und den eigenen Wünschen und Bedürfnissen wird mehr Platz im Leben eingeräumt.

Durch den starken Schutz vor negativen äußeren Einflüssen aus der Umgebung und der ausgezeichneten Erdung mit dieser Kette ist ein Tragen im Bereich Elektrosmog und Entgiftung ratsam.

Wirkungen auf der körperlichen Ebene

regt an: Leber, Nieren, Nebennieren, Harnwege, allgemeine Entgiftung, Gehirn- und Nerventätigkeit, Gewebeentsäuerung und -bildung, Immunsystem

lindert: Infektionen im Mandel- und Halsbereich, streßbedingte Verdauungsstörungen, Verspannungen, Krämpfe, Menstruationsbeschwerden, Arthritis, Rheuma, Verschleimung, Magenbeschwerden, Verstopfung, Durchfall, Asthma, Gallenblasenleiden, Nahrungsallergien, Diabetes, anormales Zellwachstum (Warzen, Zysten, Tumore, Krebs), Schmerzen, Taubheitsgefühle

stärkt: Leberfunktionen, Lungen- und Halsbereich, Geschlechtsorgane, Milz, Bauchspeicheldrüse

senkt: Blutdruck, Fieber

harmonisiert: Schilddrüse

gleicht aus: Kupfermangel

erleichtert: Geburt

schützt vor: schädlichen Strahlungen (elektrische Geräte und Leitungssysteme, Bildschirme, TV, Computer, Handy, Erdstrahlen, Wasseradern, Röntgenstrahlen)

Wirkungsintensität

Diese Edelstein-Heilkette wirkt 24 Stunden täglich. Es empfiehlt sich, den aktiven Tag und die erholsame Nacht mit dieser Edelstein-Heilkette zu verbringen.

Kristallsysteme: **monoklin**, trigonal*
Bildungsprinzip: **sekundär**, primär*
Mineralklasse: **Carbonate**, Ring-Silikate*
Edelsteine: Azurit-Malachit, Chrysokoll, Malachit, Schörl

* **1. Priorität (fett gesetzt)**, *2. Priorität (kursiv)*, 3. Priorität (normal).

Die Edelstein-Heilkette »Power und Abgrenzung«

Thema einer Kundin im Jahr 1997: Völliges ausgepowert sein, total ge-streßt von den Kindern und das Gefühl, sich selbst nicht mehr zu kennen und vor allem keine Zeit für sich und keine Ruhe mehr zu haben.

Mir war sofort völlig klar, diese Frau brauchte dringend eine einfache und praktische, möglichst streßfreie Heilkette, die keine Erstverschlim-merungen hervorruft, einen kraftvollen Begleiter und Beschützer.

In mir entstand das Bild einer »Sänfte« in **grünen und roten Farbtönen**. Sänften erinnern mich an Indien. So suchte ich Steine mit trigonalem Kristallsystem, primärem und sekundärem Bildungsprinzip und dem **Herkunftsland Indien**. Ich war gespannt, was ich finden würde.

Ich entschied mich für das **sekundäre Prinzip**, da es sich für mich um eine Überforderung von außen handelte: neue Bedingungen durch die Kinder, den Tagesablauf und das starke Gefordertsein.

Als gleichmäßigen positiven Einfluß für das Künftige wählte ich das **primäre Bildungsprinzip**. Es unterstützt gerade in diesen neuen Lebens-abschnitten, die eine Herausforderung an jede Frau darstellen. Primäre Heilsteine geben die Kraft, Neues in Angriff zu nehmen und an den gestellten Aufgaben zu reifen, auch wenn Anfangsschwierigkeiten zu überwinden sind.

> **Kurz notiert:**
> Hauptanteil der Steine sekundär
> Nebenanteil der Steine primär

Nun brauchte ich Steine vom trigonalen Kristallystem, die harmonisch miteinander Kraft spendend und abgrenzend wirkten.

Trigonal steht für einfache Beständigkeit, für Ruhe, Geduld, Akzep-tanz und vor allem Zufriedenheit. Dies alles ist oftmals nicht vorhanden, wenn die Kinder Aufmerksamkeit, Liebe und Erziehung fordern.

> **Kurz notiert:**
> Steine sekundär-trigonal als Hauptanteil
> Steine primär-trigonal als Nebenanteil

Nun mußte ich noch die passende Mineralklasse finden und entschied mich für die Oxide, welche umwandelnd wirken. Sie wirken belebend, vitalisierend, fördern Aktivität und Dynamik, vermitteln jedoch gleichzeitig einen festen Standpunkt im Leben.

Kurz notiert:

sekundär-trigonale Oxide als Hauptanteil

primär-trigonale Oxide als Nebenanteil

Nun galt es, die entsprechenden Mineralklassen mit den bereits ausgewählten Kristallsystemen und Bildungsprinzipien zu vereinen und noch eine Verbindung von Oxiden (umwandelnd) zu primär (Herausforderung annehmen) und sekundär (Umfeld) zu finden.

Bei den sekundär-trigonalen Steinen aus der Mineralklasse der Oxide war dies alles andere als einfach, da es hier eine mannigfache Vielfalt und Auswahl gibt.

Ich hoffte, unter den primär-trigonalen Steinen mit derselben Mineralklasse weniger Auswahl zu finden, und so ist es auch.

Ich erinnerte mich nun an die Farben, die ich vor meinem geistigen Auge gesehen hatte und orientierte mich an ihnen wie auch am Herkunftsland Indien. Auf diese Weise fand ich zu Heliotrop (sekundär) und Rubin (primär oder tertiär).

Kurz notiert:

Heliotrop – trigonal – sekundär – Oxide (dominanter Anteil)

Rubin – trigonal – primär – Oxide (impulsgebender Anteil)

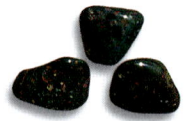 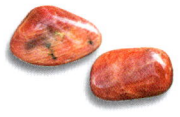

Heliotrop und Rubin

Heliotrop stimuliert mit seinem harmonisierenden und neutralisierenden Grün Leber und Galle sowie die Regenerationskraft und körperlich-geistige Entgiftung. Grün fördert zum einen Wut und Zorn, bringt aber dann Frieden, Initiative und Lebenswillen. Dies alles ist dann noch für das Glück, das Froh-und-munter-sein, die seelische wie körperliche Verdauung und das Reifen im Leben leicht mit gelben kleinen Fleckchen besprenkelt.

Dazu kommt der Rubin, der mit seinem anregenden Rot den Kreislauf, die Liebe, die Verarbeitung von Lebenserfahrungen und die geistigen Wachstumsprozesse stimuliert – das erschien mir eine sehr gute und runde Kombination zu sein.

3 Heliotrop   *3 Heliotrop*
1 Rubin   *1 Rubin*
3 Heliotrop   *3 Heliotrop*
1 Rubin   *1 Rubin*
3 Heliotrop   *3 Heliotrop*
1 Rubin   *1 Rubin*
3 Heliotrop   *3 Heliotrop*
1 Rubin   *1 Rubin*
3 Heliotrop   *3 Heliotrop*
1 Rubin   *1 Rubin*
3 Heliotrop   *3 Heliotrop*
1 Rubin   *1 Rubin*
3 Heliotrop   *3 Heliotrop*
1 Rubin   *1 Rubin*
1 kleiner Heliotrop   *1 kleiner Heliotrop*
Mitte: größerer Heliotrop

Die Formen für den Heliotrop wählte ich als kleine facettierte Kugel und normale Kugel. So lag die normale Kugel eingebettet zwischen zwei facettierten Kugeln, dann folgte eine Linse Rubin und dann wieder der Heliotrop. Die facettierten Kugeln gaben etwas mehr Pepp ab als die normalen runden Kugeln, die in der energetischen Verteilung der Wirkungsweisen für viel Harmonie sorgen. Den Rubin als impulsgebenden Anteil wählte

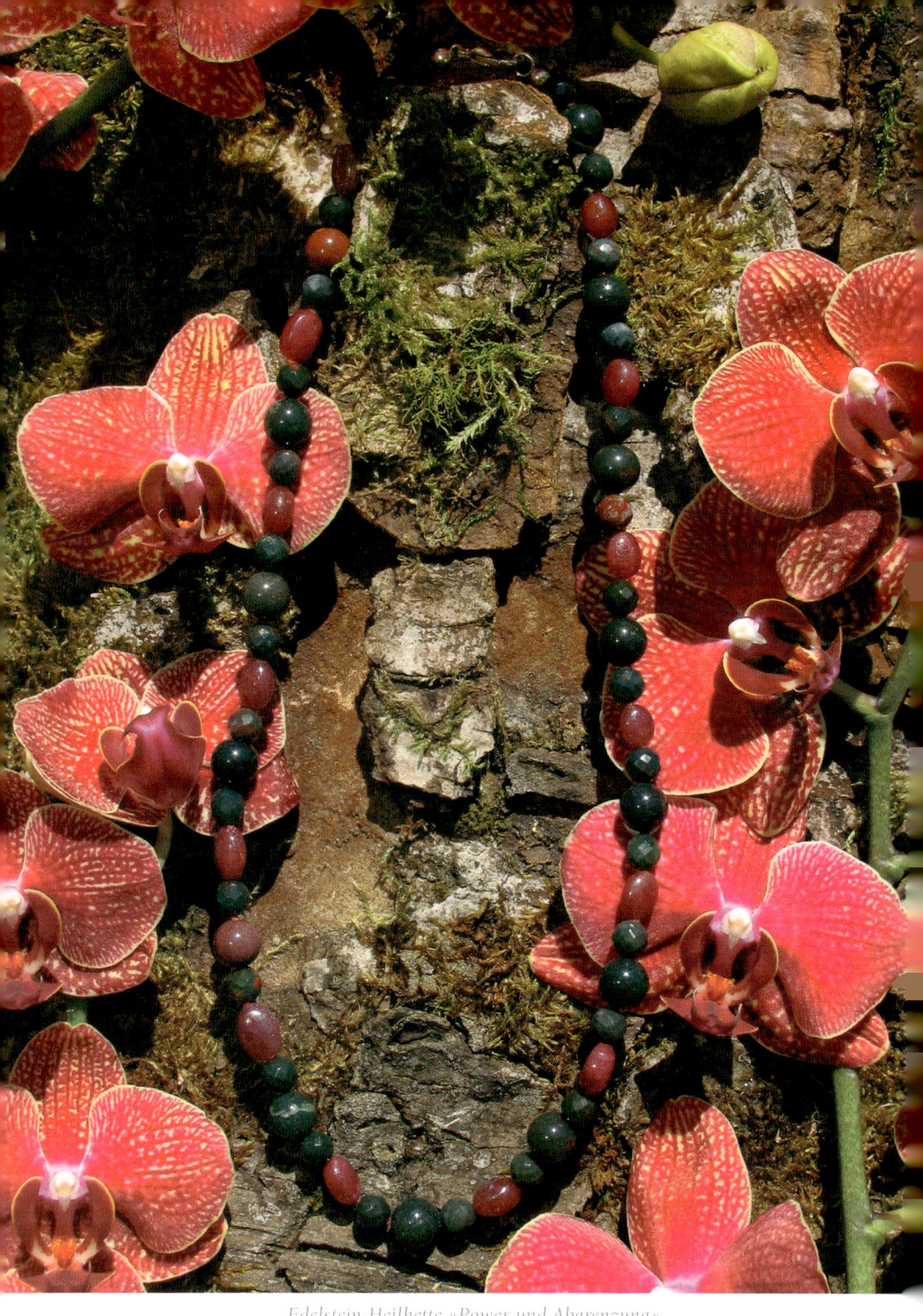

Edelstein-Heilkette »Power und Abgrenzung«

ich als Linse, da er nicht zu stark werden durfte, damit das Gleichgewicht der Heilkette nicht entgleiste. Diese Formen sind jedoch nicht zwingend und können auch anders gewählt werden.

Als ich diese Edelstein-Heilkette in meinen Händen hielt, entstand sofort der nachfolgende Vers.

Edelstein-Heilkette »Power und Abgrenzung«
Aktion und Gelassenheit,
ob allein oder zu zweit.
Gute Laune, Abgrenzung –
Veränderung bringt neuen Schwung.

Mit dieser Edelstein-Heilkette kommt frische Power, Bewegung und Schwung in das eingefahrene und manchmal angestaubte Alltagsleben, und es ist dennoch ein Leichtes, sich abzugrenzen und vorhandene unerwünschte Einflüsse abzuwehren. Endlich fühlen wir wieder mehr Dynamik, mehr Leben in uns und in den eigenen Träumen, denn die werden belebter, so auch die Sexualität. Fast ist es ein Gefühl von Verjüngung, das wir verspüren. Dies ist die unglaubliche Kraft der Kette. Der Drang nach Aktivität, Spannung, Abenteuer und Spontaneität wird angefacht, was auch an die Vergangenheit erinnert, als dies noch viel eher zu erleben und auszuleben war. Lassen wir uns aus Lethargie, Depression, Antriebslosigkeit, zäher Trägheit, Erschöpfung und Müdigkeit herausreißen; wir fühlen die neue Wachheit im Handeln und Denken und erfahren eine neue Gewandtheit, sich auf unvorhergesehene Situationen einzustellen und dabei auch die Kontrolle zu behalten. Es wird einfacher, allmählich über sich selbst hinauszuwachsen und sich wieder mit neuen Augen betrachten zu können. Anfallende Aufgaben sind leichter und mit mehr Kreativität zu bewältigen, so daß Ungeduld sich in Geduld, Gereiztheit in Ruhe und Aggressivität in Verständnis wandeln. So entsteht auch die Freude, mit vollem Engagement alles anzupacken und zu lösen, was auf uns zukommt. Man fühlt sich munter, impulsiv und Veränderungen aufgeschlossen. Es entsteht ein stärkerer Wille und negative Gedanken wandeln sich in positive Energien um. Angestaute Gefühle lösen sich, was Ärger und Aggression, aber auch Kreativität und Arbeitskraft sowie die

Fähigkeit, Gefühle klarer auszudrücken hervorrufen kann. Das Motto heißt: Mit Lebensfreude die intensive Leidenschaft und mit purer Leidenschaft die neue Lebensfreude genießen!

Mögliche individuelle Erstverschlimmerungen durch das Freisetzen von angestauten Emotionen ähneln hier einem starken Sommergewitter, welches sich entlädt, die Luft reinigt und sich wieder auflöst.

Wirkungen auf der körperlichen Ebene

regt an:	Lymphfluß, Stoffwechsel, Entgiftung, Nebennieren, Eisengehalt im Blut, Blutdruck, Kreislauf, Nährstoffaufnahme, Regenerationsfähigkeit, Gewebebildung, Milz, Geschlechtsorgane, Fieber zur Abwehr
lindert:	Infektionen, Erkältung, Grippe, Entzündungen, Übersäuerung, Blasen-, Magen-, Milz und Herzbeschwerden
stärkt:	Immunsystem, Kreislauf, Blutgefäße

Wirkungsintensität

Diese Edelstein-Heilkette wirkt von 5 – 23 Uhr am intensivsten, und es empfiehlt sich, den aktiven Alltag mit dieser Edelstein-Heilkette zu verbringen.

Kristallsysteme: **trigonal** *
Bildungsprinzip: **sekundär**, *primär* (auch tertiär, je nach Rubin) *
Mineralklasse: **Oxide** *
Edelsteine: Heliotrop, Rubin

* 1. **Priorität (fett gesetzt)**, 2. *Priorität (kursiv)*, 3. Priorität (normal).

Die Edelstein-Heilkette »Muse und Inspiration«

Das Thema einer Kundin im Jahr 1997 war: Stärkung des Immunsystems, mehr Ruhe und Inspiration mit einem kleinen Schuß Erholung und Leichtigkeit.

Sogleich sah ich vor meinem inneren Auge ein zartes Blau und Beige-Töne.

Ich fühle die Leichtigkeit, das Sanfte und dennoch Fließende in mir. Zartheit … und dennoch Verbundensein mit der Erde, Mutter Natur.

Vor meinem inneren Auge entstanden Pastelltöne und das Bild eines fröhlich dahinfließenden Bächleins in der von Sonne durchwärmten Luft an einem frühen Morgen.

Welch ein wohltuendes Bild zum einfach-Durchatmen. Bei diesem inneren Gefühl wurde ich an meine Steinheilkunde-Ausbildung erinnert, und damit verknüpfe ich das trigonale Kristallsystem und die primären und sekundären Bildungsprinzipien.

Gute Hinweise, die mich sicherlich weiterbringen würden, dachte ich mir.

Für mich stand im Vordergrund das dringende Bedürfnis nach mehr Gesundheit, dem unterschwelligen Wunsch nach Urlaub oder Kur, dem Sehnen nach Ruhe und der Leichtigkeit des Seins. Hier kam mir das **primäre Bildungsprinzip**, das Starten und die Reifung bestimmter Eigenschaften, genau recht.

Zur Abrundung und Harmonisierung, sozusagen als positive Urlaubs-qualität, entschied ich mich noch für das **sekundäre Bildungsprinzip**. Sekundäre Heilsteine spenden Kraft für Kommendes von außen und begleiten uns hilfreich in Situationen, in denen wir auf äußere Widerstände stoßen.

Kurz notiert:

Hauptanteil der Steine primär

Nebenanteil der Steine sekundär

Nun brauchte ich Steine vom trigonalen Kristallystem, die harmonisch miteinander Kraft spendend, beflügelnd und erholend wirken.

Trigonal steht für einfache Beständigkeit, für Ruhe, Geduld, Akzeptanz und vor allem Zufriedenheit. Dies alles ist durch den alltäglichen Streß, behindernde Gewohnheiten und den Faktor, keine Zeit zu haben, oftmals nicht vorhanden.

> **Kurz notiert:**
> Steine primär-trigonal als Hauptanteil
> Steine sekundär-trigonal als Auflockerungsanteil

Nun mußte ich noch die passende Mineralklasse finden und entschied mich für die **Oxide**, welche umwandelnd wirken. Sie wirken belebend, vitalisierend, fördern Aktivität und Dynamik, vermitteln jedoch gleichzeitig einen festen Standpunkt im Leben.

Jetzt galt es, die entsprechenden Mineralklassen mit den bereits ausgewählten Kristallsystemen und Bildungsprinzipien zu vereinen und noch eine Verbindung von Oxiden (umwandelnd) zu primär (Herausforderung annehmen) und sekundär (Umfeld) zu finden.

Bei den sekundär-primären sowie den primär-trigonalen Steinen aus der Mineralklasse der Oxide war wieder nicht einfach, die Richtigen zu finden, da es hier eine mannigfache Vielfalt und Auswahl gibt.

Ich erinnerte mich wieder an die Farben, die ich vor meinem geistigen Auge gesehen hatte, und orientierte mich daran. Der hellblaue Chalcedon und das beige-braune Versteinerte Holz drängten sich mir dabei förmlich auf.

> **Kurz notiert:**
> Chalcedon – trigonal – primär – Oxide (dominanter Anteil)
> Verst. Holz – trigonal – sekundär – Oxide (impulsgebender Anteil)

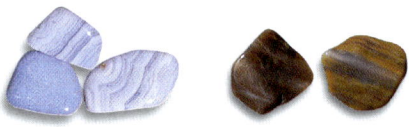

Chalcedon und versteinertes Holz

Chalcedon wirkt mit seinem beruhigenden und kühlenden Zartblau stimulierend auf den Hormon- und Flüssigkeitshaushalt sowie auf die Tätigkeit von Niere und Blase. Er fördert Mut, Offenheit, Ehrlichkeit und Bewegung. Zu diesen Qualitäten kommen die des Versteinerten Holzes mit seinen beigen und braunen Farbtönen, welche entspannend und gleichzeitig sammelnd wirken, ebenfalls – diesmal über die Gallenwege und den Darm – den Bereich der Ausscheidung unterstützen, das gesamte Körperempfinden fördern und seelische Kraft und Stabilität vermitteln. Dies ergibt eine leichte und dennoch erdige Kombination.

3 Chalcedon   *3 Chalcedon*
1 Verst. Holz   *1 Verst. Holz*
3 Chalcedon   *3 Chalcedon*
1 Verst. Holz   *1 Verst. Holz*
3 Chalcedon   *3 Chalcedon*
1 Verst. Holz   *1 Verst. Holz*
3 Chalcedon   *3 Chalcedon*
1 Verst. Holz   *1 Verst. Holz*
3 Chalcedon   *3 Chalcedon*
1 Verst. Holz   *1 Verst. Holz*
3 Chalcedon   *3 Chalcedon*
1 Verst. Holz   *1 Verst. Holz*
3 Chalcedon   *3 Chalcedon*
1 Verst. Holz   *1 Verst. Holz*
3 Chalcedon   *3 Chalcedon*
1 Verst. Holz   *1 Verst. Holz*
3 Chalcedon   *3 Chalcedon*
Mitte: Versteinertes Holz

Als Formen für den Chalcedon wählte ich kleine facettierte Kugeln und für das Versteinerte Holz Walzen. Immer nach den drei facettierten Kugeln folgte eine Walze Versteinertes Holz. Die facettierten Kugeln

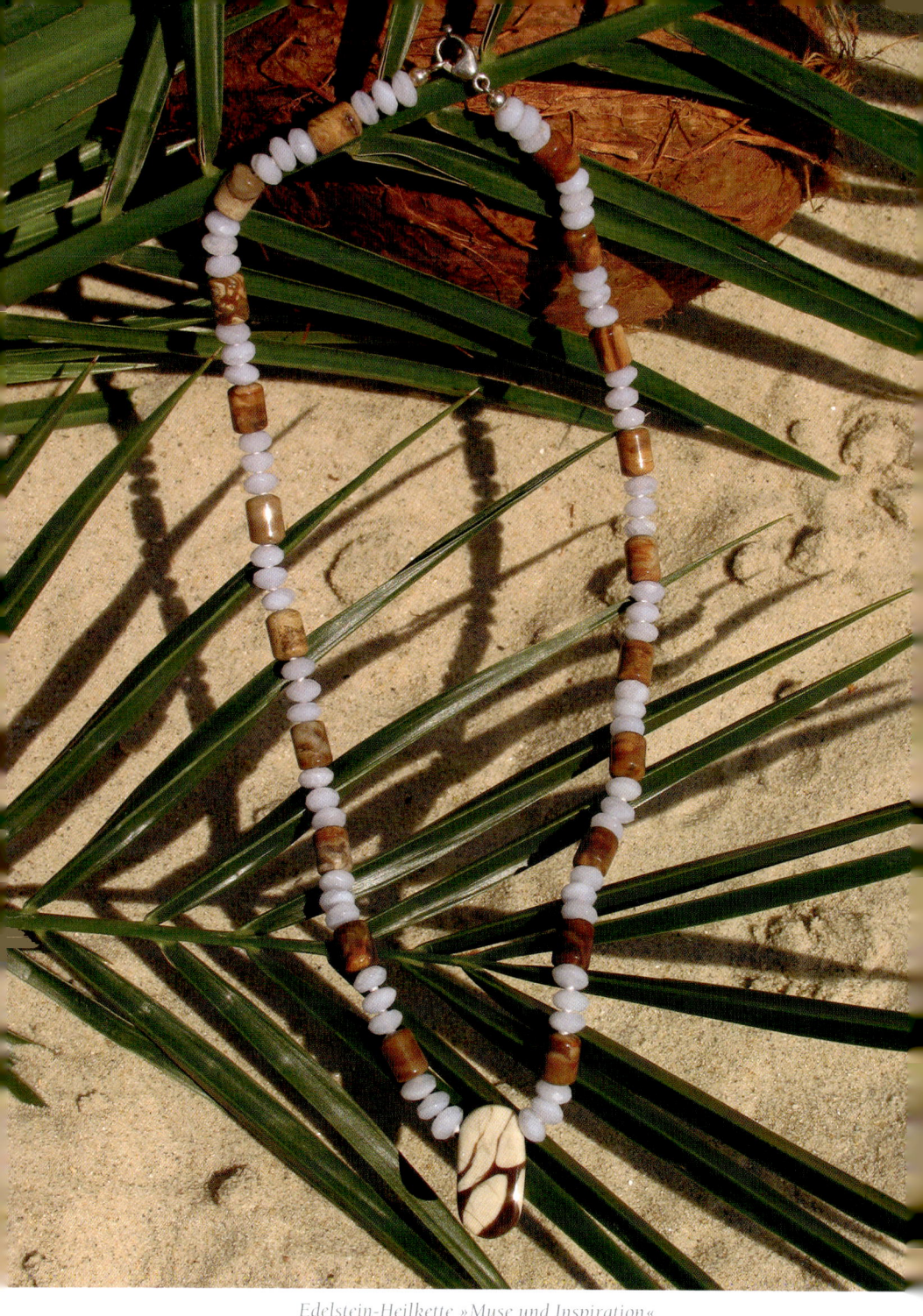

Edelstein-Heilkette »Muse und Inspiration«

gaben etwas mehr Pepp ab, und die Walzen sahen aus wie kleine Baumstämmchen. Den mittleren Stein dieser Heilkette, das Zentrum der Thematik, das Ziel, welches zu erreichen sich lohnt, wählte ich in länglicher flacher Form. Diese Formen sind jedoch nicht zwingend und können auch anders gewählt werden.

Als ich diese Edelstein-Heilkette in meinen Händen hielt, entstand sofort der nachfolgende Vers.

Edelstein-Heilkette »Muse und Inspiration«
Der fließende Fluß des Lebens,
nichts, was wir tun, ist je vergebens.
Die Zeit und die Ruhe der Natur
zeigt uns Gottes Liebe pur.

Diese sanft schwingende, ruhende und dennoch bewegende Kette vermittelt das Gefühl, zur rechten Zeit am rechten Ort zu sein. Mit Freude, einer verbesserten allgemeinen Wahrnehmung und stärkerem Bewußtsein kann der Kontakt zu Mensch, Tier, Pflanze und anderen Wesenheiten gepflegt werden. Die Verbundenheit zur Erde, zu Mutter Natur, auch zum kleinen Garten wie auch Heimatgefühle werden gestärkt und gefördert. Wir sind in der Lage, bei uns selbst zu bleiben und dennoch neue Situationen leicht anzunehmen und eventuelle Widerstände abzubauen. Hinhören, Verstehen, Redegewandtheit, Diplomatie und Sprachausdruck von einfach verständlichen Mitteilungen verbessert die Kommunikationsebene im eigenen Umfeld. So erleben wir ein beschwingtes Lebensgefühl mit optimistischer Grundstimmung, das leicht und unbeschwert erfahren wird. Hierdurch läßt sich vorhandener Streß abbauen und es bildet sich Raum für die eigene innere Bilderwelt, die positiv angeregt wird. Insgesamt fühlen wir uns ruhig und erholt, was uns gesammelt und mit beiden Beinen auf dem Boden der Realität stehen läßt. Wir schaffen um uns herum eine angenehme Atmosphäre, sind kreativ, offen und immer inspiriert, gönnen uns jedoch auch Zeit für Muße und Nachdenken und schätzen Einfachheit und Genügsamkeit. Es entsteht eine gut verwurzelte Zufriedenheit aus der Tiefe der eigenen Seele.

Eine liebevolle Kette für Menschen, die sich stetig und gerne zwischen ihrem duftenden Kleingarten und den schwingenden Welten des Kommunizierens bewegen.

Wirkungen auf der körperlichen Ebene

regt an: Schleimhäute, Immunsystem, Lymphfluß, Stoffwechsel, Verdauung

lindert: Atemwegserkrankungen, Erkältungen, Heiserkeit, Wetterfühligkeit, Allergien, Übergewicht

stärkt: Nerven

senkt: Blutdruck, Fieber

harmonisiert: Schilddrüse, Nieren, Blase

Wirkungsintensität

Diese Edelstein-Heilkette wirkt von 3 - 17 Uhr am intensivsten. Es empfiehlt sich, den aktiven Tag mit dieser Edelstein-Heilkette zu verbringen.

Kristallsysteme: **trigonal** *

Bildungsprinzip: **primär**, *sekundär* *

Mineralklasse: **Oxide** *

Edelsteine: Chalcedon, Versteinertes Holz

* **1. Priorität (fett gesetzt)**, *2. Priorität (kursiv)*, 3. Priorität (normal).

Die Edelstein-Heilkette »Sonnenkraft & Seelenmut«

Wieder wurde ich im Jahr 1997 von einer netten Dame gebeten, eine persönliche Edelstein-Heilkette für eine Bekannte anzufertigen. Die Themen waren Entgiftung, Darmprobleme und starke Belastung.

Die Kette sollte der betreffenden Frau als Hilfe dienen, wieder in die eigene Kraft zu kommen und sich zur Wehr setzen zu können, auch gegen sich selbst, gegen die inneren Blockaden und Muster.

Was ich sogleich spürte, war eine Art Aggressivität und gleichzeitig Angst in mir. Viel schlimmer empfand ich aber meinen Widerstand gegen alles, auch gegen Lösungen.

Da fiel mir unweigerlich das Lied »Mein kleiner grüner Kaktus, steht draußen auf dem Balkon, holla hi, holla hi, holla ho … und er sticht, sticht, sticht!«

Und das tat gut, dieses sticht, sticht, sticht, das ließ mich innerlich grinsen.

Etwas verwirrt von diesen Informationen und völlig ohne Plan, was, wie und wo, erinnerte ich mich an eine Frau, die einmal ein absolut entscheidendes Erlebnis mit gelbem Calcit hatte. Sie erzählte mir: »Es war, als wenn mir eine Betonplatte über dem Kopf weggenommen wurde, endlich flossen meine Energien!« Genau so empfand ich es, völlig abgeschnitten zu sein von irgendwelchen Energien.

Ich notierte mir: Chrysopras (kleiner grüner Kaktus, sticht!) (nickelhaltiger Stein) und Orangencalcit (Muster-Beton-Blockade beseitigen, Entwicklungsbeschleuniger).

Aber ich wußte auch, es fehlte noch etwas Entscheidendes, und ich spürte immer noch diese Aggression in mir, es war wie eine Art »Zubeißen« und »mit den Zähnen knirschen«. Ich ging zu meinem großen, prall gefüllten Stahlschrank voller Trommelsteine von A-Z und zog Schubladen

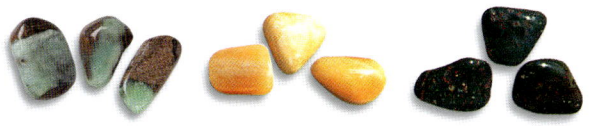

Chrysopras, Orangencalcit und Heliotrop

raus, meine Augen streiften über die verschiedenen Heilsteine hinweg, und beim Heliotrop spürte ich diese Resonanz mit der Aggression. Ja, ich war mir sicher, der war es, dieser Stein fehlte noch.

Nun folgte das Überprüfen nach der analytischen Steinheilkunde.

Calcit orange	sekundär	trigonal	Carbonate	Farbe gelb
Chrysopras	sekundär	trigonal	Oxide	Farbe grün
Heliotrop	sekundär	trigonal	Oxide	Farbe grün/rote Einsprengsel

Auffällig war die Übereinstimmung des Bildungsprinzips und der Kristallstruktur bei allen drei Steinen. Das sekundäre Bildungsprinzip deutete tatsächlich auf Widerstände und Auseinandersetzungen hin (äußere Auseinandersetzungen sind dabei oft nur Widerspiegelungen der inneren Auseinandersetzungen) sowie auf Wandlung und Weiterentwicklung, denn Krankheit ist ja oft ein Zeichen von: »So geht es nicht weiter!«

Dazu die Beständigkeit des **Trigonalen** für Geduld, Ruhe, Akzeptanz und Zufriedenheit in uns selbst und mit der aktuellen Lebenssituation. Das »Einfach in sich Ruhen und zur Mitte finden im Hier und Jetzt«.

Calcit als **Carbonat** hilft bei der Stabilisierung von Entwicklungen und der Befreiung unterdrückter Impulse der Seele. Es wikt belebend und aktivierend im Außen und unterstützt einen festen ruhigen Standpunkt im Inneren. Zudem fördert seine **gelbe Farbe** die wichtige körperliche und geistige Verdauung, den Magen, die Milz, die Bauchspeicheldrüse und das vegetative Nervensystem.

Chrysopras und Heliotrop als **Oxide** wirken wandelnd und stabilisierend, sie fördern Bewegung im Inneren sowie Tun im Äußeren. Ihre **grüne Farbe** wirkt harmonisierend und stimuliert die Entgiftungsorgane Leber und Galle sowie die seelische Entgiftung. Die körperliche Regenerationskraft wird unterstützt und der Lebenswille gestärkt.

Die Mineralstoffe **Silicium** und **Calcium** als Hauptbestandteile der gewählten Steine wirken auf Erschöpfungszustände und die Reizleitung der Nerven, klären Verwirrung, bringen Stabilität, stärken Knochen, Haut, Haare, Nägel, Gewebe, Zähne und Schleimhäute sowie die Drüsen.

Nebenbestandteile dieser Mineralien sind **Mangan, Eisen, Nickel, Magnesium** u. a., welche immunstärkend, schmerzlindernd, entgiftend und beruhigend wirken. So lösen sich auch belastende Bilder, Ängstlichkeit und Gereiztheit sowie Übersäuerung durch Förderung eines basischen Stoffwechsels.

Weniger Übersäuerung, weniger **sauer sein** bedeutet Entspannung für den Körper und das Gemüt.

Dies ergibt eine gewagte Kombination; im Außen, für die Optik, stellt sie ebenfalls eher eine »Kaktusvariante« dar, im Inneren jedoch schenkt sie Ruhe und die Befreiung von Belastungen.

1 Calcit   1 Calcit
3 Heliotrop   3 Heliotrop
1 Calcit   1 Calcit
1 Chrysopras   1 Chrysopras
1 Calcit   1 Calcit
3 Heliotrop   3 Heliotrop
1 Calcit   1 Calcit
1 Chrysopras   1 Chrysopras
1 Calcit   1 Calcit
3 Heliotrop   3 Heliotrop
1 Calcit   1 Calcit
1 Chrysopras   1 Chrysopras
1 Calcit   1 Calcit
3 Heliotrop   3 Heliotrop
1 Calcit   1 Calcit
1 Chrysopras   1 Chrysopras
1 Calcit   1 Calcit
3 Heliotrop   3 Heliotrop
1 Calcit   1 Calcit
Mitte: Chrysopras

Ich wählte für den Calcit bewußt die Kugelform, die harmonisch ausstrahlende Herausforderung auch in Sachen Darmbeschwerden. Gleich daneben drei Buttons vom Heliotrop, die auch sanft ausstrahlend für die gute Stärkung der körpereigenen Abwehrkräfte, die Entgiftung und Anregung des Stoffwechsels sorgen.

Tja, und der Chrysopras, »der kleine Kaktus«, der mußte einfach eine freie Form werden, er, der die Ängste nimmt, entschlackt und entgiftet

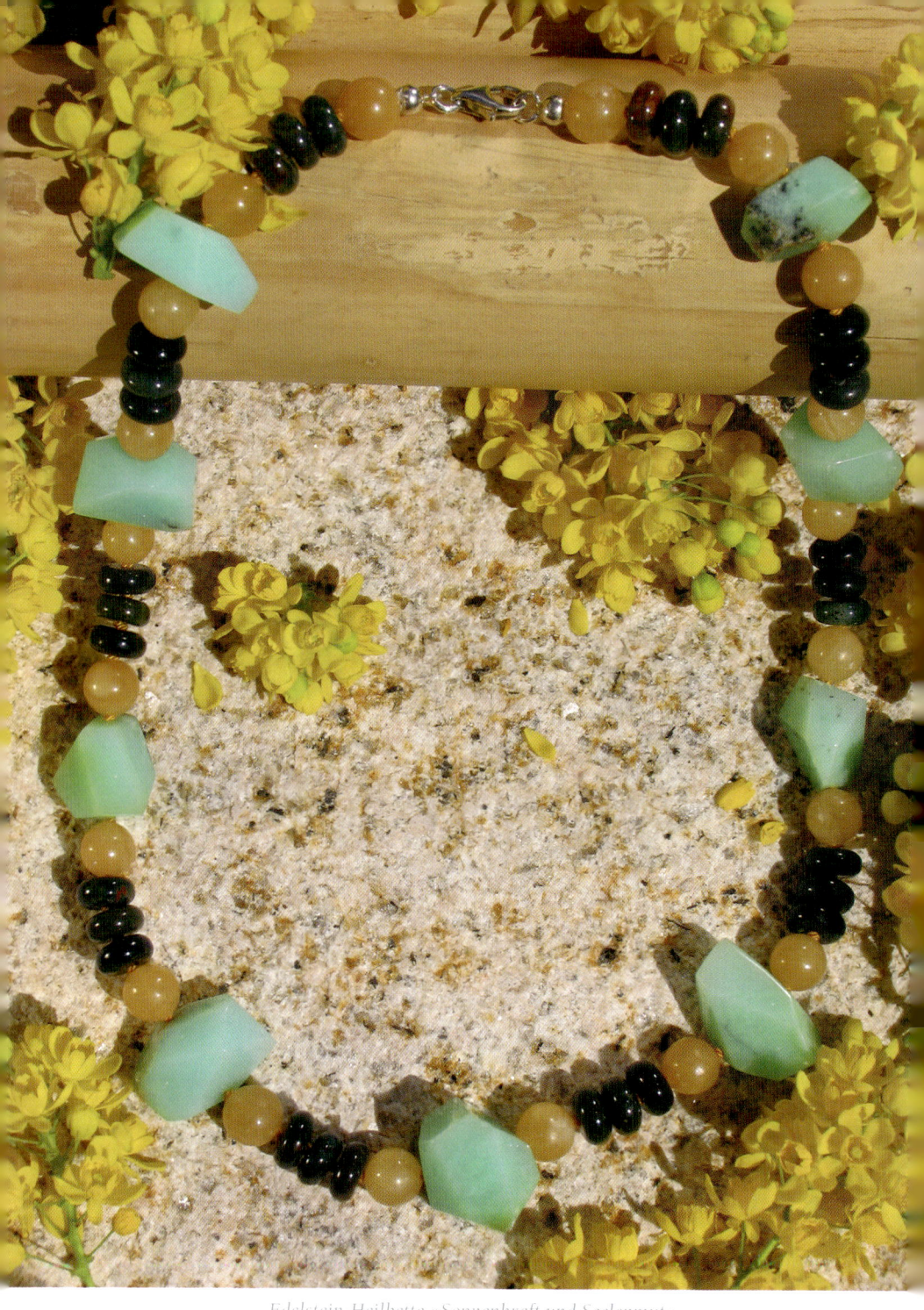

Edelstein-Heilkette »Sonnenkraft und Seelenmut«

und uns im Inneren »nett« umkrempelt. Eine frühlingshafte Kette mit Sonne und dem Schatten des Waldes. Nur Vorsicht vor dem kleinen »Kaktus«. Doch auch diese Formen sind nicht unbedingt zwingend und können anders gewählt werden, wenn diese nicht verfügbar sind.

Als ich diese Edelstein-Heilkette in meinen Händen hielt, entstand sofort der nachfolgende Vers.

Edelstein-Heilkette »Sonnenkraft und Seelenmut«
Gelassenheit und wohlig Sein,
und frei von Streß und hoch das Bein;
mein Ziel in Sicht, die Wende naht:
ich fühl mich stark, ja, in der Tat!

Mit dieser Edelstein-Heilkette Optimismus wird jede neue Aufgabe vital, flexibel, tatkräftig und mit Schwung angegangen. Vorbei ist es mit der Trägheit, denn die Fähigkeit zur Überwindung ist erwacht. Selbst Erschöpfung und Müdigkeit sowie unruhiger Schlaf und Alpträume müssen den guten und kraftvollen Energien weichen. Durch starke seelische wie körperliche Entgiftung und die Befreiung von belastenden Bildern konnten sich Gereiztheit und Aggressivität in Ruhe und Ungeduld in Geduld wandeln. Mit gutem Unterscheidungsvermögen geht es zügig, tüchtig und erfolgreich vorwärts. Wichtig ist hierbei die nötige Portion Realitätssinn. Die Wahrheitssuche verbindet sich mit kritischer Selbstreflektion und wird so zu einem ungeahnten Entwicklungsbeschleuniger. Das Erebnis ist einfaches Glücklich-sein, auch wenn man eben nicht alles versteht, dafür aber mehr Sinn für Ästhetik, Schönheit, Künste und die Zauberwelt von Mutter Natur entwickelt; sich einfach wohlfühlen, beschützt, geborgen, mit Selbstvertrauen und gut abgegrenzt im Schoße des Lebens verweilen, auf die schönen Dinge blicken und genießen. So, richtig zufrieden, mit einer guten Selbstachtung und dem Vertrauen in die eigenen Fähigkeiten, besteht eine gute Abwehr von unerwünschten Einflüssen, Liebeskummer und sinnloser Eifersucht. So haben auch zwanghafte Handlungen, quälende Verhaltensmuster und unsinnige Denkmuster keine Überlebenschance mehr, denn es geht um Standhaftigkeit und Klärung.

Wirkungen auf der körperlichen Ebene

regt an: Verdauung, Leber, Entschlackung, Entgiftung, Lymphe, Stoffwechsel, Immunsystem, Fruchtbarkeit

lindert: Herz-, Darm- und Hautbeschwerden, Grippe, Erkältungen, Infektionen, Entzündungen, Allergien, Rheuma, Übersäuerung

stärkt: Lymphe, Immunabwehr, Haut, Knochen, Herz

harmonisiert: Blutgefäße, Blase, Herzrhythmus

Wirkungsintensität

Diese Edelstein-Heilkette wirkt von 11 – 7 Uhr am intensivsten. Es empfiehlt sich, den aktiven Tag und die erholsame Nacht mit dieser Edelstein-Heilkette zu verbringen.

Kristallsysteme: **trigonal** *

Bildungsprinzip: **sekundär** *

Mineralklasse: **Oxide**, *Carbonate* *

Edelsteine: Calcit, Chrysopras, Heliotrop

* 1. **Priorität (fett gesetzt)**, 2. *Priorität (kursiv)*, 3. Priorität (normal).

Die Edelstein-Heilkette »Konsequenz und Schutz«

Auch diese Edelstein-Heilkette entstand aus inneren Bildern, wie bereits im Kapitel »Die Entstehungsgeschichte der Edelstein-Heilketten« beschrieben. Da die Kette zunächst für mich persönlich kreiert wurde, konnte ich mich vollständig auf meine eigenen inneren Bilder und Empfindungen verlassen.

3 Prehnit   3 Prehnit

3 Peridot   3 Peridot

3 Aktinolithquarz   3 Aktinolithquarz

3 Peridot   3 Peridot

3 Prehnit   3 Prehnit

3 Peridot   3 Peridot

3 Aktinolithquarz   3 Aktinolithquarz

3 Peridot   3 Peridot

3 Prehnit   3 Prehnit

3 Peridot   3 Peridot

3 Aktinolithquarz   3 Aktinolithquarz

3 Peridot   3 Peridot

3 Prehnit   3 Prehnit

3 Peridot   3 Peridot

3 Aktinolithquarz   3 Aktinolithquarz

3 Peridot   3 Peridot

3 Prehnit   3 Prehnit

Mitte: Aktinolithquarz

Ich wählte bewußt eine Kugel für den Aktinolithquarz als Mitte-Stein und für die anderen Aktinolithquarze Buttons, denn die Neuorientierung und das Entgiften über die Nieren sollte doch möglichst harmonisch verlaufen. Für den Prehnit wählte ich mit Freude kleine, wie facettiert aussehende freie Formen, so richtig schön eckig, denn das »Fett«, genauer der Fettstoffwechsel, sollte schon merken, daß es hier nix zum Spaßen gab. Den Peridot wählte ich ebenfalls als Button, da mußte ich mich schlichtweg an ein harmonisches Ganzes im Aussehen der Kette anpassen. Auch diese Formen sind jedoch nicht zwingend und können selbstverständlich anders gewählt werden.

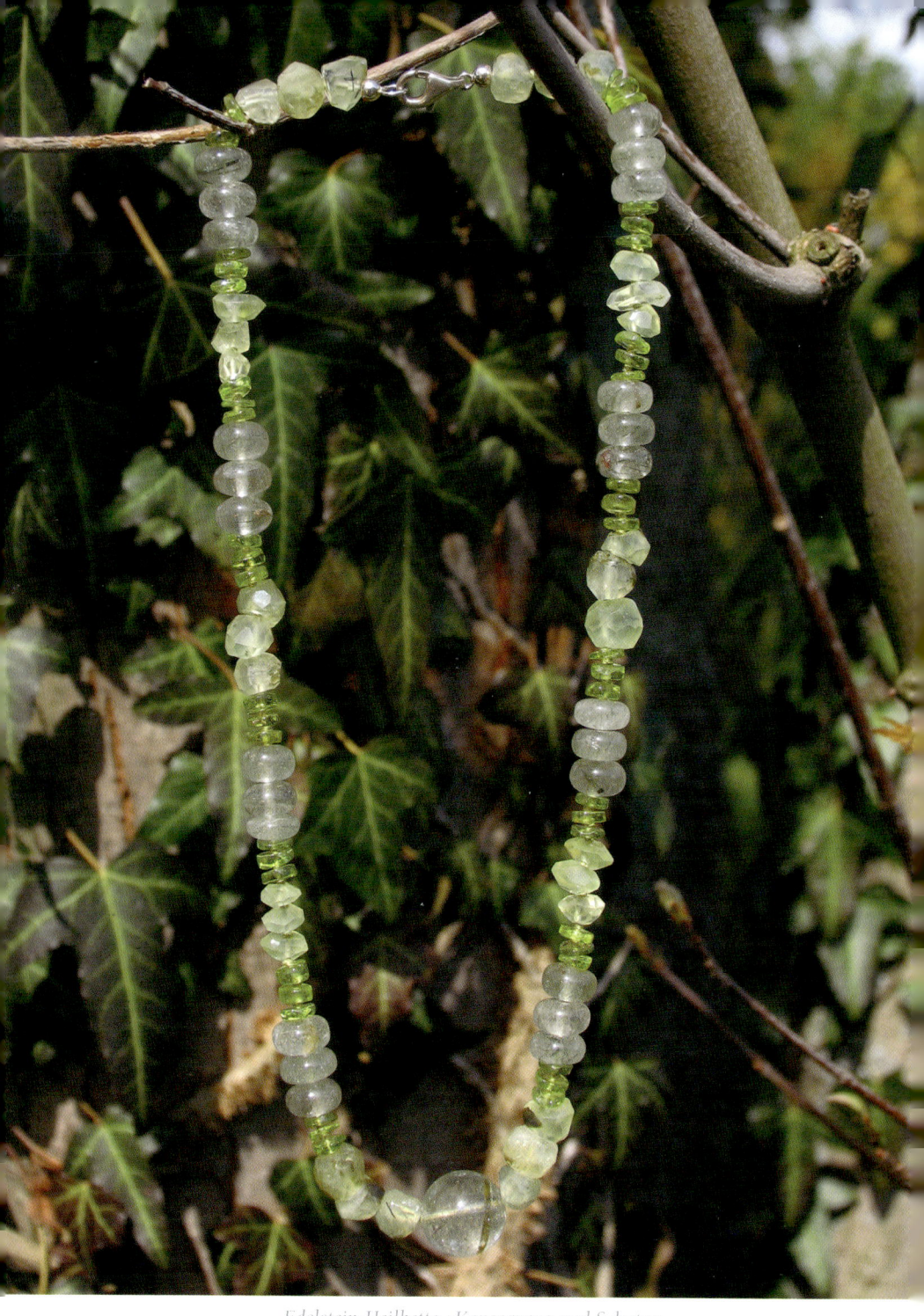

Edelstein-Heilkette »Konsequenz und Schutz«

Als ich diese Edelstein-Heilkette in meinen Händen hielt, entstand sofort der nachfolgende Vers.

Edelstein-Heilkette »Konsequenz und Schutz«
Kühl und klar im Alltags-Handeln,
läßt alle Dinge leicht sich wandeln.
Irrtum, Fehler – kein Problem,
von nun an wird es angenehm.

Wir wissen um unsere Fehler aus der Vergangenheit, um all das, was wir aus Unfähigkeit zu handeln bewußt versäumt haben. Genau aus diesen Gründen haben wir unser wirkliches Ziel verfehlt und laufen mit einem schlechten Gewissen und unangenehmen Schuldgefühlen umher. Doch nun ist es Zeit, sich von den ganzen Vermeidungsmechanismen und der ach so gewohnten Verdrängung von unangenehmen Wahrheiten zu befreien, angerichteten Schaden wieder gut zu machen, und zu akzeptieren, daß Verzeihen ein wichtiger Bestandteil im Leben ist. Wenn sich auch zunächst Wut und Ärger entladen, Selbstvorwürfe noch im eigenen Innern nagen, so hilft es dennoch, sich aus der bestehenden Fremdbestimmung herauszulösen. Nur so finden wir zu innerer Ausgeglichenheit, zu kraftvollem Selbstwertgefühl, zu guten Fähigkeiten und zur eigenen Unabhängigkeit. Mit dieser Edelstein-Heilkette sind wir vor bösen Einflüssen und verschiedenen Formen der Sucht geschützt und ziehen unsere Weisheit aus der Fülle unserer bisherigen Erfahrungen. Die Kette hilft, von nun an mit konsequenter Haltung geradlinig die eigenen Ziele verfolgen. Sie macht eventuelle Kurskorrekturen bewußt und hilft, sich gegebenenfalls neu zu orientieren und stets konsequent und konzentriert zu handeln. Durch die Verfeinerung des guten Gespürs treffen wir einfacher die richtigen Zeitpunkte am Tag, was für unser Umfeld durchaus verblüffend sein kann. Durch ein neues Gleichgewicht zwischen der linken weiblichen und der rechten männlichen Seite sind wir offen und aufnahmefähig für alles Neue, das auf uns zukommt.

Wirkungen auf der körperlichen Ebene

regt an: Leber, Nieren, Stoff- und Fettstoffwechsel, allgem.
Entgiftung, Entgiftung fettlöslicher Stoffe, Ausscheidung,
körperliche Erneuerungsprozesse

lindert: Infektionen, Pilze, Warzen, Hautbeschwerden

stärkt: Leber, Galle, Dünndarm

Wirkungsintensität

Diese Edelstein-Heilkette wirkt von 15 – 7 Uhr am intensivsten. Es empfiehlt sich, den Nachmittag und die erholsame Nacht mit dieser Edelstein-Heilkette zu verbringen.

Kristallsysteme: **rhombisch**, *trigonal*, monoklin *
Bildungsprinzip: **primär** *
Mineralklasse: **Inselsilikate**, **Gruppensilikate**, *Oxide*, Kettensilikate *
Edelsteine: Aktinolithquarz, Peridot, Prehnit

* **1. Priorität (fett gesetzt)**, *2. Priorität (kursiv)*, 3. Priorität (normal).

Die Edelstein-Heilkette »Erlösung«

Wieder eine Kette aus dem Jahr 1997; damals hatte es sich allmählich herumgesprochen, daß es diese Heilketten gibt, und bekanntlich ist ja Mund-zu-Mund-Propaganda die beste, die man sich wünschen kann.

Diese Kette wurde von einer Frau geordert, die unbedingt eine Veränderung in ihrem Leben wünschte und Altes, das sie in Form von Wut und Ärger in sich spürte, auflösen wollte. Sie wollte ein neuer gereinigter Mensch werden, voller Fröhlichkeit und offen für alles, was mit neuen Ideen verbunden ist. Statt einer Menge Ballast sollte viel fröhliche Leichtigkeit herrschen und – so war ihre Anmerkung – das Cholesterin wieder in die normalen Bahnen kommen.

Ich machte mir sogleich eine Stichpunktliste wie folgt:

• Veränderung
• Wut, Ärger
• Reinigung, Entgiftung (Leber)
• Fröhlichkeit, Lebensfreude
• Leichtigkeit
• Cholesterin (Fettstoffwechsel)

Für mich war das Cholesterin der körperliche Anhaltspunkt, da es auf der seelischen Ebene ein Zeichen dafür ist, daß Freude unterbunden wird, ja oftmals sogar Angst davor besteht, Freude zu empfinden. Um nun ihrem Wunsch entsprechend eine möglichst optimale Heilkette zu erstellen, mußte ich unbedingt etwas finden, was den Fettstoffwechsel aktiviert. Natürlich wird die Heilkette der Frau die notwendige Bewegung und die Ernährungsumstellung (weniger tierische Fette wie Vollmilch, Fleisch und Eier) nicht abnehmen, daher bekam sie noch eine ganze Liste entsprechender Tips hinzu: möglichst viel Vitamin C aus frischem Obst, Vitamin E aus Sonnenblumensamen, Weizenkeimen, süßen Kartoffeln, Distelöl, Garnelen und Lachs, Selen aus Hering, Thunfisch, Sardine, Sojabohnen, Leber und Weizenvollkornbrot, Q 10 aus Sojabohnen, Walnüssen, Mandeln, Makrelen, Sardinen, grünen Bohnen, Spinat, Kohl und Knoblauch und Omega 3 Fettsäuren aus frischem Fisch.

Da die Leber den Großteil des vom Körper benötigten Cholesterins selbst erzeugt, notierte ich mir neben der Entgiftung und Reinigung noch die Leber selbst als Stichpunkt.

Tja, diese Frau wollte Veränderung, in Sachen Ernährung und Bewegung stand dies in jedem Fall an

Es war mir natürlich klar, daß sie dringend eine **primäre** Unterstützung für den neuen Lebensabschnitt der Veränderung, den Beginn, benötigte, um mehr für ihr Wohlbefinden zu tun. Als Starter sind primäre Heilsteine hier optimal, jedoch ist eine Kombination mit dem Wandel und der Weiterentwicklung über das **sekundäre** Bildungsprinzip, das Verändern, Verbessern und Auseinandersetzen mit den Gegebenheiten vonnöten, auch weil da aus dem Inneren der bekannte Schweinehund mit Widerständen daherkommt.

Kurz notiert:

Hauptanteil der Steine primär

Nebenanteil der Steine sekundär

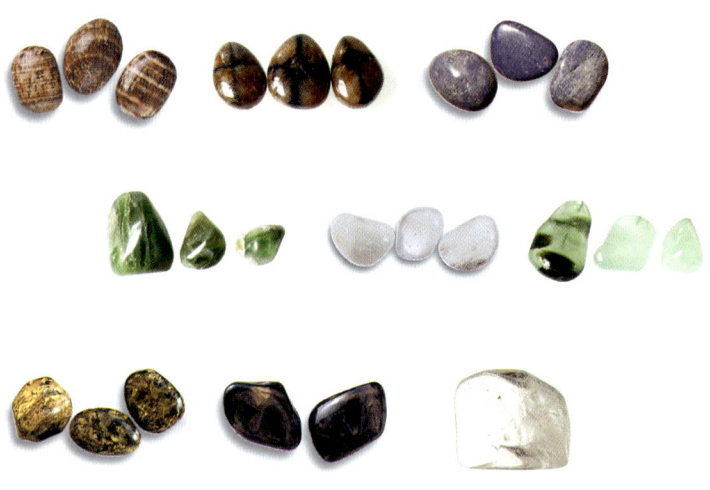

Aragonit, Chiastolith, Dumortierit,
Peridot, Topas, Prehnit,
Bronzit, Cordierit und Danburit

Nun war es wichtig, das Kristallsystem zu bestimmen, und so wie ich es sah, sollte der neue Start möglichst einfach sein (**trigonal**). Aber sie mußte auch aus der bisherigen Anpassung heraus (**rhombisch**) und zwar über das Gefühl ihres Ungleichgewichts, das war typisch **monoklin**.

Da fiel mir der **Magnesit** ein, dieser scheinbar unscheinbare Stein, der so ein Lächeln hervorruft. Diesen notierte ich mir und wartete, ob weitere Steine vor mein inneres Auge traten. Margariten sah ich, die ja im Mai/Juni blühen, zu der Zeit, da die Freibäder öffnen und der schweißtreibende Teil des Jahres beginnt. Tja, so wirklich weiter kam ich jetzt nicht mit diesen Informationen, oder? – Halt – Pflanzen passen sich ja sehr gut an bestimmte Bedingungen an, das war mein Hinweis: Ich mußte bei den rhombischen Steinen nachsehen, die »schweißtreibend« entstehen. Also gut, Gott sei Dank gibt es ja das Steinheilkundebuch von Michael Gienger. Mein Glück, daß es nicht gar so viele rhombische Steine gibt. Ich machte mir eine kurze Liste, welche Steine überhaupt in Frage kamen: *Aragonit, Chiastolith, Dumortierit, Peridot, Topas, Prehnit, Bronzit, Cordierit und Danburit.*

Nun erinnerte ich mich an die Farben, das zarte Grün der Margarite mit den weißen Blüten. Den weißen Stein, den Magnesit hatte ich ja schon, also schaute ich auf meiner Liste nach einem Grünen und da fanden sich Peridot und Prehnit. Tja welcher von den beiden Steinen entsteht nun »schweißtreibend«? Ich blätterte in der Steinheilkunde, obwohl ich es mir schon denken konnte, und die Lösung war Prehnit, ein Stein, der aus »heißen Flüssigkeiten« (»hydrothermal«) gebildet wird.

Kurz notiert:
Magnesit – sekundär – trigonal – Carbonate – weiß
Prehnit - primär – rhombisch – Gruppensilikate – grünlich

Jetzt fehlte noch wenigstens ein Stein, aber welcher? Laut meiner Liste:
- Veränderung (durch primäres Bildungsprinzip beim Prehnit)
- Wut, Ärger (*hier fehlte noch was in kräftigem Grün*)
- Reinigung, Entgiftung (Leber) (Magnesit, Prehnit)
- Fröhlichkeit, Lebensfreude (Magnesit)
- Leichtigkeit (Magnesit trigonal-sekundär)
- Cholesterin (Fettstoffwechsel) (Magnesit, Prehnit)

war ich mit der Steinauswahl theoretisch fertig, doch ich war mir mittlerweile 1000%ig sicher, daß noch ein Stein fehlte und zwar ein saftig grüner für das Thema »Wut und Ärger/monoklin«.

Wieder nahm ich mir das Steinheilkundebuch von Michael zur Hand, und ich fand Hornblende, Malachit und Serpentin in grün (und vor allem für Heilketten verfügbar). Diopsid und Chromdiopsid sind zwar auch genial grün, aber derzeit schwierig für Heilketten zu bekommen.

Die Hornblende (primär – monoklin – Kettensilikat – dunkelgrün bis schwarz) paßte von den Wirkungen her sehr gut zur gesamten Thematik. Nach kurzem Abklären über die Verfügbarkeit erfuhr ich, daß es Prehnit mit Hornblende-Einschlüssen gibt (das sind die schwarzen Körnchen oder Nadeln im Prehnit). Na, wie geschickt, zwei in einem.

Nun fehlte mir aber immer noch dieses saftige Grün für Wut und Ärger.

Peridot, Prasemquarz und Aventurin sind die klassischen grünen Steine für die oben genannten Bereiche. Peridot schied aber zum zweiten Mal aus, da ich für das rhombische System schon einen optimalen Stein gefunden hatte und Prasemquarz von seiner Heilwirkung her nicht zum Thema der Frau paßte. Somit machte der Aventurin das Rennen.

Kurz notiert:
Magnesit – sekundär – trigonal – Carbonate – weiß
Prehnit – primär – rhombisch – Gruppensilikate – grünlich
Aventurin – primär – trigonal – Oxide – grün
Hornblende – primär – monoklin – Kettensilikat – dunkelgrün-schwarz

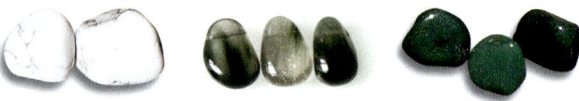

Magnesit, Prehnit mit Hornblende, Aventurin

Diese Heilkette war für mich in der Schwingungsresonanz anstrengender als die vorherigen, und ich war nun froh, daß ich die Steine beisammen hatte. Doch nun kam das Wichtigste: die Zusammensetzung der Steine.

Aventurin im hinteren Bereich (Vergangenheit/Unbewußtes) brachte Harmonie in den Bereich Wut und Ärger, der Impuls des Startens (primär) aus dem Bereich »Anpassung der Gefühle« kam durch Prehnit mit Hornblende – und daran anknüpfend die Leichtigkeit mit Magnesit (trigonal-sekundär). Ja das fühlte sich sehr harmonisch an.

1 Aventurin   1 Aventurin
1 Prehnit-Hornblende   1 Prehnit-Hornblende
1 Magnesit   1 Magnesit
1 Prehnit-Hornblende   1 Prehnit-Hornblende
1 Aventurin   1 Aventurin
1 Prehnit-Hornblende   1 Prehnit-Hornblende
1 Magnesit   1 Magnesit
1 Prehnit-Hornblende   1 Prehnit-Hornblende
1 Aventurin   1 Aventurin
1 Prehnit-Hornblende   1 Prehnit-Hornblende
1 Magnesit   1 Magnesit
1 Prehnit-Hornblende   1 Prehnit-Hornblende
1 Aventurin   1 Aventurin
1 Prehnit-Hornblende   1 Prehnit-Hornblende
1 Magnesit   1 Magnesit
1 Prehnit-Hornblende   1 Prehnit-Hornblende
1 Aventurin   1 Aventurin
1 Prehnit-Hornblende   1 Prehnit-Hornblende
1 Magnesit   1 Magnesit
1 Prehnit-Hornblende   1 Prehnit-Hornblende
1 Aventurin   1 Aventurin
Mitte: Prehnit-Hornblende

Für Aventurin und Magnesit wählte ich die Form der Kugeln (harmonisches Ausstrahlen) und den Prehnit mit Hornblende als impulsgebenden Zwischenteil in freier Form. Aber auch diese Formen sind nicht zwingend und können anders gewählt werden.

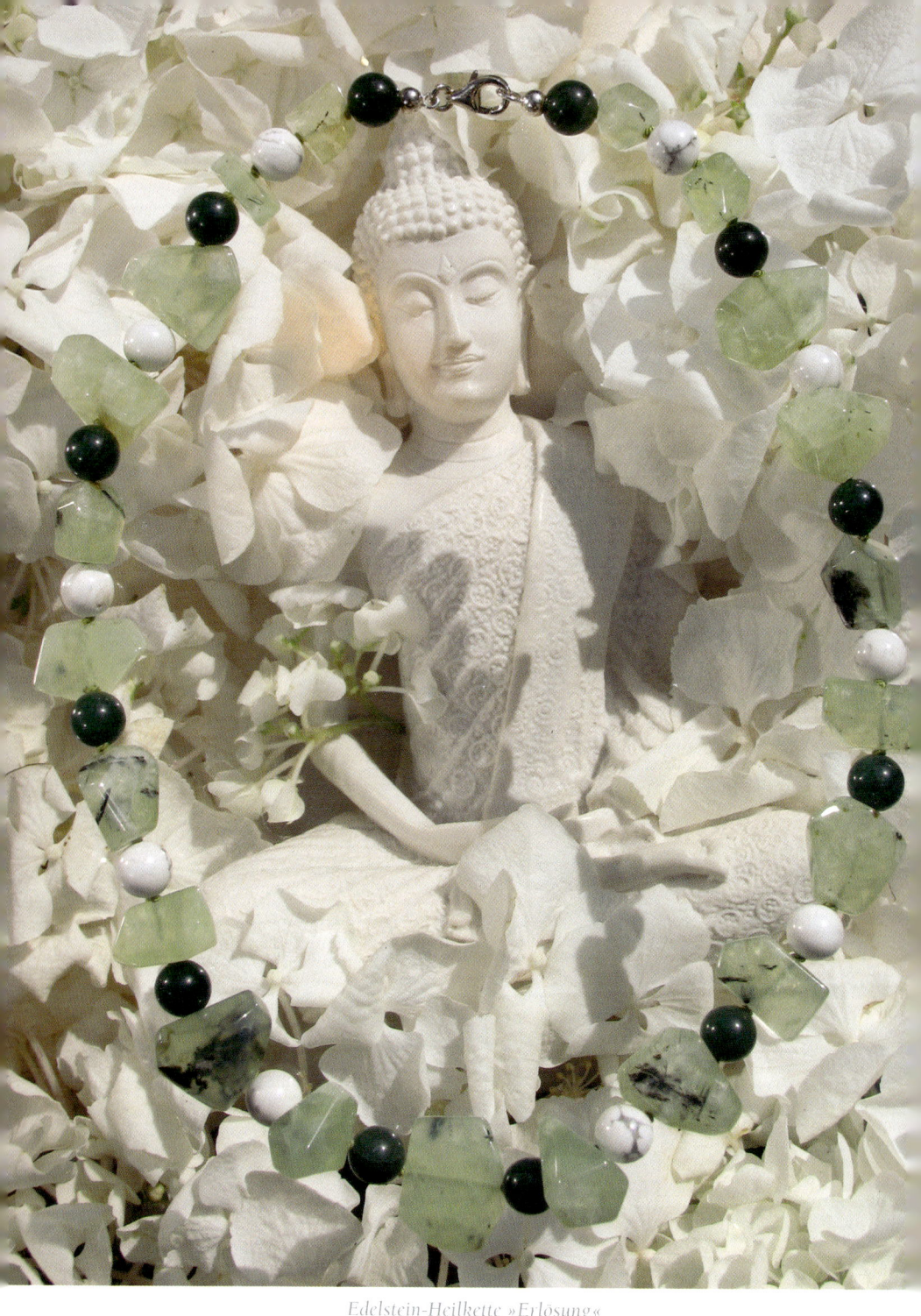

Edelstein-Heilkette »Erlösung«

Als ich diese Edelstein-Heilkette in meinen Händen hielt, entstand sofort der nachfolgende Vers.

Edelstein-Heilkette »Erlösung«
Entspannt, gelockert und zufrieden,
dann naht Veränderung und wird entschieden.
Hinweg, hinfort mit dem Ballast des Alten,
nun dürfen neue Ideen im Leben walten.

Tief in unserem Innern spüren wir, was uns glücklich oder unglücklich macht, und diese verborgenen Gefühle sagen uns, wie wichtig uns unsere Individualität, unsere Selbstbestimmung und vor allem unsere Selbstannahme ist. Nun ist es Zeit, mit einer fröhlichen und lebensbejahenden Gesinnung unsere Träume wahr werden zu lassen. Vorbei ist es mit Vermeidungs- und Verdrängungsmechanismen, sogar Ängste, die vor dem siebten Lebensjahr entstanden sind, lösen sich. So legen sich allmählich Einschlafstörungen, Ängstlichkeit, Gereiztheit, Nervosität, Wut und Ärger. Wir fühlen uns erholter, regenerierter, geduldiger und stärker in Punkto seelischer Belastbarkeit. Mit neuer Begeisterung, vielseitigen Ideen, jeder Menge Toleranz und Akzeptanz sind wir aufnahmefähiger für äußere Einflüsse und verarbeiten neue Sinneseindrücke sehr schnell. Wir fühlen uns wohl in unserer eigenen Haut und sind uns unserer persönlichen Identität bewußter denn je.

Wirkungen auf der körperlichen Ebene

regt an: Fettstoffwechsel, Entfernung der im Fett eingelagerten Giftstoffe, Erneuerungsprozesse im Körper, Nieren, Entgiftung, Nebennieren, Magen, Leber, allgem. Verdauung

stärkt: Herz, Nerven, Bindegewebe,

lindert: Migräne, Kopfschmerzen, Hautbeschwerden, Ausschläge, Allergien, Krämpfe, Schmerzen, Entzündungen

harmonisiert und vitalisiert: Muskeln und Thymusdrüse

Wirkungsintensität

Diese Edelstein-Heilkette wirkt von 7 – 19 Uhr und von 23 – 7 Uhr am intensivsten, und es empfiehlt sich, den aktiven Tag und die passive Nacht mit dieser Edelstein-Heilkette zu verbringen.

Kristallsysteme: **trigonal**, *rhombisch* *
Bildungsprinzip: **primär**, *sekundär* *
Mineralklasse: **Gruppensilikate**, *Oxide, Carbonate* *
Edelsteine: Aventurin, Magnesit, Prehnit

* **1. Priorität (fett gesetzt)**, *2. Priorität (kursiv)*, 3. Priorität (normal).

Die Edelstein-Heilkette »Einfachheit«

Ich freute mich sehr über das Interesse an meinen Edelstein-Heilketten, und wieder kam eine Frau in mein Geschäft und bat mich, für sie eine Heilkette anzufertigen, die speziell auf den Bluthochdruck wirkt. Das wäre eigentlich das, was sie am meisten belastet, ansonsten ginge es ihr ja soweit ganz gut.

Bluthochdruck ist ein Hinweis auf ein lange bestehendes und ungelöstes seelisches Problem und auch ein Thema in Sachen Ernährung.

Diese Frau war in blau gekleidet, was natürlich sehr gut zu ihren Augen paßte, und so schloß ich meine Augen, um zu sehen, was an inneren Bildern entstand.

Ich sah sanfte Pastelltöne von Hell- bis Dunkelblau mit Lücken dazwischen; vielleicht hätte ich doch besser Maler werden sollen.

Nun gut! Fakt war, ein lange ungelöstes Problem ist möglicherweise ein Hinweis auf das **kubische** Kristallsystem, und die Kundin, die es einfach haben möchte, benötigt **trigonale** Heilsteine – und das Ganze bitte in Blautönen.

Aufgrund meiner Erfahrung hatte ich es hier wirklich einfach, ich nahm den Sodalith (kubisch, Blutdruck senkend, Stein für die Wahrheitssuche und damit auch Problemlösung), den Chalcedon (trigonal, in Fluß kommen, ebenfalls bei Bluthochdruck ausgleichend) und den Bergkristall (trigonal) zur Verstärkung hinzu.

1 Bergkristall	1 Bergkristall
3 Chalcedon	3 Chalcedon
1 Sodalith	1 Sodalith
3 Chalcedon	3 Chalcedon
1 Bergkristall	1 Bergkristall
3 Chalcedon	3 Chalcedon
1 Sodalith	1 Sodalith
3 Chalcedon	3 Chalcedon
1 Bergkristall	1 Bergkristall
3 Chalcedon	3 Chalcedon

Mitte: Sodalith

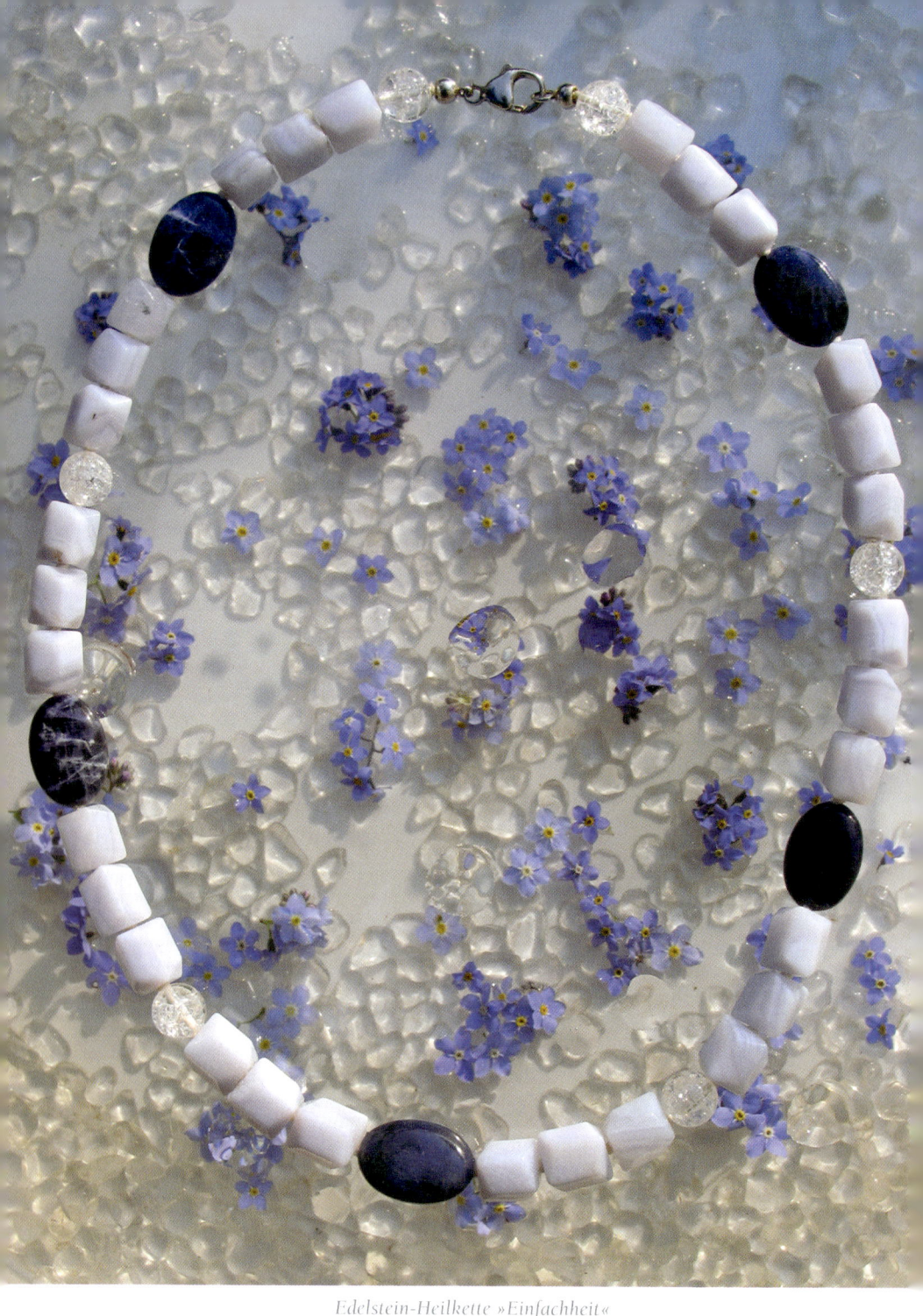

Edelstein-Heilkette »Einfachheit«

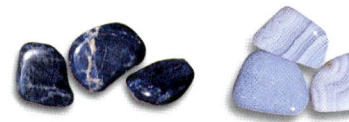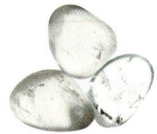

Sodalith, Chalcedon und Bergkristall

Die Bergkristalle als Energieverstärker wählte ich sogleich in Kugelform aus und setzte diese direkt nach hinten, daran anschließend kantig geschliffene Chalcedone zum Senken des Blutdrucks und für das gute Fließen sowie ein flaches Oval von Sodalith, der harmonisch die Flüssigkeitsaufnahme im Körper anregt, den Blutdruck senkt und so hervorragend mit dem Chalcedon zusammenarbeitet. Auch hier sind die Formen nicht zwingend und können anders gewählt werden.

Als ich diese Edelstein-Heilkette in meinen Händen hielt, entstand sofort der nachfolgende Vers.

Edelstein-Heilkette »Einfachheit«
Wenn gut die Laune und stark die Willenskraft,
der Weg sich Schritt für Schritt schier selber schafft.
So einfach, fröhlich, inspiriert,
läuft alles nun fast wie geschmiert.

Weiterentwicklungen sind ja immer gut, und diese Kette unterstützt die Suche nach Wahrheit, Erkenntnis und Weisheit. Sie schenkt Klarheit und besseres Verstehen der Dinge, die geschehen, und fördert die Treue zum eigenen Charakter. Dem inneren Wesen entsprechend und dem Lebensziel folgend steigert sich Schritt für Schritt die Bewußtheit und optimistische Grundstimmung, wodurch sich Streß abbaut. Durch mehr Klarheit im Denken verbessert sich die Konzentration und allgemeine Sinneswahrnehmung. Diplomatie, Durchsetzungsvermögen und Kreativität werden die ständigen Wegbegleiter und führen hin zu Wünschen und Bedürfnissen, zu Selbständigkeit und Idealismus. Schön, daß sich Schuldgefühle lösen können, unbewußte Muster nicht mehr greifen, Probleme einfach gelöst und verloren geglaubte Qualitäten wieder entdeckt werden.

Mit starkem Charakter und ruhigem Gemüt gelingt es, Ideen und Inspirationen schnell umzusetzen und Ordnung im eigenen Bereich zu schaffen. Die Sehnsucht nach Freiheit hilft, sich von allem, was einengend ist, zu verabschieden, auch wenn es sich um größere Widerstände handelt.

Durch aufrichtige, fließende Kommunikation und gutem Zu- und Hinhören verändert sich allmählich das persönliche Umfeld. Dies ist immer ein gutes Zeichen, denn es spiegelt die persönliche Weiterentwicklung wider.

Wirkungen auf der körperlichen Ebene

regt an:	Flüssigkeitsaufnahme, Energie- und Lymphfluß, Drüsen- und Nerventätigkeit, Gehirn, Schilddrüse, Nieren, Blase
lindert:	Heiserkeit, Stimmverlust, Erkältung, Atemwegsbeschwerden, Schmerzen, Schwellungen, Übelkeit, Durchfall, Allergien, Wetterfühligkeit, Glaukom, Gleichgewichtsstörungen, Ohrenbeschwerden, Ödeme, beginnende Diabetes
stärkt:	Nerven
senkt:	Fieber, Übergewicht, Bluthochdruck
vitalisiert:	gefühllose, kalte, taube Körperstellen
harmonisiert:	Gehirnhälften
regeneriert:	Schleimhäute
hemmend auf:	Entzündungen

Wirkungsintensität

Diese Edelstein-Heilkette wirkt von 13 – 11 Uhr am intensivsten. Es empfiehlt sich, den aktiven Nachmittag und die erholsame Nacht mit dieser Edelstein-Heilkette zu verbringen.

Kristallsysteme: **trigonal**, *kubisch* *
Bildungsprinzip: **primär**
Mineralklasse: **Oxide**, *Gerüstsilikat* *
Edelsteine: Bergkristall, Chalcedon, Sodalith

* **1. Priorität (fett gesetzt)**, *2. Priorität (kursiv)*, 3. Priorität (normal).

Die Edelstein-Heilkette »Einklang«

Im gleichen Jahr wie bei den vorangegangenen Ketten bekam ich den Auftrag für eine Heilkette, die ich aus farblichen Gründen niemals gemacht hätte. Es widersetzte sich meiner Vorstellungskraft, daß diese Heilkette schön oder gar farblich ansprechend werden könnte.

Die Dame, für die ich die Heilkette machen sollte, kannte ich nicht. Der Auftrag wurde mir von einer anderen Dame mit folgenden Worten erteilt: »Machen Sie eine Heilkette, die Frau ist am Boden zerstört, hat die Diagnose Krebs und den Glauben verloren! Sie hat es sehr schwer im Leben gehabt und nun das! Sie fühlt sich sehr zu Violett hingezogen und möchte, daß die Heilkette möglichst zu ihrer Garderobe paßt und sie aus diesem tiefen Tal holt«.

Ehrlich gesagt, ich war nicht wirklich begeistert, aber ich wollte mich dieser Herausforderung stellen und versuchen, etwas zu finden, zu sehen, welche Heilkette es werden würde.

Zunächst dachte ich, ach Klasse, da könnte man ja die »Yin Yang« nehmen und dann einfach noch Sugilith reinsetzen und fertig. Denkste, die Steine haben »miteinander gestritten«, energetisch ging es nicht! Mir ist jedes Mal beim Versuch, den Sugilith in die »Yin Yang« zu integrieren, mulmig im Magen geworden. Also gab ich diesen Versuch auf.

Komisch, aber ich spürte wieder diese innere totale Blockade, die alles in mir ausbremste, so einen richtigen *Widerstand* …

Also gut, dachte ich mir und ging zu meinem großen Schubladen-Stahlschrank. Ich begann, strukturiert wie ich bin, natürlich mit der ersten Schublade, mit Steinen von A-C und strich mit meinen Blicken über die Steine, mit der Bitte, jenen zu finden, der in eine Heilkette mitwollte, und zwar zum Sugilith.

Bei der dritten Schublade blieb mein Blick auf dem Magnesit haften und vor meinem inneren Auge sah ich den Sugilith eingebettet in Magnesit, oh tat dieses Bild gut, ein irres Gefühl in mir, es machte so weit und dennoch klar und konzentriert, so zielsicher.

So nahm ich die Steine und legte sie vor mich hin.

Es verging eine ganze Weile, denn ich konnte meinen Blick von dieser Energie fast nicht abwenden.

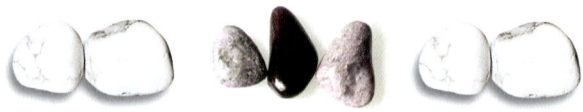

Magnesit – Sugilith – Magnesit

Wieder ging ich zu meinem großen Schubladen-Stahlschrank und begann bei A, meine Blicke wanderten weiter, und bei der 2. Schublade fesselte mich der Heliotrop.

So nahm ich zwei Steine heraus und legte sie links und rechts von den Magnesiten hin.

Es sah aus wie ein weißmagischer Pfeil, der durch den grünen Wald schnellt. Mh, gut, richtig gut, dieser Heliotrop brachte eine totale Entspannung hinein.

Begeistert von dieser Methodik ging ich nochmals zum Schrank und diesmal fand ich sogleich in der ersten Schublade den Azurit-Malachit und legte ihn neben den Heliotrop.

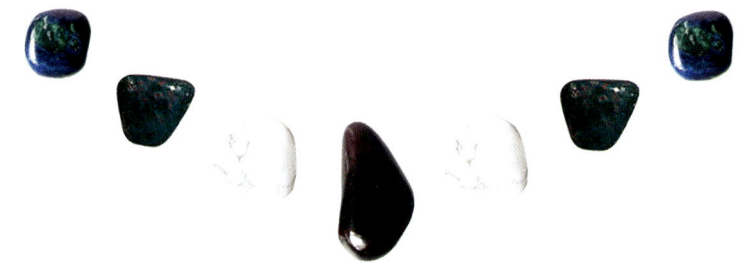

Azurit-Malachit – Heliotrop – Magnesit – Sugiltih – Magnesit – Heliotrop – Azurit-Malachit

Ob diese Mischung für die Frau so optimal war?

Schnell notierte ich mir alle wichtigen Daten:

Azurit-Malachit – monoklin – sekundär – Carbonate – blau-grün
Heliotrop – trigonal – sekundär – Oxide – grün mit Sprenkeln
Magnesit – trigonal – sekundär – Carbonate – weiß
Sugilith – hexagonal – primär – Ringsilikate – violett

Ich überprüfte alles und kam zu dem Schluß, daß diese Heilkette haargenau die Richtige für diese Frau war.

1 Heliotrop   1 Heliotrop

1 Magnesit   1 Magnesit

1 Sugilith   1 Sugilith

1 Magnesit   1 Magnesit

1 Heliotrop   1 Heliotrop

3 Azurit-Malachit   3 Azurit-Malachit

1 Heliotrop   1 Heliotrop

1 Magnesit   1 Magnesit

1 Sugilith   1 Sugilith

1 Magnesit   1 Magnesit

1 Heliotrop   1 Heliotrop

3 Azurit-Malachit   3 Azurit-Malachit

1 Heliotrop   1 Heliotrop

1 Magnesit   1 Magnesit

Mitte: Sugilith

Die Heliotrope als dominanten Anteil wählte ich in einer dreikantigen ovalen Form. Sie sind etwas weniger »rund« als eine Kugel, besitzen eine größere Fläche zum Abstrahlen der Energie und wirken dennoch nicht aufdringlich wie ein Splitter.

Die Fröhlichkeit und Selbstliebe (Magnesit) als harmonische Kugel direkt neben dem Heliotrop wirkt auffallend und bündelt die Energie. Dann folgt eine längliche freie Form in Sugilith; es ist zwar gewagt, die Konsequenz und Konfliktlösung in die Fröhlichkeit einzubetten, aber richtig. Ja, dann kommt wieder Magnesit als Kugel, gefolgt vom dreikantigen Oval Heliotrop und anschließend drei Buttons Azurit-Malachit, welche die Welt der Gefühle, des weiblichen und männlichen Prinzips repräsentieren. Daraus entsteht Harmonie bei innerer Zerrissenheit, das Wohlbefinden und das Positive im seelisch-mentalen Bereich. In der Mitte befindet sich das Ziel, nämlich den Glauben an sich selbst wieder zu erlangen und mit neuem Bewußtsein, mit inspirativer Tatkraft neue Wege zu beschreiten. Wichtig sind natürlich auch hier in erster Linie die

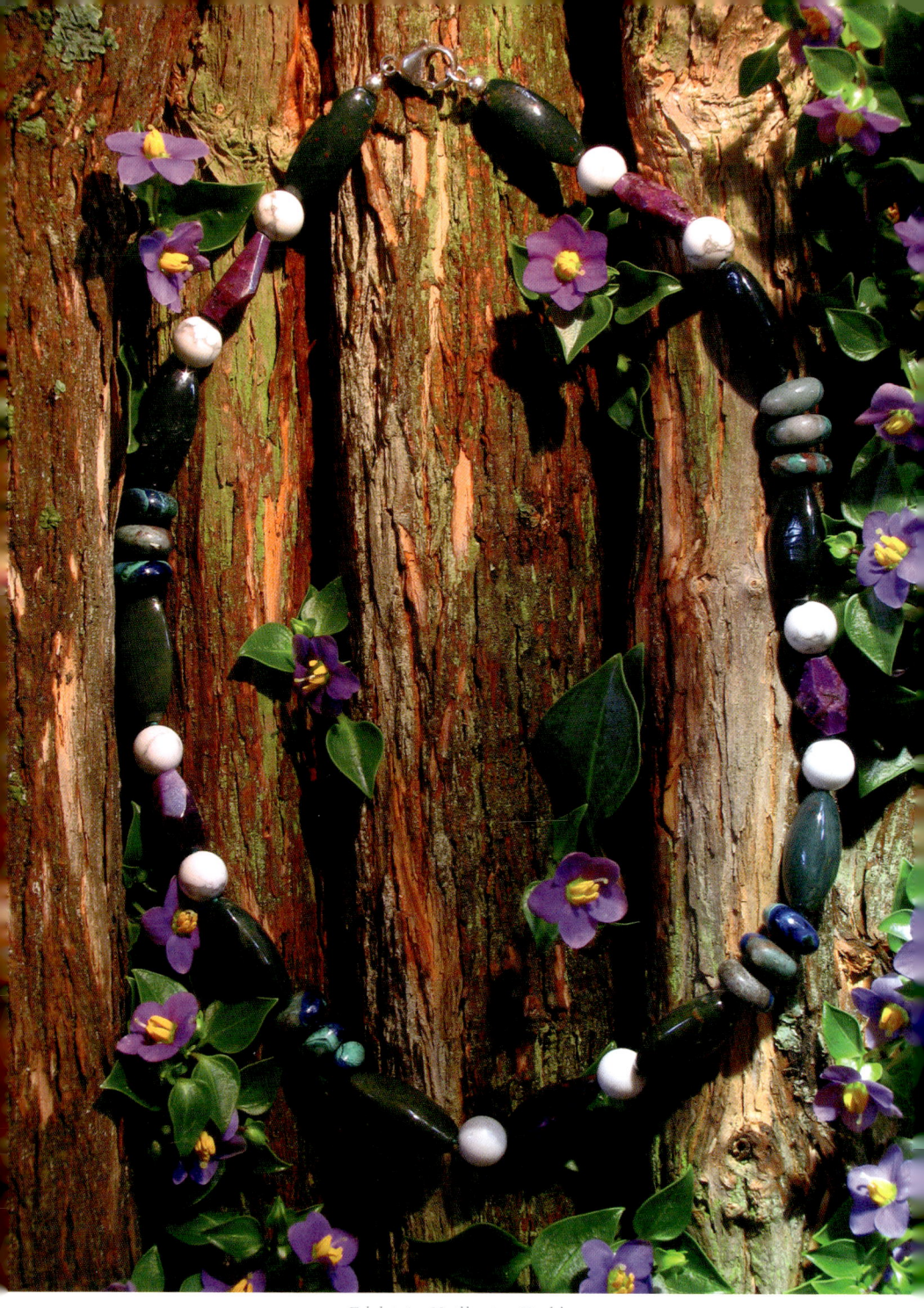

Edelstein-Heilkette »Einklang«

Steinsorten, die Formen unterstützen die beabsichtigte Wirkung, können im Grunde aber frei gewählt werden.

Als ich diese Edelstein-Heilkette in meinen Händen hielt, entstand sofort der nachfolgende Vers.

Edelstein-Heilkette »Einklang«
Muffig und mit viel Verdruß,
will ich nix, schon gar kein' Kuß.
Ich will gar kein Licht mehr seh'n,
in der eignen Höhle stehn.

Es ist eine Kette, die hilft, unerwünschte Einflüsse abzuwehren, die einfach eine gute Abgrenzung und einen harmonischen Schutzraum entstehen läßt, wodurch eine Befreiung von gefühlsmäßigen und energetischen Spannungen eintritt. Dies führt auf allen Ebenen zu mehr Wohlbefinden, Harmonie und Selbstliebe. So lösen sich auch alter Groll, tiefer Kummer, wiederkehrende Frustration, innere Zerrissenheit, allgemeine Ängste, nervöse Ungeduld, Gereiztheit, Aggression und überflüssige Schuldgefühle allmählich auf. Dadurch erhöht sich die seelische Belastbarkeit unmerklich aber stetig und innere Ruhe breitet sich aus, was natürlich Entspannung zur Folge hat, die wiederum die Regenerationsfähigkeit anregt. Mit gesteigertem Interesse an der Umwelt und den Mitmenschen beginnen wir zu kommunizieren und unseren eigenen Standpunkt besser zu vertreten. Wir lassen uns durch nichts mehr davon abhalten, denn Konsequenz gehört von nun an zu unseren treuen Begleitern. So haben wir auch die Kraft, Veränderungen durchzuführen, kreativ zu handeln und kommende Inspirationen durch Tatkraft umzusetzen. Aufkommende Konflikte lösen wir kompromißlos und sind dennoch immer bemüht, eine Lösung zu finden, die auf einer harmonischen Basis beruht. Durch den Einklang von Verstand und Gefühl kann die geistige Liebe wieder zum Ausdruck gebracht und die Verbindung zur religiösen Welt bewußter erlebt werden. Die Überwindung von Schmerz und Unglücklichsein und das Freilassen von unterdrückten Emotionen läßt das Leben plötzlich sonnig und strahlend erscheinen, was sich auf eine allgemein bessere Lebenseinstellung auswirkt. Mit Kraft, Flexibilität und der Fähigkeit hinzuhören verlassen uns Erschöpfung und Müdigkeit, denn der Geist ist wieder erweckt, die Konzentrationsfähigkeit klar und die Kontrolle bewahrt.

Wirkungen auf der körperlichen Ebene

regt an: Entgiftung, Immunsystem, Lymphfluß, Stoffwechsel, Fettstoffwechsel, Nährstoffaufnahme, Verdauung, Leber, Magen

lindert: Krämpfe, Herzbeschwerden, Grippe, Erkältungen, Infektionen, Nervenleiden, Migräne, Kopfschmerzen, allgem. Schmerzen, Epilepsie, Koliken, Verspannungen, motorische Störungen, Übersäuerung, Magnesiummangel, Tumore, Blasen-, Milz- und Magenkrankheiten, Ödeme

stärkt: Leber, Lymphe, Immunabwehr, Kreislauf, allgem. Regenerationsfähigkeit

baut ab: Cholesterin

harmonisiert: Blutgefäße, Blase, Nerven,

beugt vor gegen: Gefäßablagerungen, Herzinfarkt

reguliert: disharmonisches Zellwachstum

Wirkungsintensität

Diese Edelstein-Heilkette wirkt von 15 – 13 Uhr am intensivsten. Es empfiehlt sich, den aktiven Tag und die erholsame Nacht mit dieser Edelstein-Heilkette zu verbringen.

Kristallsysteme: **trigonal**, *monoklin*, hexagonal *

Bildungsprinzip: **sekundär**, *primär* *

Mineralklasse: **Carbonate**, *Oxide*, Ring-Silikate *

Edelsteine: Azurit-Malachit, Heliotrop, Magnesit, Sugilith

* 1. **Priorität (fett gesetzt)**, *2. Priorität (kursiv)*, 3. Priorität (normal).

Die Edelstein-Heilkette »Entwicklung«

Es freute mich sehr, daß so viele Menschen auf mich zukamen und damit bei dieser Entwicklung der Heilketten beteiligt waren. Eines Tages fuhr ich zu einer lieben Bekannten, die auch mit Steinen lebt. Sie hatte mit ihrem Pendel für eine Kundin einiges ausgetestet, und neben den einzelnen Steinen kamen sie dann auf meine Heilketten zu sprechen. Der Wunsch, eine eigene Heilkette mit eigenem Text für das eigene Thema zu haben, war sehr groß und so wurde mir mitgeteilt, ich solle eine Heilkette machen, die gut bei Gelenkbeschwerden und Übersäuerung sowie gegen Durchhängen und Antriebslosigkeit wirkt, und die Atemwege und Regenerationskraft stärkt. Ach ja, und wichtig sei, alles solle mit der Kette einfach anders werden, als es bis jetzt ist.

Da sie schon von meiner Bekannten etwas ausgependelt bekommen hatte und einer ihrer Lieblingssteine darunter war, der Bergkristall, wollte sie diesen Stein unbedingt in ihrer kommenden Heilkette haben.

Ausgependelt waren außerdem: Apatit und Fluorit.

Den Bergkristall behielt ich in meinem Hinterkopf, denn er dient hervorragend dazu, andere Steine in ihren Energien zu verstärken oder um einfach zwischen den verschiedenen Steinen einer Kette die Schwingung zu harmonisieren.

Ich notierte mir wie folgt:

Apatit – primär - hexagonal – Phosphate – grün-gelb

Fluorit – primär – kubisch – Halogenide – violett-grün-blau

Bergkristall – primär – trigonal – Oxide – klar

Nun hatte ich zwar die **primären** Qualitäten für neue Lebensabschnitte und Herausforderungen, die also helfen zu starten, auch wenn Anfangs-

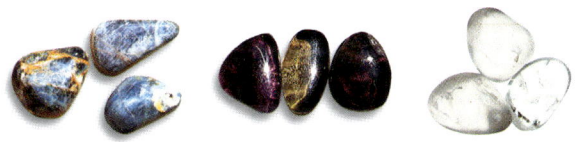

Apatit, Fluorit und Bergkristall

schwierigkeiten vorhanden sind. Aber, aber, hier fehlte noch was … das spürte ich in meinem Inneren … das war wie eine abgeschossene Kugel ohne Ziel … aber, was fehlte noch? Klar, die Frau erwartete von der Kette, daß ihr Leben anders weitergeht, was ja bedeutet, sie wollte in ihrem Inneren etwas derart verändern bzw. überwinden, daß sie selbst alles mit neuen Augen sehen, von den Gefühlen her wahrnehmen kann und dadurch eine größere Veränderung erfährt als nur eine neue Haarfarbe auf dem Kopf. Hier fehlte noch ganz dringend das **tertiäre** Bildungsprinzip, das für Loslassen, Aufräumen, Überwinden, Beenden und innere Transformation steht.

So wie ich die Frau, ihren Wunsch, ihr Begehr, wahrgenommen hatte, entschied ich mich für das monokline Kristallsystem, ich schaute nun in Michaels Steinheilkundebuch nach und wurde prompt fündig.

Ich notierte mir: Aktinolith und Charoit, andere Steine aus dem tertiären Bildungsprinzip kamen nicht in Frage. Nun las ich mir die Informationen zu den beiden Steinen durch und es wurde schnell deutlich, daß der Charoit das Rennen machte. Er paßte einfach hervorragend zu dem, was die Frau erzählte, wünschte und begehrte.

Ich notierte mir wie folgt:
Apatit – primär - hexagonal – Phosphate – grün-gelb
Fluorit – primär – kubisch – Halogenide – violett-grün-blau
Bergkristall – primär – trigonal – Oxide – klar
Charoit – tertiär – monoklin – Schichtsilikat – violett

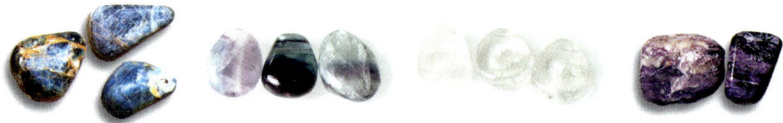

Apatit, Fluorit, Bergkristall und Charoit

Ich nahm die Steine und wollte mit dem Auslegen beginnen, doch irgendwie fehlte immer noch eine Information … aber welche? Es war mir, als wenn alle die Steine sagten, hey, du hast noch unseren Kumpel vergessen, den brauchen wir noch. Aber wen meinten sie? War es nicht das sekundäre Prinzip, der Einfluß von außen, der noch fehlte? Schnell schaute ich nach, welche Steine bei Übersäuerung und Atemwegsbeschwerden gut sind.

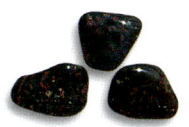 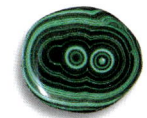 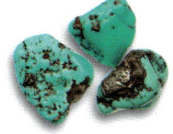 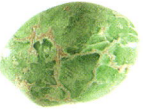

Heliotrop, Malachit, Türkis und Variscit

Für die Atemwege kommen davon in erster Linie Heliotrop und Türkis in Frage. Hier fiel meine Wahl auf den Türkis. Er hat die Fähigkeit, durch eine verbesserte Sauerstoffaufnahme im Blut die Atmung zu fördern. So nimmt das Atemvolumen allmählich zu, was sich besonders positiv beim Singen erleben läßt.

Apatit, Fluorit, Bergkristall, Charoit und Türkis

Ja, nun war ich so richtig begeistert von dieser harmonischen Mischung. Türkis und Apatit paßten gut zusammen, die waren sogleich wie ein

Liebespaar und so bettete ich den Türkis zwischen die Apatite, das ging wunderbar; na ja, ist ja auch der Mix aus hexagonal (schnell) und triklin (Hellsicht), grins!

Zur Verstärkung schloß sich links und rechts jeweils ein Bergkristall an und darauf folgte der Charoit, ja das war stimmig. Und der Charoit schloß den Fluorit ein.

Das floß so gut, ich staunte selbst darüber, wie schnell ich diese Heilkette ausgelegt hatte, und die innere Sicherheit beim zügigen Tun war grandios.

1 Bergkristall	*1 Bergkristall*
3 Apatit	*3 Apatit*
1 Türkis	*1 Türkis*
3 Apatit	*3 Apatit*
1 Bergkristall	*1 Bergkristall*
3 Charoit	*3 Charoit*
1 Fluorit	*1 Fluorit*
3 Charoit	*3 Charoit*
1 Bergkristall	*1 Bergkristall*
3 Apatit	*3 Apatit*
1 Türkis	*1 Türkis*
3 Apatit	*3 Apatit*
1 Bergkristall	*1 Bergkristall*
3 Charoit	*3 Charoit*
1 Fluroit	*1 Fluorit*
3 Charoit	*3 Charoit*
1 Bergkristall	*1 Bergkristall*
3 Apatit	*3 Apatit*
1 Türkis	*1 Türkis*
3 Apatit	*3 Apatit*
1 Bergkristall	*1 Bergkristall*
3 Charoit	*3 Charoit*

Mitte: Fluorit

Den hexagonalen Apatit als dominanten Anteil wählte ich in Splitterform und den monoklinen Charoit als zweitwichtigsten Anteil in Buttonform.

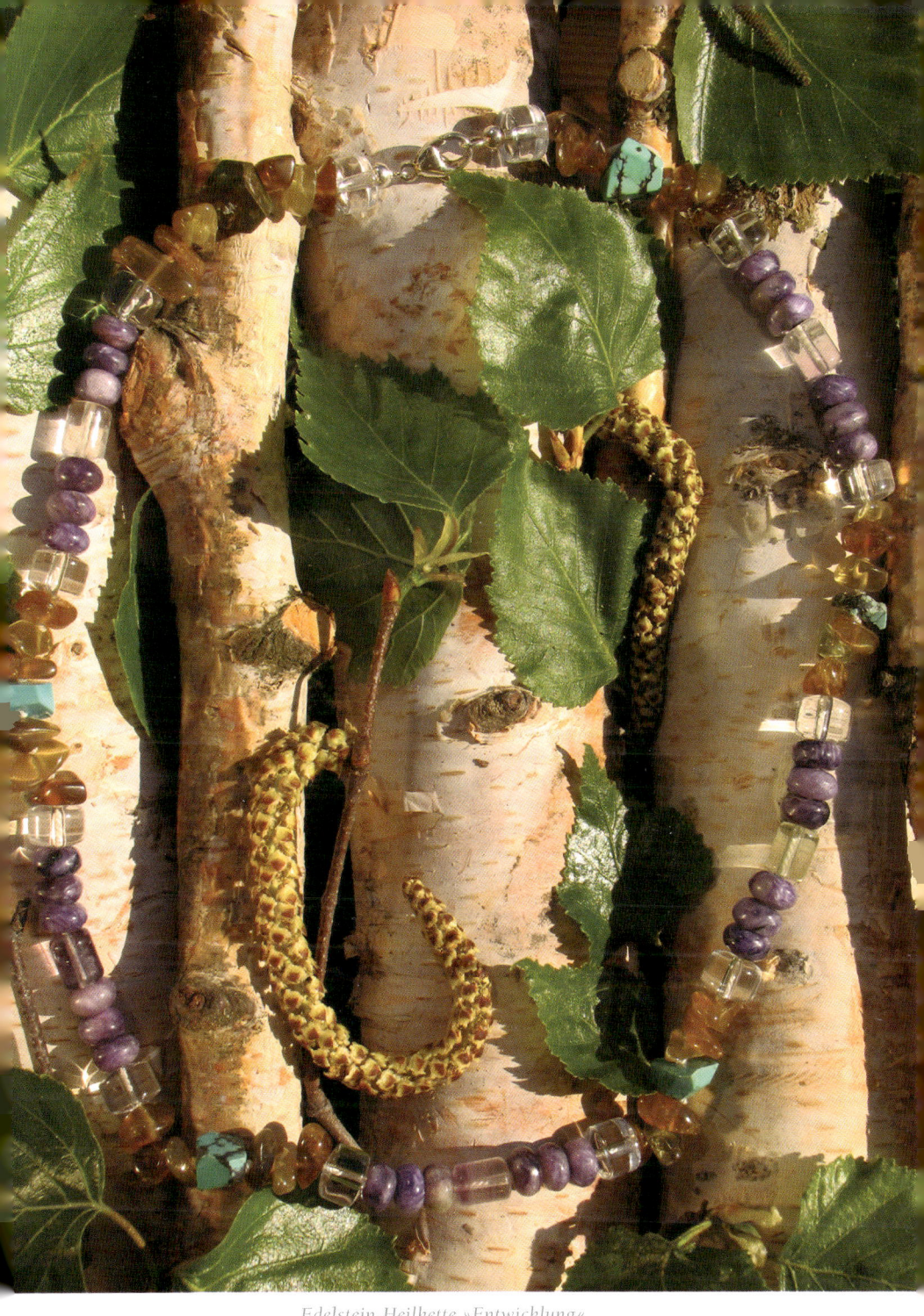

Edelstein-Heilkette »Entwicklung«

Die Bergkristalle als gewünschte Steine und klare Verstärker wählte ich ebenfalls in einer etwas breiteren Buttonform und die i-Tüpfelchen, den triklinen Türkis als kantiges

Stück in freier Form und den kubischen Fluorit aus der Gruppe der Halogenide schließlich als Walze. Auch diese Wahl ist natürlich prinzipiell variabel.

Als ich diese Edelstein-Heilkette in meinen Händen hielt, entstand sofort der nachfolgende Vers.

Edelstein-Heilkette »Entwicklung«
Wo hohe Berge neben tiefen Tälern liegen,
wir uns im Hier und Jetzt beinah' verbiegen,
unsere Sinne im Geist durch die Lüfte fliegen,
wir mit Erkenntnis und Taten uns selbst besiegen.

Mit optimistischer Entschlossenheit, Tatkraft und Selbsterkenntnis werden Entscheidungen ohne zu zögern getroffen. Endlich kommt mehr Schwung ins Leben, wodurch sich Apathie, Niedergeschlagenheit, Kummer, Lustlosigkeit und Ärger lösen können. So führt ein besseres Verstehen mit einer klaren Wahrnehmung zu einem starken eigenen Standpunkt, mehr Gelassenheit, Selbstvertrauen, dem Wiederentdecken eigener Fähigkeiten und dem Überwinden von Zwängen, Widerständen und dogmatischen Strukturen. Das Freiwerden und Lösen von Fremdbestimmungen fördert die eigene Entwicklung, führt zu mehr geistiger Beweglichkeit, Erfindungsgabe und dem Wissen, selbst Herr im eigenen Reich zu sein.

Unerwünschte Einflüsse, Aggressionen, gereizte Stimmungen, Erschöpfung, Müdigkeit, Sorgen, Verwirrung und Streß lösen sich auf und lassen mit Kreativität Berge von Arbeit bewegen und die Tiefe der Gefühle erkennen. Abwechslung, Lebendigkeit und Entscheidungsfreiheit wirken aufmunternd, ausgleichend und gestalten den Alltag voller Vielfalt und interessanten Kontakten. Vor fremden Einflüssen geschützt, mit guter Intuition und Voraussicht sind Handlungsfreude, rasches Auffassungsvermögen, schnelles Denken, innere Ruhe mit erstklassiger Beobachtungsgabe und innerer Harmonie gepaart. Selbst aufkommende Probleme lösen sich auf einfache Weise, so wird auch der Schlaf erholsam und ruhig, wenn auch mit intensiven Träumen. Die Entwicklung zum guten inneren Kern stabilisiert, ordnet und hilft, den tiefen Sinn des täglichen Lernens und mitgebrachten Wissens zu erkennen.

Wirkungen auf der körperlichen Ebene

regt an: Energiereserven und -fluß, Zellneubildung, basischen Stoffwechsel, Entgiftung, Appetit, Nerven, Gehirn, Drüsen, Regenerationsfähigkeit, Wasserhaushalt, Sinneswahrnehmung

lindert: Rachitis, Arthrose, Arthritis, Rheuma, Gicht, Gelenkbeschwerden, Schmerzen, Übelkeit, Magenbeschwerden, Virusinfektionen, Durchfall, Krämpfe, Übersäuerung, Allergien, trockenen Husten, Erschöpfung

stärkt: Nerven, Atemwege, Haut, Schleimhäute, Nerven, Knochen, Zähne

Wirkungsintensität

Diese Edelstein-Heilkette wirkt von 21 – 19 Uhr am intensivsten. Es empfiehlt sich, die erholsame Nacht und den aktiven Tag mit dieser Edelstein-Heilkette zu verbringen.

Kristallsysteme: **hexagonal**, *monoklin*, trigonal, kubisch, triklin *
Bildungsprinzip: **primär**, *tertiär*, sekundär *
Mineralklasse: **Phosphate**, *Schichtsilikat*, Oxide, Halogenide *
Edelsteine: Apatit, Bergkristall, Charoit, Fluorit, Türkis

* **1. Priorität (fett gesetzt)**, *2. Priorität (kursiv)*, 3. Priorität (normal).

Die Edelstein-Heilkette »Stärkung«

Durch die Krabbelgruppe, an der mein Kind teilnahm, wurde ich inspiriert, mir Gedanken zu machen, welche Heilkette für »gestreßte« Mütter, für deren »erhöhte Belastbarkeit und extreme Flexibilität« optimal wäre, denn ihr Leben mit Kleinkind(ern) ist oftmals sehr kräftezehrend.

Natürlich brauchte es hier das »sekundäre« Bildungsprinzip, denn es ist ein Einfluß von außen (des Kindes/ der Kinder), der auf die Mutter trifft, dem gemäß sie flexibel handeln muß.

Um aber eine Veränderung des persönlichen Befindens innerhalb dieses sekundären Einflusses zu erwirken, benötigt es dringend das primäre Bildungssystem als Starthilfe.

> **Kurz notiert:**
>
> sekundärer Dauerzustand
>
> primäre Veränderungs-Starthilfe

Die einfachste und praktischste Hilfe hierfür fand ich mit Heliotrop und Rauchquarz. Dazu kam die grün-rot-gelbe Mixtur des Chalcedons, der einerseits Abgrenzung und andererseits Flexibilität und Kontrolle fördert. Der Rauchquarz wiederum dient gleichzeitig der Unterstützung in Sachen Konzentration und Widerstandskraft wie der Entspannung. Der Chalcedon ist eben der klassische Anti-Streß-Stein! Zum leichten Auflockern, Energieverstärken und der tieferen Wahrnehmungsfähigkeit kommt noch ein wenig Bergkristall hinzu und dann als i-Tüpfelchen der Fluorit, der Kubiker, das bedeutet neue Ideen, neue Strukturen, immer im loslassenden Sein des Hier und Jetzt zu fließen, sozusagen inmitten der Stromschnellen des Lebens zu agieren. Zum einen fördert er die Stabilität der Emotionen, zum anderen unterstützt er das Lernen, Denken, und Verarbeiten.

> **Ich notierte mir wie folgt:**
>
> Bergkristall – primär – trigonal – Oxide – klar
>
> Fluorit – primär – kubisch – Halogenide – violett-grün-blau
>
> Heliotrop – sekundär – Oxide – grün mit Einsprengseln
>
> Rauchquarz – primär – Oxide - braun

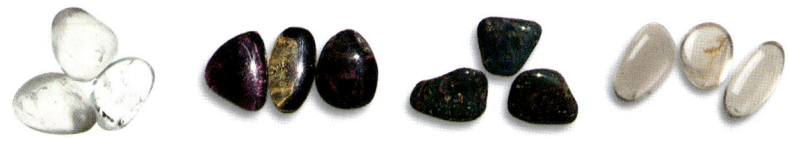

Bergkristall, Fluorit, Heliotrop, Rauchquarz

Diese Steine hatte ich aufgrund meiner bisherigen Erfahrungen gewählt, da ich ihre Wirkungen schon sehr gut kannte. Wesentlicher Bestandteil waren hier natürlich auch die vielen guten Erfahrungen mit den bisherigen Heilketten, die sich allmählich auf mein inneres Wissen, meine Fähigkeiten und meine Sicherheit positiv auswirkten.

Der Fluorit drängte mich dabei immer wieder, die Steine nach der Steinheilkunde zu überprüfen, obwohl ich nicht den wirklichen Impuls dazu hatte. Nach einigem energetischen Hin und Her siegte dann »Gott sei Dank« das trigonale Kristallsystem, d. h. ich durfte den einfacheren Weg wählen, eben es nicht mehr zu kontrollieren, sondern auf die kommende Wirkung zu vertrauen. So entstand die folgende Kette:

3 Heliotrop *3 Heliotrop*
1 Rauchquarz *1 Rauchquarz*
3 Heliotrop *3 Heliotrop*
1 Bergkristall *1 Bergkristall*
3 Heliotrop *3 Heliotrop*
1 Fluorit *1 Fluorit*
3 Heliotrop *3 Heliotrop*
1 Bergkristall *1 Bergkristall*
3 Heliotrop *3 Heliotrop*
1 Rauchquarz *1 Rauchquarz*
3 Heliotrop *3 Heliotrop*
1 Bergkristall *1 Bergkristall*
3 Heliotrop *3 Heliotrop*
1 Fluorit *1 Fluorit*
3 Heliotrop *3 Heliotrop*
Mitte: Bergkristall

Der Heliotrop als dominanter Anteil machte sich in Form und Ausstrahlung sehr gut als Button. Er paßte gut zu allen anderen Formen und verlieh der gesamten Heilkette ein gleichmäßiges und harmonisches Aussehen. Den Fluorit wählte ich als Rechteck, er war ja sowieso I-Tüpfelchen und sollte hervorstechen. Den guten alten Bergkristall ließ ich als einfachen kleinen Trommelstein hervorblinken und den Anti-Streß-Rauchquarz als facettierte Kugel erstrahlen.

Als ich diese Edelstein-Heilkette in meinen Händen hielt, entstand sofort der nachfolgende Vers.

Edelstein-Heilkette »Stärkung«
Der Sonnen Kraft
die Wendung schafft,
befreit von alter Pein,
mit Schutz im Fluß des Lebens sein.

Endlich klärt sich Verwirrung, lösen sich unterdrücke Gefühle wie Wut, Aggression und Ungeduld durch Stabilisierung der Emotionen, Selbsterkenntnis und Auflösung hinderlicher Verhaltensmuster. So werden unerwünschte Einflüsse durch Abgrenzung und Schutz außen vorgelassen, wodurch die eigene Kraft, Selbstbestimmung, Klarheit und Belastbarkeit merklich wächst. Mit dieser neuen Widerstandsfähigkeit reduziert sich die Neigung, sich selbst zu stressen, und sämtliche Arbeiten können nun, seien sie noch so anstrengend, mit aller Kraft angegangen werden. Durch eine gute Wahrnehmung und bewußten Umgang mit Problemen wird die innere Entwicklung gefördert und Entscheidungen werden dynamisch vorangetrieben.

Mit Ordnung, raschem Auffassungsvermögen und guter Konzentration sind wir in der Lage, uns flexibel auf unvorhergesehene Situationen einzulassen, ohne die Kontrolle wirklich zu verlieren. Selbst Müdigkeit und Erschöpfung weichen allmählich.

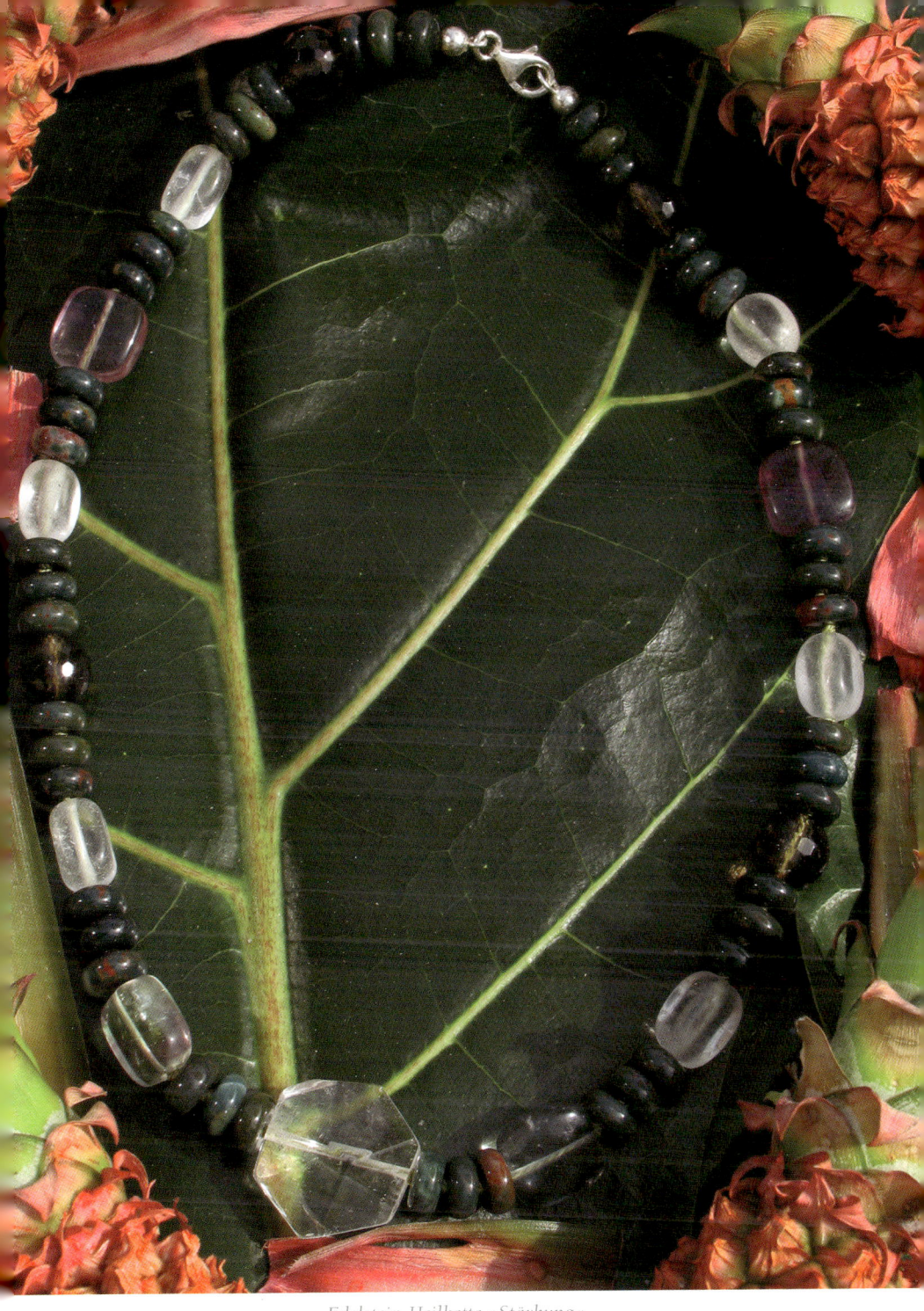

Edelstein-Heilkette »Stärkung«

Wirkungen auf der körperlichen Ebene

regt an: Lunge, Energiehaushalt, Lymphfluß, Stoffwechsel,
                Nervensystem, Entgiftung, Drüsentätigkeit

stärkt: Nerven, Immunsystem, Lunge, Atemwege, Knochen,
                Zähne

lindert: Gelenkbeschwerden, Arthritis, allgem. Schmerzen,
                Übelkeit, Durchfall, Verkrampfungen, Übersäuerung,
                akute Infektionen, Allergien psychischer Herkunft

harmonisiert: Gehirnhälften

vitalisiert: kalte, taube, gefühllose Körperstellen

regeneriert: Haut, Schleimhäute

senkt: Fieber

Wirkungsintensität

Diese Edelstein-Heilkette wirkt von 11 – 9 Uhr am intensivsten und es empfiehlt sich, den aktiven Tag und die regenerative Nacht mit dieser Edelstein-Heilkette zu verbringen.

Kristallsysteme: **trigonal**, *kubisch* *
Bildungsprinzip: **primär**, *sekundär* *
Mineralklasse: **Oxide**, *Halogenide* *
Edelsteine: Bergkristall, Fluorit, Heliotrop, Rauchquarz

* 1. Priorität (**fett gesetzt**), 2. Priorität (*kursiv*), 3. Priorität (normal).

Die Edelstein-Heilkette »Kraft und Atmung«

Die Begeisterung nahm kein Ende, und so kam bald ein Anruf mit der Bitte, dringend eine Edelstein-Heilkette mit folgenden Themen zu entwickeln: Atembeschwerden, Verdauungsprobleme, zuviel Streß und Belastung im Beruf (»zu viel auf Achse sein«, zu viele Dienstreisen), Erschöpfungszustände, kombiniert mit Stimmungsschwankungen. Wunsch: mehr Selbstvertrauen und Überwindungsfähigkeit.

Prompt fühlte ich mich genau so, sehr zweifelnd, ob ich denn eine Heilkette nur mit diesen Kurzinfos erstellen könnte. Ich sah nichts vor meinem inneren Auge, absolute Leere, fühlte mich wie »ohne Gefühl« – sehr merkwürdig, das paßte ja überhaupt nicht zu mir. Dann spürte ich eine Art Widerstand um mich herum wie eine äußere Grenze, und nichts kam an mich ran. »Na klasse!« dachte ich bei mir, jetzt bin ich wie in einer Käseglocke; wer wird mich hier rausholen und verspeisen? Da dämmerte mir, daß ich so etwas schon mal erlebt hatte. Welcher Stein hatte damals geholfen? Klar, der Pietersit!

Kurz notiert: Pietersit – sekundär – trigonal – Oxide – braun gefleckt

Im nächsten Augenblick erinnerte ich mich an einen Türkis, mit dem ich einst ein sehr intensives Erlebnis hatte. Plötzlich sah ich es wieder vor mir, und es schüttelte mich noch im Nachhinein, denn dieser Stein war sehr heftig mit mir und meiner Blockade umgegangen. Doch vor meinem geistigen Auge legte sich der Türkis sofort neben den Pietersit, wie ein altes Ehepaar. »Ist ja witzig«, dachte ich bei mir und war froh, mit diesem Stein damals die Blockade gelöst zu haben. Es gab immer noch eine Erinnerung an ein mulmiges Gefühl in mir.

Kurz notiert:
Pietersit – sekundär – trigonal – Oxide –braun gefleckt
Türkis – sekundär – triklin – Phosphate – türkisblau

Bei der Kombination dieser Braun- und Grüntöne kam mir ein alter, ruhender, schützender Eichen- und Buchenwald in den Sinn. Braun als Sinnbild für Erde und Verbundenheit, Grün für Herz und Öffnung.

Ich ging zu meinem bereits erwähnten Schubladenschrank und schaute, welche Steine noch zu diesem Bild passen würden und fand Rauchquarz und Serpentin.

> **Kurz notiert:**
>
> Pietersit – sekundär – trigonal – Oxide – braun gefleckt
>
> Türkis – sekundär – triklin – Phosphate – türkisblau
>
> Rauchquarz – primär – trigonal – Oxide – braun transparent
>
> Serpentin – tertiär – monoklin – Schichtsilikat – grün

Trotzdem fühlte ich eine gewisse Verbindungslosigkeit zwischen den Steinen. Fehlte vielleicht der Verbindungsweg von der Käseglocke zu dem Wald, also der Pfad, der sich da so entlang schlängelt und mich weiterbringt? Ja, bei Pfad, Weg, schlängeln bekam ich Resonanz. Also blickte ich nochmals in meinen Schubladenschrank und meine Augen blieben am Sardonyx hängen.

> **Kurz notiert:**
>
> Pietersit – sekundär – trigonal – Oxide – braun gefleckt
>
> Türkis – sekundär – triklin – Phosphate – türkisblau
>
> Rauchquarz – primär – trigonal – Oxide – braun transparent
>
> Serpentin – tertiär – monoklin – Schichtsilikat – grün
>
> Sardonyx – primär – trigonal – Oxide – schwarz-weiß-rotbraun

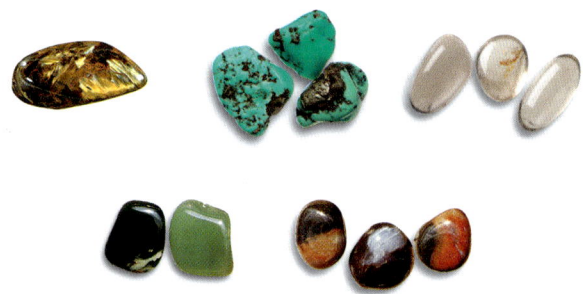

Pietersit, Türkis, Rauchquarz,
Serpentin und Sardonyx

1 Sardonyx	1 Sardonyx
1 Rauchquarz	1 Rauchquarz
1 Serpentin	1 Serpentin
1 Rauchquarz	1 Rauchquarz
1 Serpentin	1 Serpentin
1 Rauchquarz	1 Rauchquarz
1 Serpentin	1 Serpentin
1 Sardonyx	1 Sardonyx
1 Türkis	1 Türkis
1 Sardonyx	1 Sardonyx
1 Türkis	1 Türkis
1 Rauchquarz	1 Rauchquarz
1 Türkis	1 Türkis
1 Sardonyx	1 Sardonyx
1 Türkis	1 Türkis
1 Sardonyx	1 Sardonyx
1 Türkis	1 Türkis
1 Pietersit	1 Pietersit
1 Türkis	1 Türkis

Mitte: Pietersit

Das fühlte sich nun stimmig an.

Ich überprüfte noch anhand der notierten Daten, ob alles nach der analystischen Steinheilkunde paßte und und freute mich über die volle Bestätigung.

So legte ich den »Wald« in den Rücken bis hin zum Bereich der Ohren, dann kam der Übergang auf die »Käseglocken-Lichtung«.

Den »trigonalen Pfad« (Sardonyx) wählte ich als facettiertes Oval, die »Baumstämme des Waldes« (Rauchquarz) als kantige Stämmchen, die »Kronen der Bäume« (Serpentin) als relativ runde Trommelsteine, den Türkis als kleine »Käsewürfel« unter der kugeligen »Käseglocke« Pietersit. Gerade bei einer solchen bildhaft gewonnenen Kombination können sich die inneren Bilder schön in den Formen widerspiegeln – sofern passende Formen verfügbar sind.

Als ich diese Edelstein-Heilkette in meinen Händen hielt, entstand sofort der nachfolgende Vers.

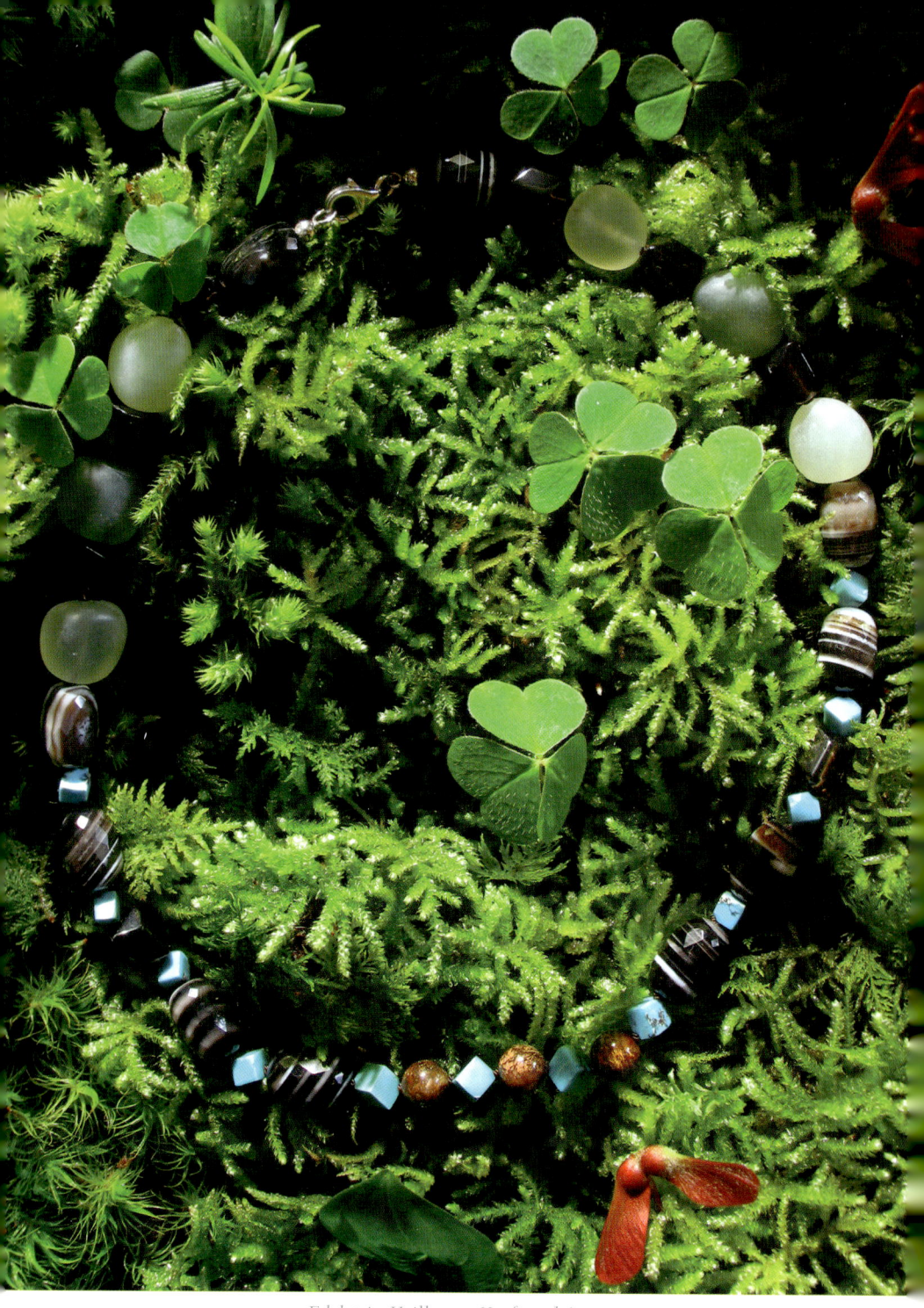

Edelstein-Heilkette »Kraft und Atmung«

Edelstein-Heilkette »Kraft und Atmung«
Kraftvoll Weite in sich spüren,
Gefühle, die sich langsam rühren.
Atmen tief der Welten Kraft,
steigert stets den Lebenssaft.

Hartnäckige Verhaftungen lösen sich allmählich und vorhandene Verwirrungen klären sich endlich auf. Veränderungen werden ganz locker bewältigt und schaffen aus Chaos eine neue Ordnung. Es wird spürbar, wie sich die eigene Belastbarkeit stetig erhöht, wie Anstrengungen und Leid besser ertragen und dadurch schwere Zeiten leichter gemeistert werden. Auch das eigene Umfeld spürt, wie die Fähigkeit zur Selbstüberwindung steigt, und es wird immer leichter, den inneren Frieden zu finden. Es entsteht das Bewußtsein, daß »wir selbst unseres Glückes Schmied« sind. Alte unverarbeitete Bilder und innere Konflikte sowie daran geknüpfte Gefühle lassen sich leichter auflösen. Eine gefühlvolle Distanziertheit macht gegen Streßfaktoren belastbarer und führt zu mehr Stabilität, Selbstvertrauen und Zuversicht. Vor negativen äußeren Einflüssen geschützt, gleichen sich Stimmungsschwankungen aus. Selbst bei einer Vielzahl von Ablenkungen und Zerstreuungen hält sich die eigene Konzentration, und aktuelle Eindrücke können leichter verarbeitet werden. Selbst auf Reisen wirkt der Schutz vor vielerlei Einflüssen.

Wirkungen auf der körperlichen Ebene

stärkt:	Nerven, Sinnesorgane, Milz
regt an:	Körperflüssigkeiten, Immunsystem, Zellstoffwechsel, Darmtätigkeit, Muskelkraft, Entgiftung
lindert:	Rückenbeschwerden, allgem. Schmerzen, Kopf- und Nervenschmerzen, Verkrampfungen, Atem- und Ohrenbeschwerden, Tinnitus, Magendruck, Schwindelgefühle, Erschöpfungszustände, Rheuma, Gicht
verbessert:	Sinneswahrnehmung, Regenerationsfähigkeit, Magenprobleme
gleicht aus:	Übersäuerung, Nierenfunktionen
hemmt:	Entzündungen, Gefäßablagerungen

Wirkungsintensität

Diese Edelstein-Heilkette wirkt von 19 – 11 Uhr am intensivsten, und es empfiehlt sich, die regenerative Nacht mit dieser Edelstein-Heilkette zu verbringen.

Kristallsysteme: **trigonal**, *triklin*, monoklin *
Bildungsprinzip: **primär**, *sekundär*, tertiär *
Mineralklasse: **Oxide**, *Phosphate*, Schichtsilikate *
Edelsteine: Pietersit, Sardonyx, Serpentin edel, Rauchquarz, Türkis

* **1. Priorität (fett gesetzt)**, *2. Priorität (kursiv)*, 3. Priorität (normal).

Die Edelstein-Heilkette »Gefühlsbewegung«

Eines Tages, immer noch im Jahr 1997, erzählte mir eine Frau von ihren körperlichen Problemen. Sie hatte Bluthochdruck, Schilddrüsenfunktionsstörungen, konnte nicht gut schlafen und litt unter starken emotionalen Schwankungen. Ich erzählte ihr von meinen Heilketten, doch sie nahm dies alles nicht wirklich wahr.

Dennoch hatte mich diese Begegnung sehr bewegt und ließ mich auch irgendwie nicht mehr so recht los. Die Frau war mir ans Herz gegangen und ich beschloß einfach, einmal für mich zu schauen, wie denn ihre Heilkette werden würde.

Diesmal nahm ich die Einhandrute zu Hilfe. Die Einhandrute ist ein simples, aber wirkungsvolles Instrument zum Sichtbarmachen von Resonanzen (ähnlichen Schwingungen) und Reaktionen (positiven und negativen Wirkungen). Mit etwas Übung können wir mit der Einhandrute genau austesten, welcher Stein uns oder jemand anderem gut tut. Mein Ausbildungskollege Rainer Strebel hat darüber ein sehr empfehlenswertes Buch geschrieben (Rainer Strebel/Michael Gienger, *Die Individuelle Therapie*, AT-Verlag, Baden (CH) 2005).

Ich nahm also meine Einhandrute und testete über die geschlossenen Schubladen meines großen Trommelsteinschrankes. Das Ergebnis war:

> **Kurz notiert:**
> Chrysokoll – monoklin – sekundär – Ringsilikat – türkisfarben
> Labradorit – triklin – primär – Gerüstsilikat – grau schillernd
> Lapislazuli – kubisch – tertiär – Gerüstsilikat - königsblau

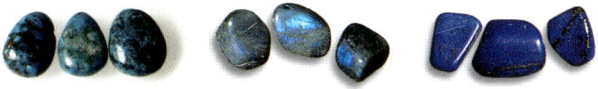

Chrysokoll, Labradorit und Lapislazuli

Na, diese Kombination fühlte sich für mich an wie frisches Quellwasser aus den Bergen. Wieder überprüfte ich alles nach der analytischen Steinheilkunde und war mit dem Ergebnis sehr zufrieden.

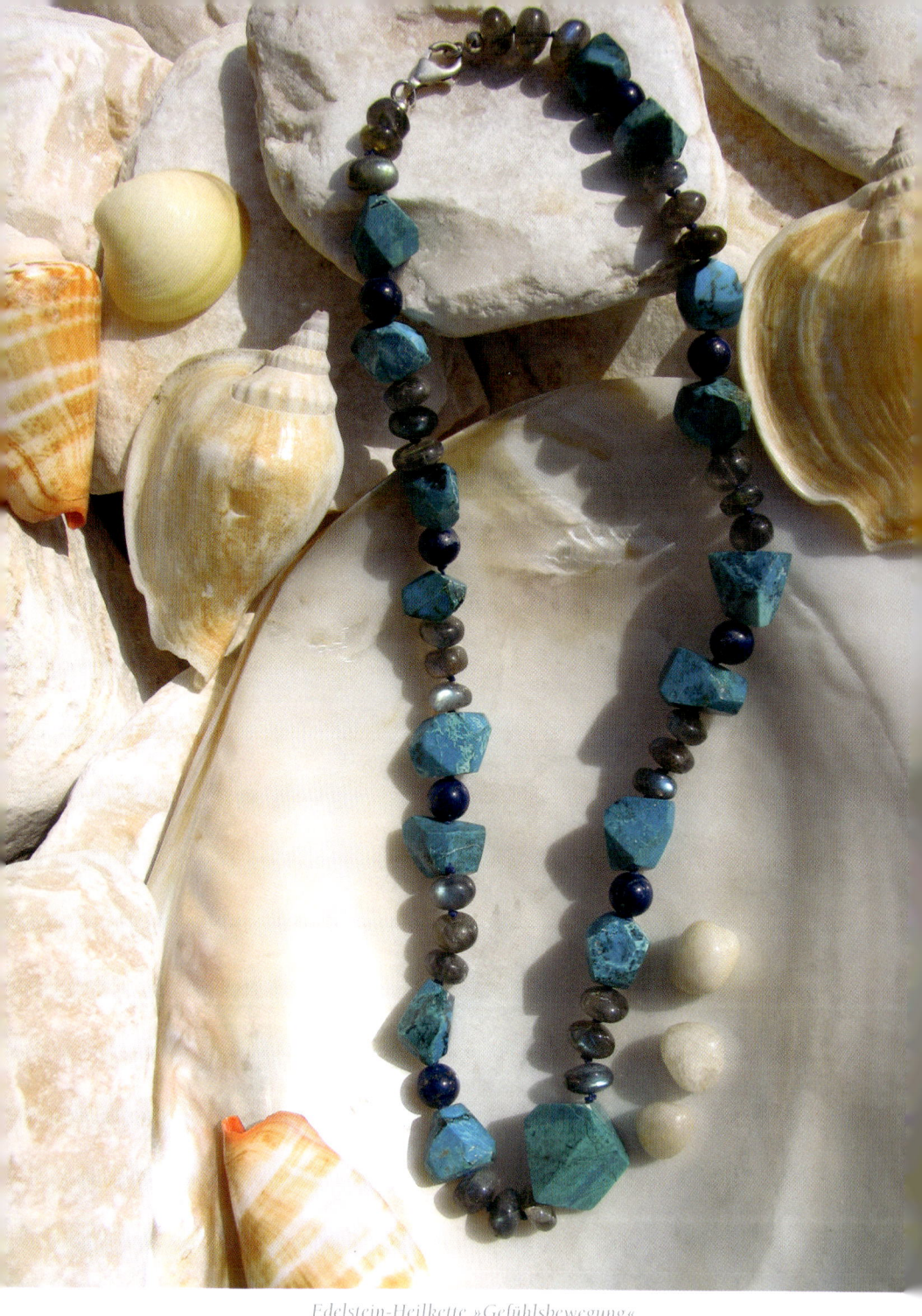

Edelstein-Heilkette »Gefühlsbewegung«

Das Trikline, den Labradorit, legte ich in den Nacken, direkt daneben den monoklinen Chrysokoll, dann eine harmonische Lapiskugel, wieder den Chrysokoll, der die Lapiskugel einbettete, und dann wieder den Labradorit und so fort. Die Mitte wurde durch den Chrysokoll geprägt.

3 Labradorit   *3 Labradorit*
1 Chrysokoll   *1 Chrysokoll*
1 Lapislazuli   *1 Lapislazuli*
1 Chrysokoll   *1 Chrysokoll*
3 Labradorit   *3 Labradorit*
1 Chrysokoll   *1 Chrysokoll*
1 Lapislazuli   *1 Lapislazuli*
1 Chrysokoll   *1 Chrysokoll*
3 Labradorit   *3 Labradorit*
1 Chrysokoll   *1 Chrysokoll*
1 Lapislazuli   *1 Lapislazuli*
1 Chrysokoll   *1 Chrysokoll*
3 Labradorit   *3 Labradorit*
1 Chrysokoll   *1 Chrysokoll*
1 Lapislazuli   *1 Lapislazuli*
1 Chrysokoll   *1 Chrysokoll*
3 Labradorit   *3 Labradorit*
Mitte: Chrysokoll

Den triklinen Labradorit wählte ich als sanften Button, den monoklinen Chrysokoll als etwas größere freie Form und den kubischen Lapislazuli als 8mm-Kugel, sozusagen als Prise in dieser Mischung. Den überwiegenden Anteil stellte der Chrysokoll, der für das Gefühlsgleichgewicht oder dessen Wiederfinden zuständig ist. Daher empfiehlt sich für diesen die kantigere, stärker ausstrahlene Form, während die anderen Steine eher rund-ausgleichend sein sollten.

Als ich diese Edelstein-Heilkette in meinen Händen hielt, entstand sofort der nachfolgende Vers.

Innere Wahrheit erkennen,
mit Weisheit die Gefühle bekennen.
Ausgeglichen und wohlig im Sein,
neue Wahrnehmungen fühlen, einfach und rein.

Diese Kette hilft dabei, endlich die eigene innere Weisheit und Wahrheit zu erkennen, was wiederum zu einer inneren Ausgeglichenheit und besseren Selbstbeobachtung führt. So lösen sich ungute Kompromisse auf, eine neue tiefere Ehrlichkeit zum eigenen Ich entsteht und sich ständig verändernde Situationen können mit Gelassenheit bewältigt werden. Ziele können wesentlich intensiver verfolgt, klarer gesehen und durch vermehrt spürbare Intuition angegangen werden. Selbst Freundschaften intensivieren sich und durch eine starke Reflektionskraft fallen Illusionen ab, genau wie Überreiztheit, Nervosität, Stimmungsschwankungen, Trägheit, alte Schuldgefühle, Ängste und Streß. Durch diese innere Wandlung zu mehr Selbstbewußtsein entstehen Antrieb, Optimismus, Gefühlstiefe, Würde, Freude am Kontakt mit anderen Menschen, Kreativität und eine Fülle von interessanten Ideen. Starkes Durchsetzungsvermögen und ein kühler Kopf lassen uns anstehende Konflikte neutral und klar meistern. Lebendige Kreativität entfaltet sich über wahrhafte und aufrichtige Begeisterung.

Wirkungen auf der körperlichen Ebene

stärkt:	Leber, Nerven, Gehirn
regt an:	Entgiftung, Nieren, Harnwege, Nährstoffaufnahme
senkt:	Blutdruck, Fieber
lindert:	Infektionen im Halsbereich, Kehlkopfbeschwerden, Mandelentzündung, gereizte Stimmbänder, Erkältungen, Verschleimung, Asthma, Nahrungs-Allergien, rheumatische Erkrankungen, Gicht, streßbedingte Verdauungsstörungen, Krämpfe, Menstruationsbeschwerden, Kälteempfindlichkeit, Magenbeschwerden
verbessert:	Schlafverhalten
gleicht aus:	Schilddrüsenfunktion
verlängert:	Menstruationszyklus

Wirkungsintensität

Diese Edelstein-Heilkette wirkt von 13 – 9 Uhr am intensivsten, und es empfiehlt sich, ab der Mitte des Tages diese Edelstein-Heilkette bis zum nächsten Morgen zu tragen.

Kristallsysteme: **monoklin**, *triklin*, kubisch *
Bildungsprinzip: **sekundär**, *primär*, tertiär *
Mineralklasse: **Gerüstsilikate**, *Ringsilikate* *
Edelsteine: Chrysokoll, Labradorit, Lapislazuli

* **1. Priorität (fett gesetzt)**, *2. Priorität (kursiv)*, 3. Priorität (normal).

Die Edelstein-Heilkette »Schutzkraft«

Es wurde höchste Zeit für mich, mir selbst eine neue Edelstein-Heilkette zu fertigen, denn meine Lebenssituation war mehr als schutzbedürftig geworden. Gerade während meiner Schwangerschaft tauchten im persönlichen Umfeld incl. der Nachbarschaft immer mehr Spannungen auf, die zum Teil sehr heftig wurden. Schwanger, wie ich war, wollte ich mein Kind natürlich schützen, gleichzeitig die Kraft zum Kämpfen haben und die innere Klarheit bewahren.

Ich nahm meine Schatzkiste, eine Sammlung meiner persönlichen Heilsteine, schaute hinein und zog nacheinander alle Steine heraus, die mich zu meinem Vorhaben ansprachen.

Dies waren Achat, in welchem ich hätte baden können, so zog er mich an, Bergkristall, der mich in meinen Träumen begleitete, Granat, der mir das Wasser im Mund zusammenlaufen ließ, denn er erinnerte mich immer an leckere Sauerkirschbonbons, die so hart waren und ihren Geschmack der dunkelroten Kirsche nur nach langem Lutschen mit viel Einspeichelung freigaben. Ja, und zu guter Letzt mein »Liebling«, der Herausforderer, Beschützer, Begleiter, Erwärmer und eben mein Top-Ten Stein, der schwarze bis silberne Obsidian.

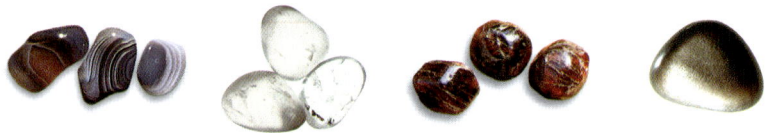

Achat, Bergkristall, Granat, Silber-Obsidian

Ich legte die Steine vor mich hin und spürte diesen enormen Energieaustausch, ach es beglückte mich, berührte mich und es war klar, der »Chef«, der Obsidian, kam in den Nacken und direkt daneben mußte der Granat – ging gar nicht anders, war wie ein Zwang – und dann wieder der Obsidian, hier gab es kein zur-Seite-Weichen. Dann kam der freundlichkühle Bergkristall neben den Herrn Obsidian, das Innere, der Achat, neben den Bergkristall und der Bergkristall wieder neben den Achat und so fort.

Ja, das war hervorragend und überaus angenehm, ich spürte so richtig die Aufregung in mir.

Ich wollte vom Verstand her die Mischung überprüfen, doch ich fühlte, dies würde nicht funktionieren. Es ist wie es ist, es kommt wie es kommt, und diese Kombination war von meinem Gefühl her eindeutig richtig.

1 Obsidian	*1 Obsidian*
3 Granat	*3 Granat*
1 Obsidian	*1 Obsidian*
1 Bergkristall	*1 Bergkristall*
1 Achat	*1 Achat*
1 Bergkristall	*1 Bergkristall*
1 Obsidian	*1 Obsidian*
3 Granat	*3 Granat*
1 Obsidian	*1 Obsidian*
1 Bergkristall	*1 Bergkristall*
1 Achat	*1 Achat*
1 Bergkristall	*1 Bergkristall*
1 Obsidian	*1 Obsidian*
3 Granat	*3 Granat*
1 Obsidian	*1 Obsidian*
1 Bergkristall	*1 Bergkristall*
1 Achat	*1 Achat*
1 Bergkristall	*1 Bergkristall*
1 Obsidian	*1 Obsidian*
3 Granat	*3 Granat*
1 Obsidian	*1 Obsidian*
1 Bergristall	*1 Bergristall*
Mitte: Achat	

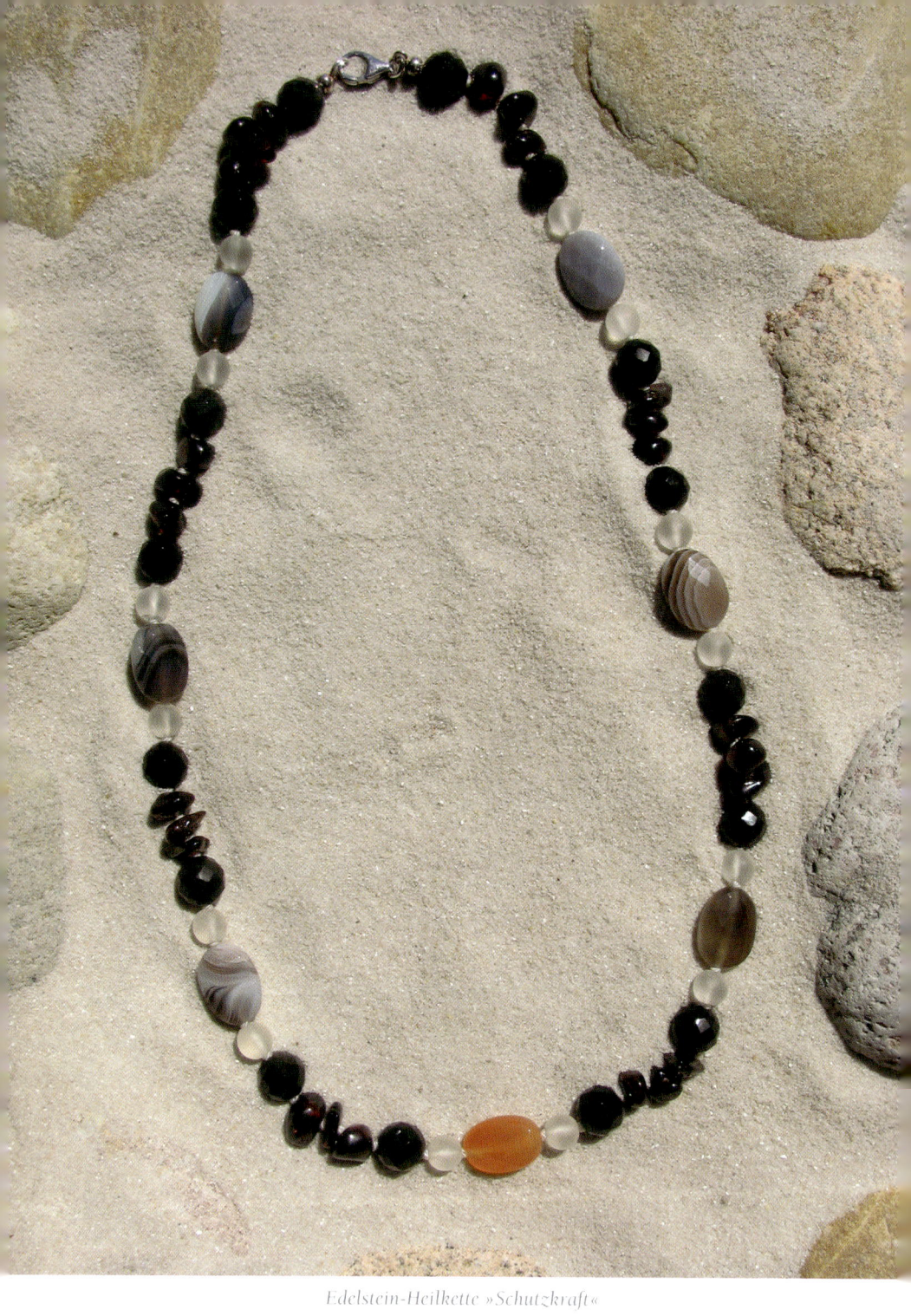

Edelstein-Heilkette »Schutzkraft«

Den amorphen Schützer-Obsidian wählte ich als facettierte Kugel, den kubischen Durchhalte-Granat als Splitter, den trigonalen klaren Bergkristall als mattierte Kugel und den trigonalen Geborgenheits-Achat als facettiertes flaches Oval. Diese Formen sind natürlich nicht zwingend und können auch anders gewählt werden.

Als ich diese Edelstein-Heilkette in meinen Händen hielt, entstand sofort der nachfolgende Vers.

Edelstein-Heilkette »Schutzkraft«
Beschützt und bewahrt in heftigen Zeiten,
innere Kraft und äußerer Schutz Dich geleiten.
Ureigenste Stärke und Handlungsvermögen,
strömen herbei, was für ein Segen.

Schluß mit schlechter Lebensqualität, Ängsten, Schocks und unbrauchbaren Verhaltensmustern. Jetzt ist Krisenbewältigung und neue Lebensqualität angesagt.

Mit innerer Stabilität, Klarheit, Konzentration und besserer Wahrnehmung werden Hindernisse mit Mut, Ausdauer, Gelassenheit und Realitätssinn gemeistert. Probleme lösen sich fortan einfach durch pragmatisches Denken, was die eigene Entwicklung fördert und zu geistiger Reife führt. Die Überwindungsfähigkeit wird so stark, daß die notwendigen, alltäglichen Dinge selbst bei massivsten äußeren Einwirkungen erledigt werden. Dieses Streben nach Verbesserung des Lebens führt zu innerer Sicherheit, Geborgenheit und einer dynamischen Lebenskraft, welche aus der eigenen Tiefe empor strömt. Lebensfreude, Mut, Hoffnung, Ausdauer und Zuversicht sind die treuen Begleiter auf dem Weg vorwärts. Neue Ideen bringen neue Sichtweisen und die Umsetzungsfähigkeit läßt sich auch nicht durch Anfeindungen und Widerstände von Außen aufhalten. Befreit, geschützt und mit einer guten Atmosphäre im Umfeld bauen sich Hemmungen ab und die Lust auf lebendige Sexualität pulsiert im Inneren des Seins.

Wirkungen auf der körperlichen Ebene

stärkt: Nerven, Kreislauf, Immunsystem

regt an: Drüsentätigkeit, Energiehaushalt, Stoffwechsel, Blutqualität, Durchblutung

lindert: Verspannungen, Schmerzen, Gefäßverengungen, Schwellungen, Übelkeit, Durchfall, Gastritis, Magengeschwüre, energetische Blockaden, Blasenbeschwerden

verbessert: Augen, Magen, Darm, Blutgefäße, Haut

gleicht aus: Gehirnhälften, Aura

vitalisiert: gefühllose, kalte und taube Körperstellen, Extremitäten

Wirkungsintensität

Diese Edelstein-Heilkette wirkt von 13 – 11 Uhr am intensivsten, und es empfiehlt sich, ab der Mitte des Tages diese Edelstein-Heilkette bis zum nächsten Morgen zu tragen.

Kristallsysteme: **trigonal**, *amorph*, kubisch *

Bildungsprinzip: **primär**, tertiär *

Mineralklasse: **Oxide**, Inselsilikat *

Edelsteine: Achat, Bergkristall, Granat, Obsidian

* 1. **Priorität (fett gesetzt)**, 2. *Priorität (kursiv)*, 3. Priorität (normal).

Die Edelstein-Heilketten »Extremsituationen«

Das Jahr 1998 war eines meiner bewegtesten Jahre überhaupt, denn mein Sohn wurde geboren, mein Mann verließ uns und meine Nachbarn hatten mir den Krieg im Haus erklärt. Ich fühlte mich allein, lebte in einem abseits liegenden Weiler, sozusagen im Wald, und war konfrontiert mit Firma, Hund, Krieg und meinem Sohn. Die Schutzkraftkette hatte mir nach der Hausgeburt gegen die Wochenbettdepressionen sehr gut geholfen, doch ich spürte, ich brauchte eine weitere Heilkette für mich »zum Wechseln«.

Ja, auch »zum Wechseln«, damit ich immer eine energiegeladene Heilkette tragen konnte, während die andere Kette gereinigt und aufgeladen wurde. Ja, das brauchte ich wirklich in dieser für mich extremen Lebenssituation.

Da es um einen »Wechsel« ging, tauschte ich den Granat gegen den Rhodonit aus, und da der Achat dann »meckerte«, nahm ich diesen ganz raus. So »einfach« entstand diese neue Heilkette. Jetzt mußte ich nur noch die Steine in die optimale Resonanz zueinander bringen.

Kurz notiert:

Obsidian – amorph – primär – Oxide – schwarz

Rhodonit – triklin – tertiär – Ketten-Silikat – rosa

Bergkristall – trigonal – primär – Oxide – klar

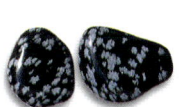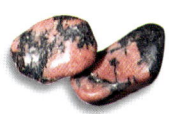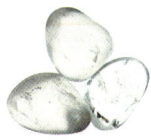

Obsidian, Rhodonit und Bergkristall

So legte ich die Steine wieder vor mich hin und spürte diesen enormen Energieaustausch. Der Obsidian kam an den Platz, den ursprünglich der Achat innehatte, der Rhodonit an den Platz des Bergkristalls und der Bergkristall bekam den ursprünglichen Platz des Granats. Ja, so paßte es optimal, und das Energiefeld fühlte sich richtig gut an.

Es gab keinerlei Impuls, diese Mischung analytisch zu überprüfen, ich war mir im Inneren 1000%ig sicher.

3 Bergkristall   3 Bergkristall
1 Rhodonit   1 Rhodonit
1 Obsidian   1 Obsidian
1 Rhodonit   1 Rhodonit
3 Bergkristall   3 Bergkristall
1 Rhodonit   1 Rhodonit
1 Obsidian   1 Obsidian
1 Rhodonit   1 Rhodonit
3 Bergkristall   3 Bergkristall
1 Rhodonit   1 Rhodonit
1 Obsidian   1 Obsidian
1 Rhodonit   1 Rhodonit
3 Bergkristall   3 Bergkristall
1 Rhodonit   1 Rhodonit
1 Obsidian   1 Obsidian
1 Rhodonit   1 Rhodonit
3 Bergkristall   3 Bergkristall
1 Rhodonit   1 Rhodonit
1 Obsidian   1 Obsidian
1 Rhodonit   1 Rhodonit
3 Bergkristall   3 Bergkristall
1 Rhodonit   1 Rhodonit
1 Obsidian   1 Obsidian
1 Rhodonit   1 Rhodonit
Mitte: Bergkristall

Den trigonalen klaren Bergkristall für Energie und als Verstärkung wählte ich als kleine facettierte Kugel, damit die Wirkung sich noch stärker entfalten konnte, den triklinen Rhodonit, den Verzeiher und Verletzungshelfer wählte ich als harmonische Kugel und den amorphen Schützer Obsidian wählte ich als facettiertes flaches Oval, damit sich die Energie auch hier gut in alle Richtungen verteilen konnte.

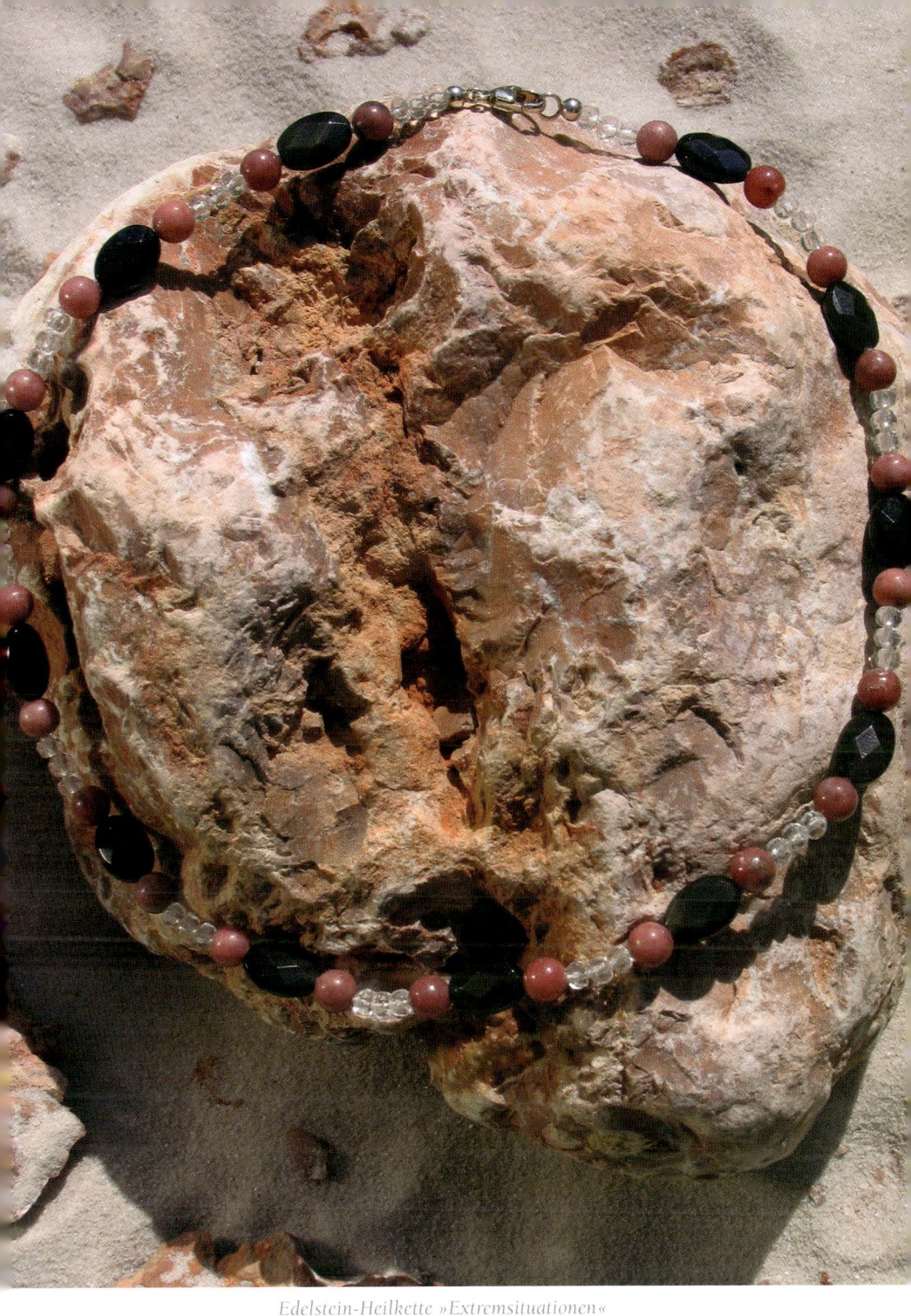

Edelstein-Heilkette »Extremsituationen«

Als ich diese Edelstein-Heilkette in meinen Händen hielt, entstand sofort der nachfolgende Vers.

Edelstein-Heilkette »Extremsituationen«
Nach tiefem Fall, gar bis ins Bodenlose,
mit Panik, Schock und Angst in der Hose –
nun unverwundbar und gestärkt,
keiner die Kraft der Steine bemerkt.

Mit mehr Klarheit, Neutralität und einer verbesserten Wahrnehmung fällt das Verstehen leichter. Eigene Standpunkte werden gestärkt und somit die persönliche Entwicklung gefördert. Selbst die Schattenseiten kommen ins Bewußtsein, wodurch die eigene Integrität verbessert wird und somit eine geistige Unverwundbarkeit entsteht. So können Konflikte endlich durch konstruktives Sein gelöst werden und die innere Selbstliebe erfährt eine Wiederbelebung. Erfahrene Blockaden, Schocks, Ängste und Traumatisierungen lösen sich allmählich, was sich durch tief greifende Erinnerungen zeigt, die ins Bewußtsein drängen.

Sämtlicher Ärger und gärende Wut schwinden langsam dahin. Die Atmosphäre reinigt sich und der starke Schutz im direkten körpereigenen Feld ist im Außen spürbar. Es gibt keine Chance mehr für negative geistige Einwirkungen und Angriffe. So verheilen auch seelische Wunden, zugefügtes Leid und Unrecht lassen sich nun verzeihen, denn es besteht keine Möglichkeit mehr für Ängste, Verwirrung und Panik. Ja, es ist ein Neuanfang, denn festgefahrene Verhaltensmuster lösen sich und eine wohlige Gelassenheit tritt zu Tage. Egal, wie heftig die Lebenssituationen auch sind, wie massiv die alltäglichen Belastungen, es gibt keine fast aussichtslosen Situationen mehr.

Wirkungen auf der körperlichen Ebene

stärkt: Nerven, Herz, Kreislauf
regt an: Drüsentätigkeit, Energiehaushalt
harmonisiert: Gehirnhälften
lindert: Verspannungen, Schmerzen, energetische Blockaden, Gefäßverengungen, Schwellungen, Übelkeit, Durchfall, Magengeschwüre

| verbessert: | Heilungskraft |
| vitalisiert: | gefühllose, kalte und taube Körperstellen, Extremitäten |

Wirkungsintensität

Diese Edelstein-Heilkette wirkt von 11 – 9 Uhr am intensivsten, und es empfiehlt sich, ab dem späten Vormittag des Tages diese Edelstein-Heilkette bis zum nächsten Morgen zu tragen.

Kristallsysteme: **trigonal**, *triklin*, amorph *
Bildungsprinzip: **primär**, *tertiär* *
Mineralklasse: **Oxide**, *Kettensilikate*
Edelsteine: Bergkristall, Obsidian, Rhodonit

* 1. **Priorität (fett gesetzt)**, 2. *Priorität (kursiv)*, 3. Priorität (normal).

Die Edelstein-Heilkette »Vertrauen und Schutz«

An einem Tag mit sehr trübem Wetter kam eine Kundin in meinen Laden, deren Stimmung exakt zum Wetter paßte. Sie hatte gar nicht vorgehabt, hierher zu kommen, hatte sich aber irgendwie zu mir hin verfahren. Da sie sich schon mal verfahren hatte, mußte dies ja irgendein Zeichen vom Schicksal sein.

Ich spürte die Schwere in ihrer Stimmung, den alten Ballast, den sie so mit sich trug. Sie schaute sich im Laden um, konnte sich aber absolut nicht entscheiden, war hin- und hergezogen von diesem und jenem.

Als ich dann höflich fragte, ob ich ihr denn helfen könne, zuckte sie vor Schreck zusammen, da ich sie aus irgendwas rausgerissen hatte. Als Antwort bekam ich dann: »Ich glaub, mir ist nicht mehr zu helfen!«

Na, das sah ich aber nun wirklich anders, und wir kamen ins Gespräch. Ich erzählte ihr von den tollen Edelstein-Heilketten, diesen begleitenden Freunden am Hals und von der Individualität einer jeden Kette. Dies machte die Frau neugierig, denn sie wollte wissen, ob eine von den Ketten für sie paßte.

Ich holte meine gute alte Einhandrute, die ich von meiner lieben Heilpraktikerin Anno 1993 gekauft hatte, und testete die bereits vorhandenen Ketten bei der Frau aus. Das Ergebnis zeigte, daß keine der bisherigen Ketten zu 100 % optimal für sie war.

Die Frau lächelte zum ersten Mal und meinte, daß sie froh sei, denn ihr Thema könne unmöglich schon dabei sein.

Sie bat mich, ihr eine Heilkette nach folgenden Vorgaben zu fertigen:

Sie war vom Sternzeichen her Fisch, wollte also einen Stein, der den Fisch in seiner Ängstlichkeit unterstützt, dann wachte sie des Nachts immer gegen 1 Uhr auf, hatte oft total krasse Stimmungsschwankungen, atmete relativ flach und hatte ab und an in der Magengegend leichte Druckbeschwerden.

Also nahm ich mir einen Zettel, die Organuhr, das Sternzeichenplakat und die Steinheilkunde und notierte mir wie folgt:

Fische – Ängstlichkeit (hätte meine Mutter sein können) – Schutz = Türkis
1 Uhr – Organzeit der Leber – Regeneration = Türkis
Stimmungsschwankungen = Triklin = Türkis paßt hier auch hervorragend

Atmung flach, leicht gepreßt (auch wie bei meiner Mama) = Türkis
Magenbeschwerden = Türkis

Tja, so wie das hier aussah, war der Türkis wirklich **der** Stein für die Frau, aber nur Türkis, nein, das würde sie nicht gebündelt am Hals verkraften, es fehlten hier noch ganz wichtige Qualitäten, aber welche?

Sie brauchte noch einen primären Stein für das neue Starten sowie etwas, das die Essenz ihres Seins bestärkt. Außerdem brauchte sie etwas, was einfach und schlicht wirkte – auf einem ausgewogenen mittleren Level – und dafür mußte ich noch etwas Trigonales finden.

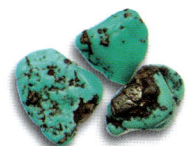

Türkis

> **Kurz notiert:**
> Primärer Stein für neues Starten
> Trigonal für Einfachheit und Ausgewogenheit

Schörl (schwarzer Turmalin) war primär-trigonal, in Michaels Liste und in meinen Erfahrungen ein optimaler Stein für Erdung, die einem »Fisch« sicher auch gut tut, vor allem in Punkto seelisch-körperliche Verarbeitung (Darmtätigkeit). Außerdem unterstützt Schörl den Türkis noch in Sachen Schutz, negativen Einflüssen aus der Umgebung und zwar auf der energetischen, emotionalen und seelischen Ebene. Der Schörl ist auch ein guter Stein zum einfachen Starten und um in das Gefühl von Ruhe und Sicherheit zu kommen.

Ich legte die Steine zusammen, um das gemeinsame Energiefeld zu spüren, doch es war zu »heftig«. So legte ich noch einen Bergkristall hinzu, der wollte jedoch mehr zum Schörl (er ist ja auch trigonal-primär). Es fühlte sich sehr nach Sturmböen an, aber dennoch richtig. Ja Sturmböen, die Energien flossen zu schnell, der Fisch, der in die Stromschnellen gerät – ich brauchte also etwas Bremsendes, eine Art Wellenbrecher, einen Stein, der das Ganze langsamer laufen lassen würde, eben am Grund des Flusses. Etwas Erdiges, ja, etwas in freundlichem Braun.

Also schwamm ich gedanklich am Grund des Flusses, sah alte Wurzeln von Bäumen (Versteinertes Holz); nein, das war es nicht, es waren

Quarzkiesel mit hellbraunem Überzug, wie rostiges Eisen … und da fielen mir plötzlich die Magengeschichten ein und es kam eine Erinnerung, wie toll ein Tigerauge gegen Magenbeschwerden bei einem Kind mit Heimweh gewirkt hatte … damals am Rhein.

Schnell schnappte ich mir die Steinheilkunde und schaute bei Tigerauge nach.

Das Erste, was mir ins Auge stach, war die chemische Formel: SiO_2 (Quarz) + FeOOH (Limonit, Eisenoxid). Das paßte zu meinem Quarzkiesel mit rostigem Eisenüberzug!

Ich legte also das Tigerauge noch zu den anderen Steinen hinzu und bingo, es fühlte sich richtig klasse an. Jetzt mußte ich nur noch schauen, wer mit wem und wer zu wem.

Kurz notiert:

Türkis – triklin – sekundär – Phosphate – türkisblau

Schörl – trigonal – primär – Ring-Silikat – schwarz

Bergkristall – trigonal – primär – Oxide – klar

Tigerauge – trigonal – sekundär – Oxide – braun-gold

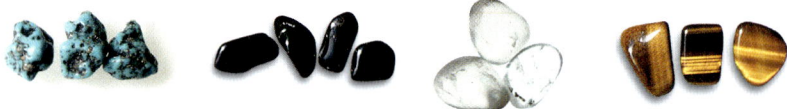

Türkis, Schörl (schwarzer Turmalin), Bergkristall und Tigerauge

Ich ließ mich von den Steinen leiten, und sie wählten ihre Plätze wie folgt:

```
        3 Bergkristall    3 Bergkristall
              1 Türkis      1 Türkis
          1 Tigerauge      1 Tigerauge
              1 Türkis      1 Türkis
          3 Bergkristall    3 Bergkristall
              1 Schörl      1 Schörl
        3 Bergkristall      3 Bergkristall
              1 Türkis        1 Türkis
        1 Tigerauge          1 Tigerauge
          1 Türkis            1 Türkis
      3 Bergkristall          3 Bergkristall
          1 Schörl            1 Schörl
      3 Bergkristall          3 Bergkristall
          1 Türkis            1 Türkis
        1 Tigerauge          1 Tigerauge
          1 Türkis            1 Türkis
          3 Bergkristall    3 Bergkristall
              1 Schörl      1 Schörl
          3 Bergkristall    3 Bergkristall
              1 Türkis      1 Türkis
          1 Tigerauge      1 Tigerauge
              1 Türkis      1 Türkis
        3 Bergkristall    3 Bergkristall
        Mitte: 1 Schörl roh
```

Den trigonalen klaren Bergkristall für Energie und als »fließendes Wasser«
wählte ich in Form einer kleinen facettierten Kugel, damit die Wirkung
sich gut in der Aura entfalten konnte, den triklinen Türkis, den Schützer
und Glücksbringer, wählte ich als freie Form, das bremsende Tigerauge
als Walze und den erdenden Schützer Schörl als rohen Kristall zur Verstärkung des Auraschutzes.

Als ich diese Edelstein-Heilkette in meinen Händen hielt, entstand sofort
der nachfolgende Vers.

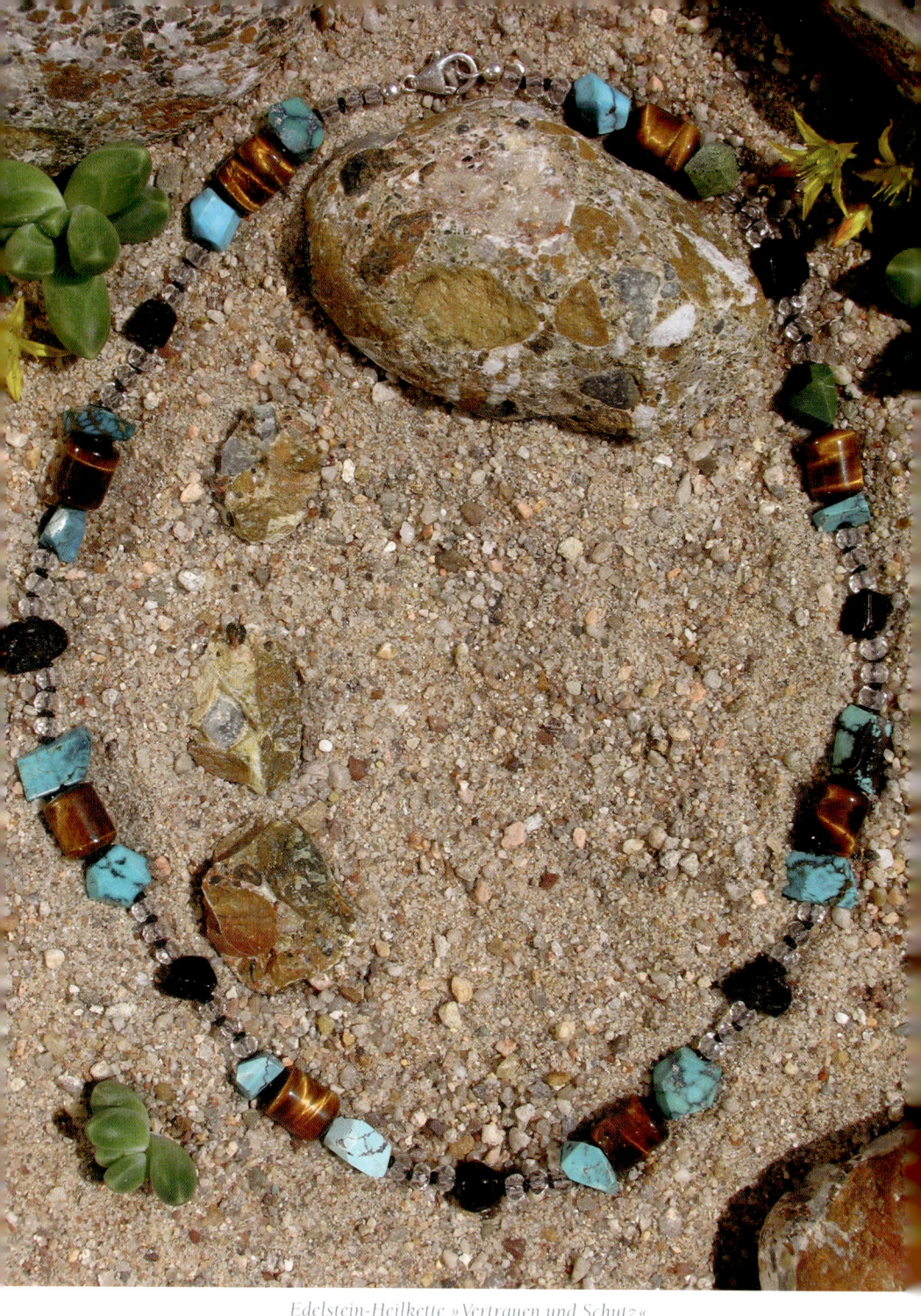

Edelstein-Heilkette »Vertrauen und Schutz«

Edelstein-Heilkette »Vertrauen und Schutz«
Wie tief auch die Gefühle stecken,
jetzt ist es Zeit, die eigne Kraft zu wecken.
Vertrauen zur Linken und Steine dabei:
fühle mich gut, sicher und völlig frei.

Auch wenn die Lebensphase noch so schwierig ist, das Glück sich abzu-
wenden droht, das Schicksal ohne Vorwarnung zuschlägt, genau dann ist
der Zeitpunkt für Gottvertrauen, Mut und aktive Tatkraft gekommen. Mit
konzentrierter Klarheit und Neutralität bewährt sich der Durchblick aus
der Distanz heraus, wodurch innere Gelassenheit gefördert und Streß
gemindert wird. So gleichen sich extreme Stimmungsschwankungen aus,
der Schlaf wird allmählich erholsamer, apathische Opferhaltung gehört
der Vergangenheit an, Niedergeschlagenheit und Erschöpfung beginnen
zu schwinden. Mit einer verbesserten Wahrnehmung und dem Verständnis für das, was sich im Umfeld zeigt, ist der Weg frei für eine gigantische
Weiterentwicklung hin zum starken eigenen Standpunkt – mit ganz viel
Bewußtheit, an der Gestaltung des eigenen Lebens zu arbeiten. Innerlich
ausgeglichen, äußerlich geschützt vor fremden Einflüssen, schwinden alte
Ängste und Depressionen lösen sich. Stattdessen treten neue Qualitäten
wie Sicherheit, Geborgenheit, gute Voraussicht, Intuition, Wachheit, Lebendigkeit und innere Ruhe zutage. Die Befreiung von Entscheidungs-
schwierigkeiten und Zweifeln tut einfach gut. Gelassenheit und Lebensfreude sowie Nüchternheit lassen alles erkennen, alles durchschauen und
hervorragend planen.

Wirkungen auf der körperlichen Ebene

regt an: Drüsentätigkeit, Entgiftung, Energiefluß, Muskelkraft,
              Regenerationsfähigkeit, Immunsystem
harmonisiert: Nerven, Gehirnhälften, Nebennieren
lindert: Schmerzen, Verspannungen, Krämpfe, Übelkeit,
              Durchfall, Rheuma, Gicht, Arthritis, Magen-, Nieren- und
              Schilddrüsenbeschwerden, Virusinfektionen, Entzündun-
              gen, Asthma, Erschöpfung, Übersäuerung, Strahlen-
              einflüsse, Depressionen

verbessert:	Sinneswahrnehmung
vitalisiert:	gefühllose, kalte und taube Körperstellen
reguliert:	Nebennieren

Wirkungsintensität

Diese Edelstein-Heilkette wirkt von 21 – 9 Uhr am intensivsten, und es empfiehlt sich, die regenerative Nacht und den erwachenden Morgen mit dieser Edelstein-Heilkette zu verbringen.

Kristallsysteme: **trigonal**, *triklin* *
Bildungsprinzip: **primär**, *sekundär* *
Mineralklasse: **Oxide**, *Phosphate*, Ringsilikate *
Edelsteine: Bergkristall, Tigerauge, Schörl, Türkis

* 1. **Priorität (fett gesetzt)**, 2. *Priorität (kursiv)*, 3. Priorität (normal).

Die Edelstein-Heilkette »Stärke«

Im Jahr 1998 kam eine sehr liebe Kundin in meinen Laden, die auch heute noch von ihrer Heilkette begeistert ist. Wir unterhielten uns über ihre Themen und es war interessant zu bemerken, daß wir ein gutes Gefühl zueinander hatten. So kamen wir auf die Idee, dieselbe Heilkette gebrauchen zu können.

Unsere Wünsche deckten sich wie folgt: Freiheit der Entscheidungen, Ordnung und Ruhe, Leichtigkeit und Glück, Lösung von Verstrickungen und Abhängigkeit, guter eigener Standpunkt, Auflösung von unerwünschten Einflüssen, Erkennen von Ängsten und deren Transformation.

Obwohl ihre Lebenssituation eher im partnerschaftlich-familiären und meine eher im beruflich-nachbarschaftlich-familiären Bereich lag und sie schon große Kinder hatte und ich erst ein Baby, waren unsere Schwingungen in vielem gleich.

So machte ich mich, ihre Story im Herzen und meine eigene Geschichte sozusagen am Bein, an die Arbeit und ging mit Hund und Kind in den Wald spazieren. Wie oft war ich diesen Weg gelaufen, immer glücklich, an solch einem idyllischen Platz zu leben – und nun? Alles war anders, dennoch lief ich wie immer den gleichen Weg … »wie immer kubisch«, dachte ich und mußte grinsen. Ja, ja, kubisches Loslassen war angesagt, der Freigeist, ja, ja, da mußte Fluorit her. Ich kam an dem »Tor« der Bäume vorbei, bog ab Richtung kleine Quelle und sah in ihr den klaren, reinen Bergkristall, genau: die Klarheit für die kommende Entwicklung und Veränderung. Nun war ich auf der kleinen Anhöhe, rechts von mir lag der Wald, links eine Wiese, uralte Obstbäume, das schmale Tal und wieder Berghänge und Wald. Etwas weiter links stieg grauer Qualm hoch und zog langsam, recht gleichmäßig durch das Tal. Ein ungewöhnlicher Anblick zum blauen Himmel, dem saftigen Wald und dem Bächlein neben der asphaltierten Straße. Ich fühlte, wie meine Stimmung plötzlich in Bewegung kam, denn es war ein spezieller Qualm, der zum Himmel stank, und ich spürte, wie ich erkennen mußte, daß auch der schönste Platz nur dann wirklich schön bleibt, wenn es energetisch stimmig ist. Unweigerlich verdichtete sich meine Aura und ich erinnerte mich an meine Erfahrungen mit Labradorit, dem gräulich-blauen Stein, der so wundervoll die Illusionen nimmt. Ich ging weiter, blickte auf meinen kleinen Sohn und dann hinüber zu meiner Hündin, die genüßlich auf der Wiese nach Mäusen suchte und spürte so ganz tief in mir drinnen diese unbändige Lebenskraft, diese Liebe und diesen Wunsch, einfach in Ruhe und glücklich zu leben, und dann blendeten mich die Strahlen der Sonne durch das Blätterwerk des einsamen alten Baumes, der da am Rand der Wiese stand. »Rutilquarz« schoß es mir durch den Kopf, ja der war es, der gehörte mit zu dieser Kombination. Wie von Zauberhand bewegt drehte ich mich um und ging heim, ich mußte jetzt an dieser Energie dran bleiben.

Kurz notiert:
Fluorit – kubisch – primär – Halogenide – violett-grün-blau
Bergkristall – trigonal – primär – Oxide – klar
Labradorit – triklin – primär – Gerüstsilikate – grau-blau schimmernd
Rutilquarz – trigonal/tetragonal – primär – Oxide – klar mit Goldfasern

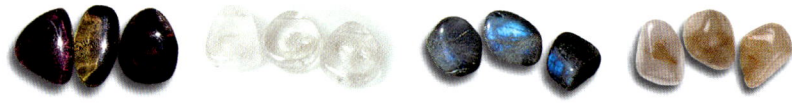

Fluorit, Bergkristall, Labradorit und Rutilquarz

Ohne zu überlegen legte ich den Rutilquarz in die Mitte, ja da wollte ich hin und zwar doppelt und dreifach. Abwechselnd legte ich Labradorit und Bergkristall für die Gegenwart und im hinteren Teil dann für das Loslassen, verbunden mit Klarheit und Energie, den Fluorit. Ja, das war Klasse, das fühlte sich so richtig lecker an.

Ich vertraute meiner guten Eingebung und freute mich auf das Ergebnis dieses Energiekreises an meinem Hals.

3 Bergkristall 3 Bergkristall
1 Fluorit 1 Fluorit
3 Bergkristall 3 Bergkristall
3 Labradorit 3 Labradorit
3 Bergkristall 3 Bergkristall
3 Labradorit 3 Labradorit
3 Bergkristall 3 Bergkristall
3 Labradorit 3 Labradorit
3 Bergkristall 3 Bergkristall
3 Labradorit 3 Labradorit
3 Bergkristall 3 Bergkristall
1 Rutilquarz 1 Rutilquarz
1 Bergkristall 1 Bergkristall
1 Rutilquarz 1 Rutilquarz
1 Bergkristall 1 Bergkristall
Mitte: Rutilquarz

Den trigonalen klaren Bergkristall für Energie und als Verstärkung wählte ich als Button, der in der Ausstrahlung etwas intensiver ist als eine Kugel, aber nicht so heftig wie facettierte Steine oder Splitter. Den kubischen Loslaß-Lösungs-Fluorit wählte ich als kantige freie Form, der sollte mich so richtig energetisch »in den Hintern treten«, und den triklinen Auraschützer Labradorit wählte ich ebenfalls als Button, sozusagen als eine Art Schutzschild der Gegenwart. Für die erfüllende, sonnige und selbstsichere Zukunft mit Verwirklichung aller Ziele wählte ich klare, kantige, freie Formen vom Rutilquarz. Auch diese Formen sind natürlich nicht zwingend und können ggf. anders gewählt werden.

Als ich diese Edelstein-Heilkette in meinen Händen hielt, entstand sofort der nachfolgende Vers.

Edelstein-Heilkette »Stärke«

Leuchtend klar wie die Sterne,
die Seelen strahlen schon aus der Ferne.
Rein und voller Energie, die in Bewegung ist,
vorbei ist es mit dem alten Mist.

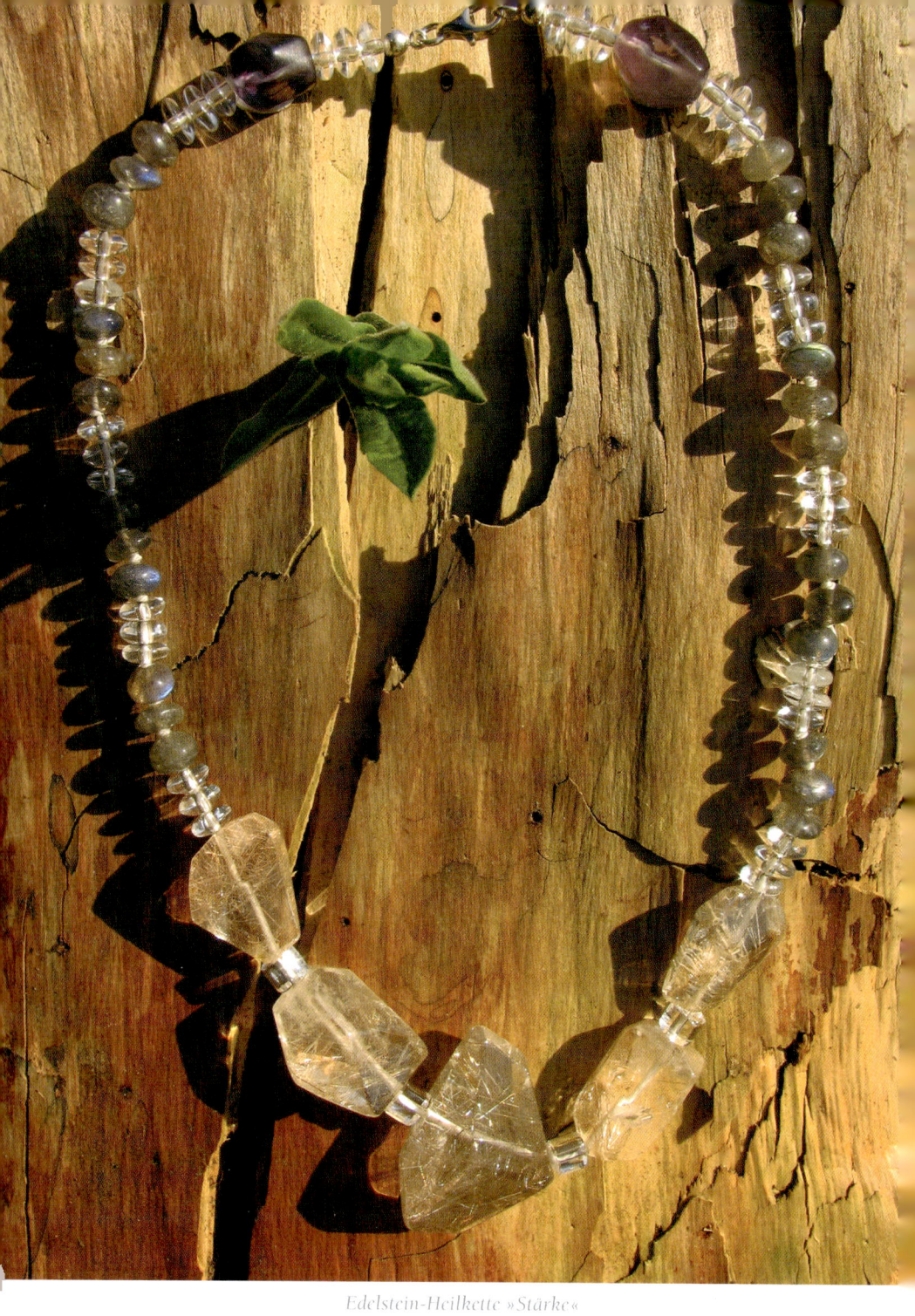

Edelstein-Heilkette »Stärke«

Vorbei muß es sein mit zwanghaften Verhaltens- und Denkmustern, mit ungünstigen Verstrickungen in Zwänge von Abhängigkeit und Begrenzung. Jetzt wird die Aufmerksamkeit auf die positiven Ereignisse des Alltags gelegt und das allgemeine Auffassungsvermögen und die Wahrnehmungsfähigkeit gesteigert. Mit Klarheit und gutem Verständnis läßt sich der eigene Standpunkt immer stark und gut vertreten. So lösen sich unerwünschte Einflüsse auf, Ziele können wesentlich besser verfolgt werden und der »gute Riecher« hat jegliches Vertrauen verdient. Mit Abwechslung und einer neuen Lebendigkeit ist der Alltag immer in positiver Bewegung, die Intuition kraftvoll, die Gefühle tief und uneingestandene Ängste im Bewußtsein und in der Auflösung. Gute Laune, Hoffnung, Unabhängigkeit und mediale Gaben sind von nun an treue Begleiter. Es ist nun möglich, mit der notwendigen Kraft, dem unerläßlichen Vertrauen und eben auch der Geborgenheit, die doch so wichtig ist für ein inneres Wohlbefinden, unabhängig den eigenen Weg zu gehen. Daraus entsteht ein Leben mit Freigeist, Wahrheit, der Freiheit der Entscheidungen, dem Raum für kreative Ideen, dem Rahmen für Ordnung und Struktur. Welch ein Glück, dies alles mit dem Vergangenen zu reflektieren und dann endgültig nach vorn zu blicken, in ein Leben voller Leichtigkeit und frei von Illusionen.

Wirkungen auf der körperlichen Ebene

regt an:	Drüsentätigkeit, Entgiftung, Entschlackung, Regeneration, Energiefluß
stärkt:	Nerven, Leber, Lunge, Atmung, Haut, Schleimhäute, Knochen
harmonisiert:	Gehirnhälften
lindert:	Schmerzen, Erkältung, Rheuma, Gicht, Übelkeit, Durchfall, Steifheit, Gelenkbeschwerden und -entzündung, trockenen Husten, chronische Bronchitis
verbessert:	körperliche Beweglichkeit
vitalisiert:	gefühllose, kalte, taube Körperstellen
senkt:	Blutdruck

Wirkungsintensität

Diese Edelstein-Heilkette wirkt von 21 – 7 Uhr am intensivsten, und es empfiehlt sich, die regenerative Nacht mit dieser Edelstein-Heilkette zu verbringen.

Kristallsysteme: **trigonal**, *triklin*, kubisch, tetragonal
Bildungsprinzip: **primär**
Mineralklasse: **Oxide**, *Gerüstsilikate*, Halogenide
Edelsteine: Bergkristall, Fluorit, Labradorit, Rutilquarz

* 1. **Priorität (fett gesetzt)**, 2. *Priorität (kursiv)*, 3. Priorität (normal).

Die Edelstein-Heilkette »Selbstbewußtsein«

Diese Kette entstand auf Wunsch einer netten Frau, die darunter litt, zu wenig Selbstbewußtsein zu haben. Sie erzählte von mangelndem Vertrauen in sich und auch andere Menschen, von Ängsten und unruhigem Schlaf sowie dem Gefühl, nicht geliebt zu werden. Ihr Leben schien ein Chaos von Verletzungen, Negativem und Energieverlust zu sein und sie fühlte sich innerlich »völlig wacklig auf den Beinen«.

Wichtig war ihr, daß sie vorher wußte, welche Steine in die Kette kommen. Mit dem Gedanken, daß eine Heilkette entsteht und sie Angst haben müßte, sie könnte ihr nicht gefallen, wollte sie nicht so gerne leben.

Also gut, so wählten wir nach der intuitiven Steinheilkunde drei Steine für Körper, Seele und Geist. Der Seelenstein wurde dabei von ihr mit dem Auge ausgesucht, der Körperstein blind mit der Hand erfühlt und der Geistesstein durch ein »Orakelspiel« ermittelt (siehe dazu auch Michael Gienger, *Die Steinheilkunde*, Kapitel »Die Intuitive Steinheilkunde«). Als Seelenstein wählte sie dabei den Chrysopras, als Körperstein den Rhodonit und als Geistesstein kam der Labradorit.

Kurz notiert:

Chrysopras – trigonal – sekundär – Oxide – apfelgrün

Labradorit – triklin – primär – Gerüstsilikate – grau-blau schimmernd

Rhodonit – triklin – tertiär – Kettensilikate – rosa

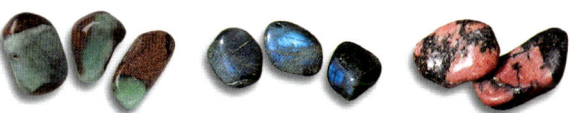

Chrysopras, Labradorit, Rhodonit

Ich fand diese Mixtour grandios, denn sie paßte hervorragend zum beschriebenen Thema. Sogleich legte ich die Steine in einen harmonisch verlaufenden Kreis. Wichtig war mir hierbei, daß der Labradorit die Dominanz hatte und neben jedem größeren Labradorit abwechselnd entweder Chrysopras oder Rhodonit lag.

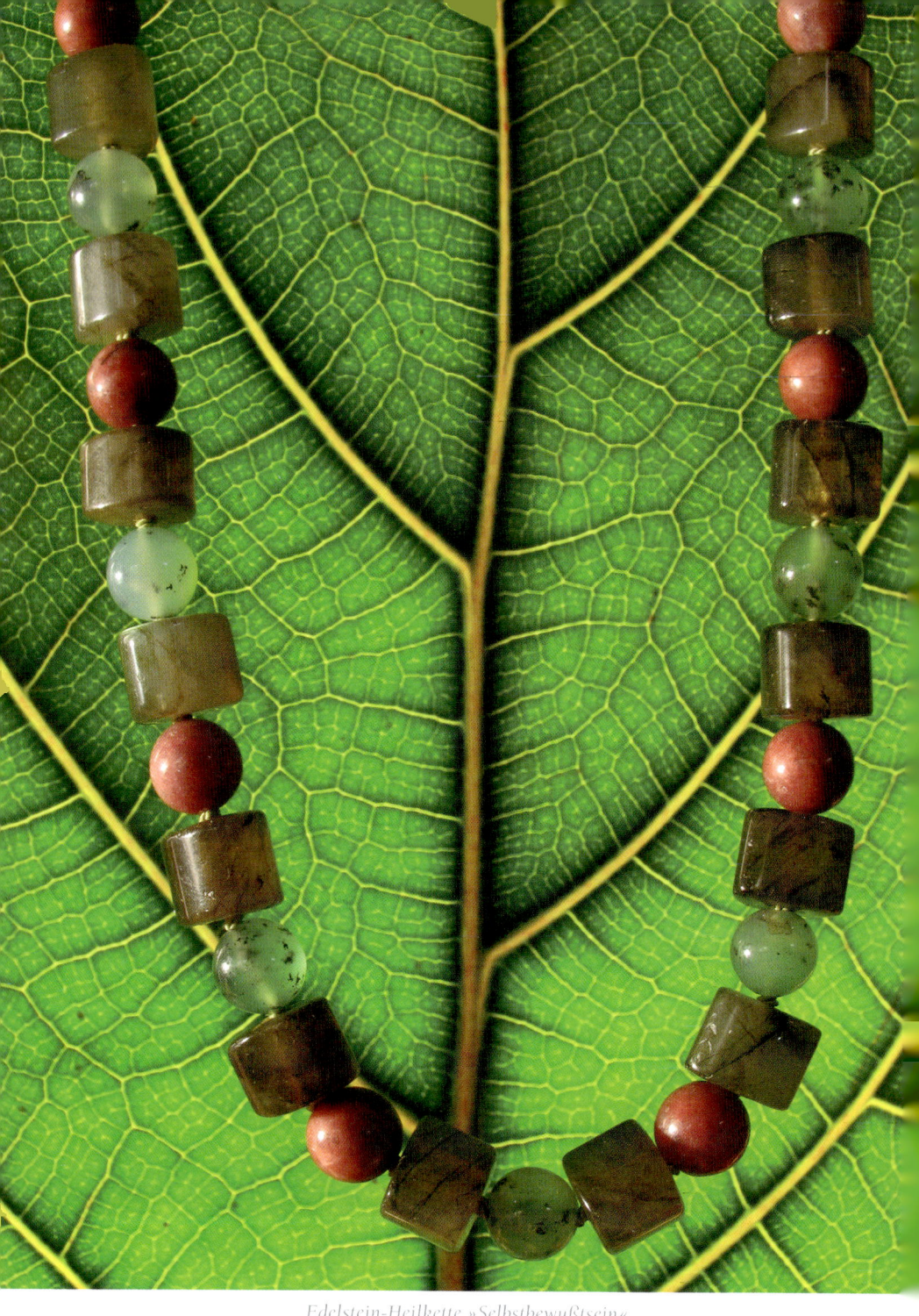

Edelstein-Heilkette »Selbstbewußtsein«

Das Schönste dabei war jedoch: Die Kundin war verzückt von diesen Edelsteinen und ihrer Anordnung und freute sich nun sehr auf ihre Heilkette und den dazugehörigen Text.

1 Chrysopras   1 Chrysopras
1 Labradorit   1 Labradorit
1 Rhodonit   1 Rhodonit
1 Labradorit   1 Labradorit
1 Chrysopras   1 Chrysopras
1 Labradorit   1 Labradorit
1 Rhodonit   1 Rhodonit
1 Labradorit   1 Labradorit
1 Chrysopras   1 Chrysopras
1 Labradorit   1 Labradorit
1 Rhodonit   1 Rhodonit
1 Labradorit   1 Labradorit
1 Chrysopras   1 Chrysopras
1 Labradorit   1 Labradorit
1 Rhodonit   1 Rhodonit
1 Labradorit   1 Labradorit
1 Chrysopras   1 Chrysopras
1 Labradorit   1 Labradorit
1 Rhodonit   1 Rhodonit
1 Labradorit   1 Labradorit
1 Chrysopras   1 Chrysopras
1 Labradorit   1 Labradorit
Mitte: Rhodonit

Für den trigonalen Seelenstein Chrysopras, d. h. für Mut, Geborgenheit und vor allem Vertrauen wählte ich eine Kugel; die Form eines geschnittenen Baguettes, eben größer als die Kugel, sollte für den triklinen Illusionskiller Labradorit genau richtig sein und für den triklinen Erste-Hilfe-Heiler Rhodonit wählte ich eine ebenso große Kugel wie beim Chrysopras.

Als ich diese Edelstein-Heilkette in meinen Händen hielt, entstand sofort der nachfolgende Vers.

Edelstein-Heilkette »Selbstbewußtsein«
Das Leben lehrt besonderst hart,
sind doch die Gefühle noch so zart.
Neue Kraft und ein Lächeln aus meiner Seele,
gelöst ist der Kloß in meiner Kehle.

Die sogenannten »scheinbaren« Zufälle häufen sich, und Gefühle von Zugehörigkeit, Selbstliebe, Vertrauen und Geborgenheit schenken die Verbindung zu Schutzengeln und dem Bewußtsein, ein Teil vom Ganzen zu sein. So findet eine Entspannung und Lösung von tiefsitzender Wut, seelischer Verletzung und anhaltendem Ärger statt. Diese Befreiung von alten belastenden Bildern hilft, Unrecht zu verzeihen, Ängste, Panik und Verwirrung zu mindern und selbst aus Liebeskummer herauszukommen und noch vorhandene Beziehungsprobleme und Illusionen konstruktiv zu lösen. Es erwacht ein besseres Verstehen durch mehr geistige Reife, Freundschaften werden gefestigt und eine allmählich entstehende Selbstzufriedenheit läßt Intuition, Medialität, Kreativität und Ideen fließen.

Vor negativen äußeren Einflüssen und Energieverlust zugunsten anderer Personen besteht ein starker Schutz und so ist der Umgang mit Provokationen, Beleidigungen und anderen persönlichen Extremsituationen gelassener und bedachter. Es zeigen sich Auswege aus scheinbar auswegslosen Situationen, denn die Aufmerksamkeit wird zu den guten Ereignissen gelenkt, und der Phantasie, der Gefühlstiefe, dem Einfühlungsvermögen und der inneren Erkenntnis sind keine Grenzen gesetzt. Vorbei ist es mit Alpträumen, zwanghaften Handlungen, Verhaltens- und Denkmustern. Egal, wie groß die kommenden Veränderungen auch sein mögen, mit Konzentration auf sich selbst, Gottvertrauen und den freigesetzten medialen Gaben läßt sich alles meistern.

Wirkungen auf der körperlichen Ebene

regt an: Entgiftung, Entschlackung, Leber, Fruchtbarkeit,
             Regenerationskraft
stärkt: Herz, Kreislauf, Muskeln

lindert:	Hautbeschwerden, Rheuma, Gicht, Erkältungen, Kälteempfindungen, Allergien, Epilepsie, Autoimmunerkrankungen, Magengeschwüre, Multiple Sklerose
senkt:	Blutdruck

Wirkungsintensität
Diese Edelstein-Heilkette wirkt von 19 – 13 Uhr am intensivsten, und es empfiehlt sich, die regenerative Nacht und den dynamischen Vormittag mit dieser Edelstein-Heilkette zu verbringen.

Kristallsysteme: **triklin**, *trigonal* *
Bildungsprinzip: **primär**, *tertiär*, sekundär *
Mineralklasse: **Gerüstsilikate**, *Kettensilikate*, Oxide *
Edelsteine: Chrysopras, Labradorit, Rhodonit

* 1. Priorität (fett gesetzt), 2. *Priorität (kursiv)*, 3. Priorität (normal).

Die Edelstein-Heilkette »Lichtkraft«

Erst nach Jahren erschien der erste Mann, der sich für diese Art von Heilketten interessierte; ich war hocherfreut darüber.

Er meinte, eine schlichte, einfache Kette, die ihm einfach beim seelischen wie körperlichen Entgiften helfen würde und natürlich seine Gelenkbeschwerden lindern könnte, würde ihm schon gut gefallen, denn ansonsten ging es ihm ja soweit gut und im Alter, da hat man halt ab und an ein Zipperlein … Dabei grinste er wie ein Lausbub und seine Augen leuchteten wie ein sonniger Sommermorgen beim gemütlichen Frühstükken im Garten.

Die Leichtigkeit, die mir dieser Mann vermittelte, dieses Leuchten in seinen Augen mit dem verschmitzen Grinsen, dieses Bild blieb standhaft vor mir, und so ging ich zu meinem großen Edelsteinschrank und blickte hinein und wartete bis ich in Resonanz kam. Aber diesmal kam keine! Immer noch beim sonnigen Sommermorgen mit dieser Leichtigkeit, dem Grinsen und dem Leuchten in seinen Augen ging ich zu meiner Schatzkiste. Vielleicht war hier des Rätsels Lösung. Ich öffnete, blickte in eine Fülle von allerfeinsten und allerschönsten Heilsteinen und siehe da, die Resonanz war da. Total intensiv, und so merkte ich mir das, was mir die Steinchen vermittelten: Bernstein für die Freude, Sommersonne am Morgen mit leckerem Frühstück. Chrysopras, das Grün des Sommers, satt, saftig und prall, sowie Bergkristall, der Energiespender und Verstärker, für die von der Nacht übriggebliebenen Tröpfchen auf den Blättern der Pflanzen.

Kurz notiert:

Chrysopras – trigonal – sekundär – Oxide – apfelgrün

Bernstein – amorph – sekundär – organisch (fossiles Harz) – gelb

Bergkristall – trigonal – primär – Oxide – klar

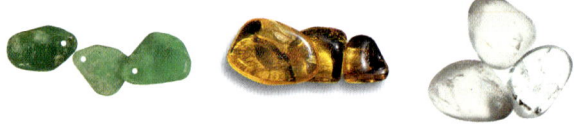

Chrysopras, Bernstein und Bergkristall

Nun schaute ich noch bei der analytischen Steinheilkunde nach, ob diese drei Steinsorten paßten. Nachdem ich alle Bereiche überprüft hatte, wußte ich, diese Mischung war für diesen Mann optimal.

Den Energie-Power-Pack Bergkristall legte ich sogleich in den Nacken, daneben Chrysopras, den Entgifter auf allen Ebenen, und dann wieder Bergkristall. So wurde der Chrysopras optimal in seinen Fähigkeiten unterstützt. Dann folgte der leichte, sonnige, fröhliche Bernstein. Er war ebenso in Bergkristall gebettet wie der Chrysopras. Dies wurde eine Heilkette, die leicht wie eine Feder am Hals lag, fast nicht zu spüren.

Für den trigonalen Energieverstärker Bergkristall nahm ich facettierte Kugeln, um eine starke Ausstrahlung und Energieverteilung zu erreichen. Genauso nahm ich für den Entgifter auf allen Ebenen, den Chrysopras, dieselben facettierten Kugeln, damit bei solch einer zierlichen Heilkette eine gezielte Wirkung spürbar wurde. Für den strukturlosen Bernstein nahm ich strukturlose kleine getrommelte Steinchen, wie es der Fröhlichkeit und Lebensfreude entspricht.

3 Bergkristall	*3 Bergkristall*
3 Chrysopras	*3 Chrysopras*
3 Bergkristall	*3 Bergkristall*
3 Bernstein	*3 Bernstein*
3 Bergkristall	*3 Bergkristall*
3 Chrysopras	*3 Chrysopras*
3 Bergkristall	*3 Bergkristall*
3 Bernstein	*3 Bernstein*
3 Bergkristall	*3 Bergkristall*
3 Chrysopras	*3 Chrysopras*
3 Bergkristall	*3 Bergkristall*
3 Bernstein	*3 Bernstein*
3 Bergkristall	*3 Bergkristall*
3 Chrysopras	*3 Chrysopras*
3 Bergkristall	*3 Bergkristall*
	3 Mitte-Steine Bernstein

Als ich diese Edelstein-Heilkette in meinen Händen hielt, entstand sofort der nachfolgende Vers.

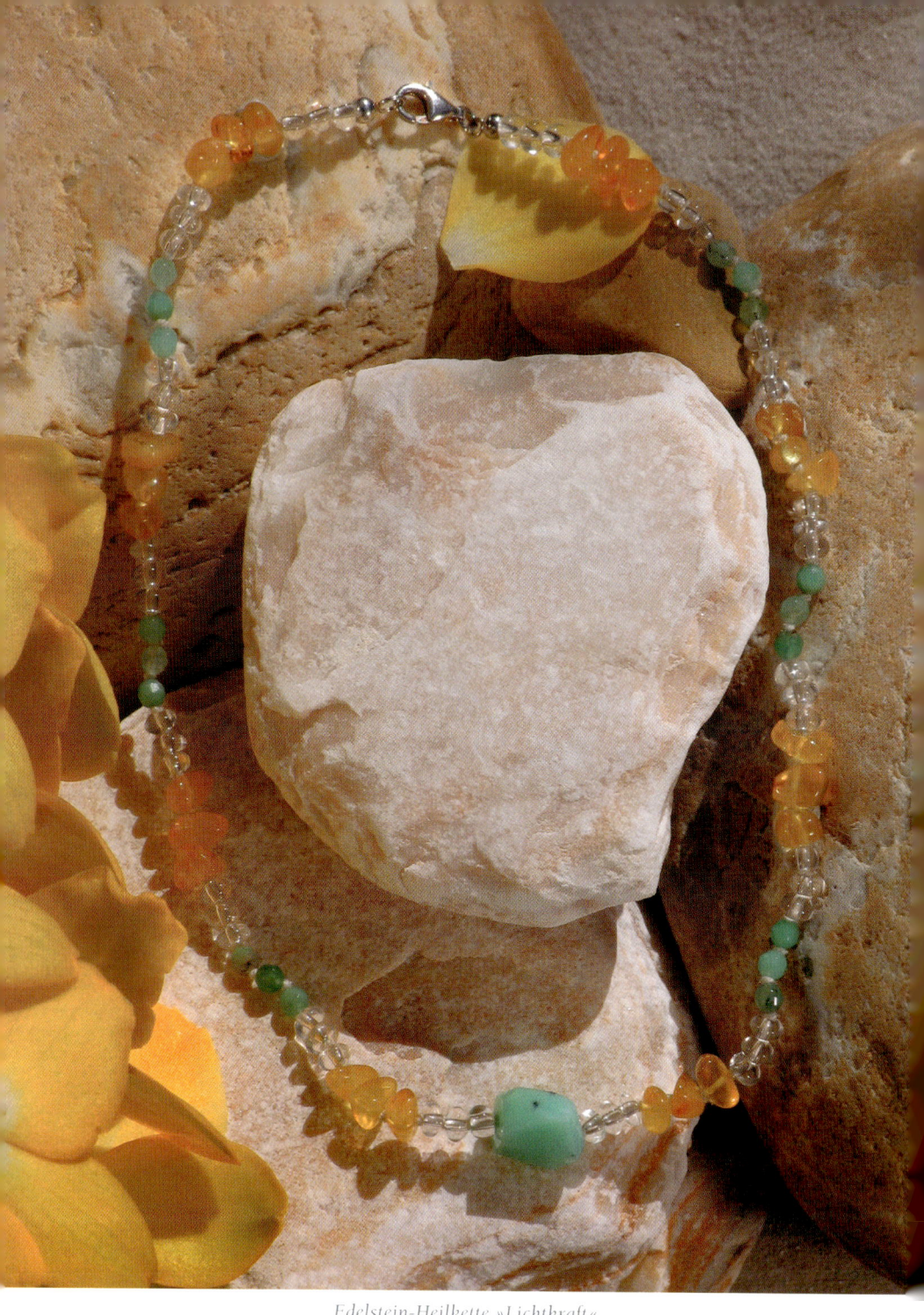

Edelstein-Heilkette »Lichtkraft«

Edelstein-Heilkette »Lichtkraft«
Leicht, geborgen und beschwingt,
Liebe und Fröhlichkeit in mir singt.
Glück, Erfolg und noch viel mehr,
Engel umgeben mich, ja, des Himmels Heer.

Durch eine intensivere und bewußte Wahrnehmung zu spüren und zu erfahren, Teil eines größeren Ganzen zu sein, ist schon ein Erlebnis für sich. Die Aufmerksamkeit auf die scheinbaren Zufälle im Leben zu lenken und die Verbindung zu den Schutzengeln zu festigen, das schenkt Vertrauen, macht aufgeschlossen, spontan und friedliebend. Das Leben gestaltet sich von nun an von Sonne und Licht durchströmt, sanft und gleichzeitig voller Leichtigkeit, einfach froh, aktiv, kreativ und extravertiert. Die Dinge im Leben sind plötzlich viel klarer und vor allem neutraler und werden mit mehr Geduld und Weisheit angegangen. Das Selbstvertrauen kommt immer mehr ins Bewußtsein, was sich auf die Selbständigkeit, die Willenskraft und den eigenen Glauben an leichten Erfolg positiv auswirkt. Persönliche Standpunkte sowie innere und äußere Entwicklungen werden aktiviert und verstärkt. Selbst Liebeskummer, Eifersucht und anderweitige Beziehungsprobleme sowie große Veränderungen werden zu erkenntnisreichen Prozessen. Schlummernde Eigenschaften wie Verständnis, Einfühlungsvermögen und Milde dringen aus dem Herzen und durchströmen den gesamten Körper. Befreit von belastenden Bildern kehrt auch das **Lächeln** wieder zurück. Durch innere Zufriedenheit bildet sich eine große Ruhe und liebevolle Gefühle von Geborgenheit durchströmen den Körper. Die Ausstrahlung (strahlend wie die Sonne) ist ansteckend für die Mitmenschen. Sorglosigkeit, Glück und Fröhlichkeit machen beschwingt und leicht. Verloren geglaubte Fähigkeiten decken sich auf, und Erinnerungen dringen wieder ins Bewußtsein zurück. Der Einklang mit den höheren Idealen wird verstärkt, und zwanghafte Handlungen, Verhaltens- und Denkmuster lösen sich allmählich auf. Auf positive Ereignisse im Leben wird die Aufmerksamkeit gelenkt, und die eigene Wunscherfüllung gewinnt wieder an Bedeutung, weil Widerstände sich abbauen. Mit zunehmender Flexibilität bekommt auch die Kreativität wieder mehr Raum im Alltag. Selbst wenn große Veränderungen anstehen, lösen sich Probleme auf einfache Weise und das schenkt Sicherheit.

Wirkungen auf der körperlichen Ebene

regt an: Entgiftung, Entschlackung, Leber, Fruchtbarkeit, Drüsentätigkeit, Energiefluß, weiße Blutkörperchen

stärkt: Schleimhäute, Nerven, Wirbelsäule, Abwehrkräfte

lindert: Hautbeschwerden, Rheuma, Gicht, Allergien, Magen-, Milz-, Nieren-, Leber- und Gallenblasenbeschwerden, allgem. Schmerzen, Übelkeit, Durchfall, Gelenkbeschwerden, Diabetes, Epilepsie, Grippe, Krämpfe, Ischiasbeschwerden

harmonisiert: Gehirnhälften, Herzrhytmus

vitalisiert: gefühllose, kalte, taube Körperstellen

Wirkungsintensität

Diese Edelstein-Heilkette wirkt 24 Stunden täglich und ist somit eine stetige Begleiterin.

Kristallsysteme: **trigonal**, *amorph* *
Bildungsprinzip: **sekundär**, *primär* *
Mineralklasse: **Oxide**, *fossiles Harz (organische Substanz)* *
Edelsteine: Bergkristall, Bernstein, Chrysopras

* **1. Priorität (fett gesetzt)**, *2. Priorität (kursiv)*, 3. Priorität (normal).

Die Edelstein-Heilkette »Belastbarkeit«

Nachdem alles um mich herum immer heftiger und meine eigene Lebens-situation allmählich zu einer »Wahnsinns«-Belastung geworden war, ja selbst meine bisher unerschütterliche Lebensfreude immer mehr einge-kreist und enger wurde, beschloß ich, mir zu meinen beiden Heilketten noch eine dritte anzufertigen. Die Edelstein-Heilketten »Schutzkraft« und »Extremsituationen« hatten mir ja sehr gut geholfen, aber zwischen-drin wollte ich auch einfach mal wieder eine andere Qualität fühlen, eben das, wonach ich mich sehnte.

Dieser Sehnsucht folgte ich und schnappte mir meine Schatzkiste. Ich wollte einfach mit meinen Augen sehen, welche Steine in mir die stärkste Resonanz auslösen würden. – Es ging ruckzuck, ich war selbst überrascht, wie schnell ich die Steine herausgenommen hatte. Kaum hingeschaut, hatte ich sie schon in der Hand!

> **Kurz notiert:**
> Magnesit – trigonal – sekundär – Carbonat – weiß-grau
> Rauchquarz – trigonal – primär – Oxide – braun transparent
> Rhodochrosit – trigonal – sekundär – Oxide – rosa

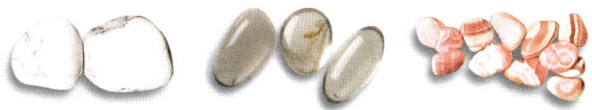

Magnesit, Rauchquarz und Rhodochrosit

Ich war so sehr entschlossen, aus diesen Steinen eine Heilkette für mich zu machen, daß ich es innerlich ablehnte, hier irgendetwas zu überprü-fen. Ich wollte es fühlen und dabei lernen.

Den entspannenden »Ich-hab-mich-einfach-lieb«-Magnesit legte ich gleich mal in den Nackenbereich, daneben den enthusiastischen energie-bringenden und aktiven Rhodochrosit und dann den klassischen »Anti-Streß-Stein«, den Rauchquarz. Dieser wurde genau so wie der Magnesit von jeweils 3 Rhodochrositen eingebettet.

Für diesen trigonalen Mix machte ich es mir auch mit den Formen entsprechend einfach, das ging gar nicht anders. Ich nahm eine Kugel für den »Ich-hab-mich-lieb«-Magnesit, denn er sollte so harmonisch wie möglich in meiner Aura schwingen. Für den dynamischen »Freude-erleben«-Rhodochrosit wählte ich kleine Trommelsteinsplitter. Der Rhodochrosit ist der dominante Anteil in dieser Heilkette. Von Freude kann man ja wirklich nicht genug bekommen. Den Rauchquarz wählte ich als facettiertes Rechteck, damit ich auch ja die Schwingung gezielt spürte, die mich vom Streß »runterfahren« ließ und meine Belastungsfähigkeit steigerte.

1 Magnesit   *1 Magnesit*
3 Rhodochrosit   *3 Rhodochrosit*
1 Rauchquarz   *1 Rauchquarz*
3 Rhodochrosit   *3 Rhodochrosit*
1 Magnesit   *1 Magnesit*
3 Rhodochrosit   *3 Rhodochrosit*
1 Rauchquarz   *1 Rauchquarz*
3 Rhodochrosit   *3 Rhodochrosit*
1 Magnesit   *1 Magnesit*
3 Rhodochrosit   *3 Rhodochrosit*
1 Rauchquarz   *1 Rauchquarz*
3 Rhodochrosit   *3 Rhodochrosit*
1 Magnesit   *1 Magnesit*
3 Rhodochrosit   *3 Rhodochrosit*
1 Rauchquarz   *1 Rauchquarz*
3 Rhodochrosit   *3 Rhodochrosit*
1 Magnesit   *1 Magnesit*
3 Rhodochrosit   *3 Rhodochrosit*
1 Rauchquarz   *1 Rauchquarz*
3 Rhodochrosit   *3 Rhodochrosit*

Mitte: 1 Magnesit

Als ich diese Edelstein-Heilkette in meinen Händen hielt, entstand sofort der nachfolgende Vers.

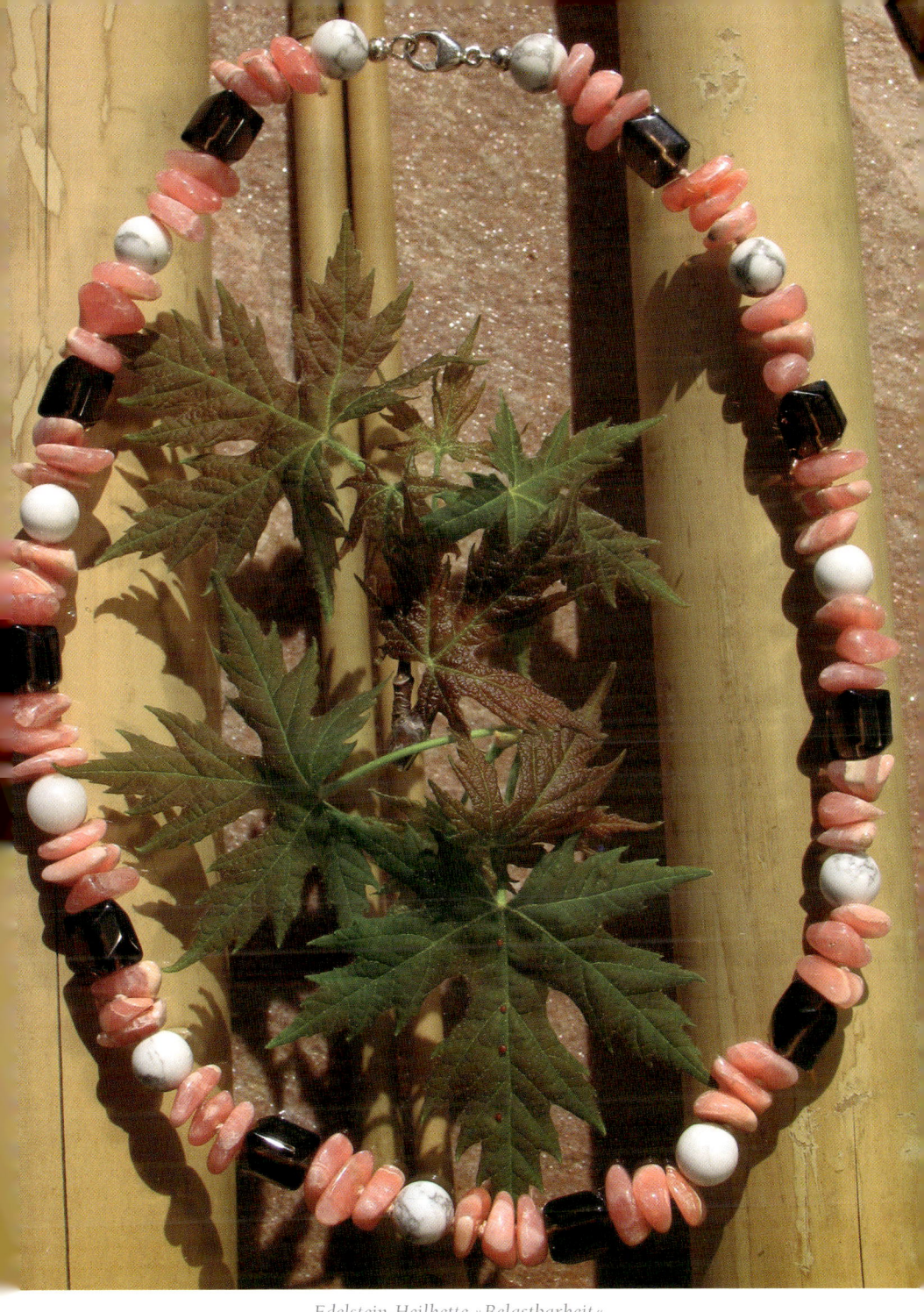

Edelstein-Heilkette »Belastbarkeit«

Gereizt, im Streß der Alltagslast,
und ständig das schöne Leben verpaßt;
jetzt folgt Enthusiasmus und wahre Kraft,
für Freiraum, Ideen – und viel wird geschafft.

Schwere Zeiten, Leid, Anspannung, überdurchschnittliche Anstrengungen und Streß produzieren frustrierte Gefühle, Ängste, Gereiztheit und Nervosität, die stetigen Begleiter des Alltags. Nun kommt die Wende, denn die allgemeine Belastbarkeit erhöht sich allmählich, Gefühle von Lebensbejahung, Selbstliebe, Selbstvertrauen, Enthusiasmus, Wachheit, Dynamik, Konzentration und Nüchternheit breiten sich im Innern aus. Geduld entsteht, Spannungen bauen sich ab. Die Widerstandskraft gegen äußere Einflüsse steigert sich erheblich und die allseits bekannten Streßfaktoren werden direkt und bewußt angegangen, wodurch sich endlich Arbeiten erledigen lassen, die dringend gemacht werden müssen. Sie gehen sogar leicht von der Hand. So bekommen heftige Gefühlsregungen endlich die Chance, abzuklingen, sich zu wandeln in eine gute Kraft, allumfassend lieben zu können. Die innere und äußere Ausstrahlung wird harmonischer. Durch mehr innere Ruhe und geistige Entspannung werden starke Emotionen handzahm. So wachsen auch die seelische Belastbarkeit und die gesamte Lebensenergie. Diese neue Lebendigkeit erfüllt mit Ideen und tatkräftiger Arbeit. Leicht, beschwingt, aber auch spontan werden Stimmungen und Gefühle gezeigt, denn es herrschen neben Freude, Triebkraft und Fröhlichkeit auch die Nüchternheit und der Realismus, welche für innere Klarheit sorgen. So lassen sich Gedanken von Gefühlen besser trennen, was die Fähigkeit des Hinhörens enorm steigert und emotionale Unruhe in einen harmonisch lösenden Fluß bringt. Dies geschieht selbst bei überempfindlichen Menschen, die in dieses Energiepotential kommen und ein emotionales Gleichgewicht sowie Gefühle von neu erwachender Lust nach Sexualität und Erotik wahrnehmen.

Wirkungen auf der körperlichen Ebene

regt an: Fettstoffwechsel, Kreislauf, Blutgefäßelastizität, Dünndarm, Entgiftung, Nieren, Keimdrüsen, Lymphknoten-
system, Magen, Leber

stärkt: Nerven

lindert: Migräne, Kopf-, Nacken- und Rückenschmerzen, Gefäß-,
Magen- und Darmkrämpfe, Unterleibsbeschwerden,
Cholesterin, Strahlenschäden, Multiple Sklerose

harmonisiert: Magnesiummangel

beugt vor: Gewebs- und Gefäßverkalkung, Herzinfarkt

Wirkungsintensität

Diese Edelstein-Heilkette wirkt von 7 – 3 Uhr am intensivsten. Es empfiehlt sich, den aktiven Tag und den späten Abend mit ihr zu verbringen.

Kristallsysteme: **trigonal**
Bildungsprinzip: **sekundär**, primär *
Mineralklasse: **Carbonate**, Oxide *
Edelsteine: Magnesit, Rauchquarz, Rhodochrosit

* 1. **Priorität (fett gesetzt)**, 2. *Priorität (kursiv)*, 3. Priorität (normal).

Die Edelstein-Heilkette »Schutz und Freiheit«

Diese Kette entstand aus der Edelstein-Heilkette »Schutzkraft«. Eines Tages riß bei meiner Schutzkraft-Kette der Faden und ich war sehr ärgerlich darüber, wollte sie genauso wie diese verflixte Lebensthematik, die stetig an Heftigkeit zunahm, einfach nicht loslassen.

So ergänzte ich kurzerhand in meinem »Ärgerlichsein« und meiner »inneren Verzweiflung« die Schutzkraft-Thematik mit dem Loslaß-Fluorit.

Allerdings wehrte sich die Schutzkraftkette gegen eine Ergänzung. Es funktionierte nicht so, wie ich es mir gedacht hatte. Ja, ja, dachte ich so bei mir, das ist eben genau diese Blockade, da hilft nur »**loslassen**«! Also gut, mach ich eben eine neue Heilkette.

Ich wählte eine facettierte Kugel Achat – möglichst viel Schutz und Geborgenheitsgefühl – für den Nacken, daneben den Blockadenbrecher Obsidian als Linse, dann Splitter vom Granat – dem Überlebensstein – und danach ein facettiertes Rechteck von klarem Bergkristall – dem Energieverstärker – und genau dazu nun diesen verflixten Loslaß-Fluorit als Melone, eingebettet in Bergkristalle, jawoll!

Kurz notiert:

Obsidian – amorph – primär – Oxide – schwarz

Granat – kubisch – tertiär – Inselsilikate – dunkelrot

Bergkristall – trigonal – primär – Oxide – klar

Achat – trigonal – primär – Oxide – weiß-grau-braun

Fluorit – kubisch – primär – Halogenide – lila, blau, grün, gelb, klar

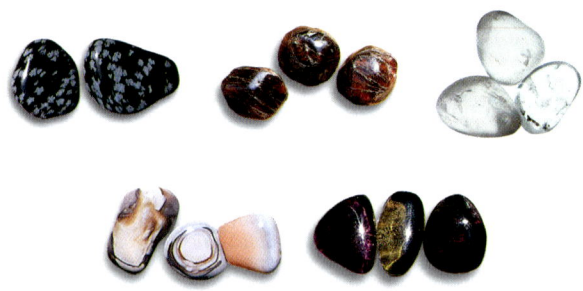

Obsidian, Granat, Bergkristall, Achat, Fluorit

```
          1 Achat    1 Achat
        1 Obsidian   1 Obsidian
         3 Granat    3 Granat
       1 Bergkristall  1 Bergkristall
         1 Fluorit    1 Fluorit
      1 Bergkristall    1 Bergkristall
        3 Granat       3 Granat
       1 Obsidian       1 Obsidian
        1 Achat         1 Achat
       1 Fluorit        1 Fluorit
        1 Achat         1 Achat
       1 Obsidian       1 Obsidian
        3 Granat        3 Granat
      1 Bergkristall    1 Bergkristall
        1 Fluorit       1 Fluorit
       1 Bergkristall   1 Bergkristall
         3 Granat      3 Granat
        1 Obsidian     1 Obsidian
          1 Achat    1 Achat
      Mitte: etwas größerer Fluorit
```

Der Achat als facettierte Kugel, der Obsidian als Linse, die Granate als Splitter, der Bergkristall als facettiertes Rechteck und der Fluorit als Melone: Das sah gut aus, versprach viel Abstrahlung in die Aura und eine ebenso durchschlagende Wirkung bei mir.

Als ich diese Edelstein-Heilkette in meinen Händen hielt, entstand sofort der nachfolgende Vers.

Edelstein-Heilkette »Schutz & Freiheit«
… sicher, mutig, kraftvoll, neutral,
verzeihend, verstehend und frei von Qual …

Egal, wie stark die Anfeindungen, Widerstände und Krisen sind, mit Mut, Hoffnung, Zuversicht und vor allem Ausdauer werden Blockaden aufgebrochen, innere Spannungen gelöst und der persönliche Standpunkt wird stabilisiert. Sämtliche unterdrückten Gefühle kommen in Bewegung

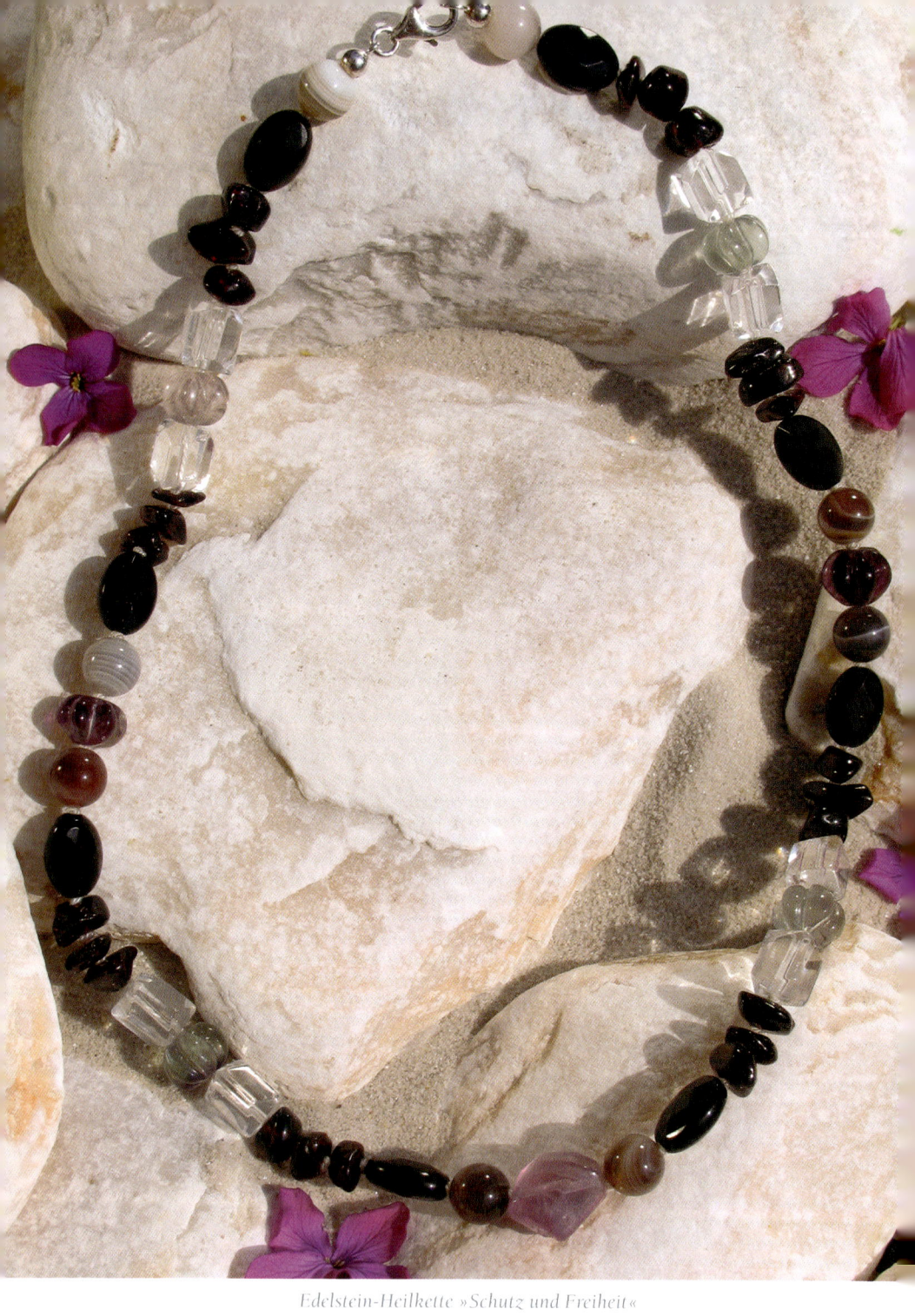

Edelstein-Heilkette »Schutz und Freiheit«

und dringen ins Bewußtsein. So klärt sich vorhandene Verwirrung und alte, unbrauchbar gewordene Verhaltensmuster werden erkannt. Gesammelt, konzentriert und auf eine völlig ruhige und beschauliche Art wird auf das Leben, die Erfahrungen, die eigene Entwicklung und auf die jetzige Lebensqualität geblickt. Konfrontationen mit den ungeliebten Schattenseiten lassen geistig reifen und helfen, unerwünschte Einflüsse abzuwehren.

Selbst Schocks, Ängste und Traumatisierungen lösen sich allmählich auf. Die Emotionen bekommen Stabilität, selbst dann, wenn tief sitzende Erinnerungen ins Bewußtsein dringen.

Mit Selbstvertrauen, Willensstärke und neuer Lebensfreude kommen Gefühle wieder in Bewegung, Hemmungen bauen sich ab und die Sexualität wird angeregt.

Gefühle von Geborgenheit, Sicherheit, Gelassenheit und Schutz lassen freier wahrnehmen, besser verstehen, sich auf das Wesentliche konzentrieren und Schwierigkeiten auf einfache Art lösen. Geistige Unverwundbarkeit, Klarheit und eine gewisse Portion Neutralität fördern Stärke und Dynamik im Außen und geistige Beweglichkeit im Innern. Nichts kann ablenken vom Streben nach Verbesserung des Lebens und des eigenen Wohlbefindens.

Erfinderisch und frei geworden, gestaltet sich das Leben plötzlich viel einfacher und strukturierter. Mit dieser bewußten inneren Klarheit wird jede Hürde genommen und jede Anforderung bewältigt.

Wirkungen auf der körperlichen Ebene

regt an: Drüsentätigkeit, Energiehaushalt, Stoffwechsel
stärkt: Nerven, Immunsystem, Haut, Schleimhäute, Knochen
lindert: Schmerzen, Verspannungen, energetische Blockaden, Gefäßverengungen, Übelkeit, Durchfall, Gastritis, Magengeschwüre, trockenen Husten, Steifheit, Gelenkbeschwerden, Arthritis, psychische Allergien
harmonisiert: Gehirnhälften, Kreislauf
gleicht aus: Aura
vitalisiert: gefühllose, kalte, taube Körperstellen

Wirkungsintensität

Diese Edelstein-Heilkette wirkt im 24 Stunden Rhythmus und ist eine liebevolle Begleiterin rund um die Uhr.

Kristallsysteme: **kubisch**, *trigonal*, amorph *
Bildungsprinzip: **tertiär**, *primär* *
Mineralklasse: **Inselsilikate**, *Oxide*, Halogenide *
Edelsteine: Achat, Bergkristall, Granat, Fluorit, Obsidian

* **1. Priorität (fett gesetzt)**, *2. Priorität (kursiv)*, 3. Priorität (normal).

Wege zur eigenen Edelstein-Heilkette

Ich hoffe, ich konnte in den vorangegangenen Beispielen zum Ausdruck bringen, daß es viele Wege zu Ihrer persönlichen Edelstein-Heilkette gibt. Jeder Weg ist dabei einzigartig und bietet schon beim Zusammenstellen der passenden Heilsteine viele Erkenntnismöglichkeiten. Auch das Erstellen selbst, das im dritten Teil des Buches besprochen wird, ist bei jeder Edelstein-Heilkette ein einzigartiges Erlebnis. Manchmal fügt sich alles leicht und locker zusammen, manchmal gibt es auch hier Widerstände zu überwinden, die praktisch immer auch dem Thema entsprechen. Abschließend zu diesem Teil 2 möchte ich die Wege zur eigenen Edelstein-Heilkette noch einmal kurz zusammenfassen:

Analytische Steinheilkunde: Über die vier Grundprinzipien der Steinheilkunde (Entstehung, Struktur, Mineralklasse/Mineralstoffe und Farbe) lassen sich Heilsteine ermitteln, die für uns optimal passen. Michael Gienger war freundlicherweise bereit, extra für dieses Buch eine entsprechende Einleitung zu verfassen. Darüber hinaus möchte ich Ihnen ganz besonders sein Buch »Die Steinheilkunde« ans Herz legen, das diese Prinzipien ausführlich bespricht, so daß sie auf diese Weise Ihre persönlichen Heilsteine für Ihre Kette finden können. Auch wenn ich Steine auf andere Weisen auswähle, greife ich in 90 % der Fälle zur Kontrolle auf die Analytische Steinheilkunde zurück.

Intuitive Steinheilkunde: Einfach aus dem Bauch heraus den Stein wählen, an dem sich das Auge verfängt – oder blind mit den Händen erspüren, welche Steine sich gut anfühlen – oder den inneren Bildern folgen, die zu einer bestimmten Situation entstehen – es gibt viele Wege, sich von der eigenen Intuition zu den richtigen Heilsteinen führen zu lassen. Selbst die Ereignisse eines Spaziergangs (vgl. die Edelstein-Heilkette »Stärke«) können die Richtung weisen, wenn wir uns dabei geistig mit der Fragestellung beschäftigen. Ich habe viele Jahre hindurch die Erfahrung gemacht, daß unsere Intuition ein umfassender Sinn ist, der vieles erfaßt, das wir bewußt (noch) gar nicht wahrnehmen. Sie können Ihrer Intuition daher auch bei der Steinauswahl vertrauen. Achten Sie nur darauf, wirklich den *ersten* Impuls wahrzunehmen (»für wahr zu nehmen«), bevor der logische Verstand mit »wenn und aber« daran herummäkelt! Wenn Sie intuitiv gewählte Steine mit der Analytischen Steinheilkunde überprüfen, werden Sie feststellen, wie wahr Ihre Entscheidung ist.

Empirische Steinheilkunde: »Empirie« bedeutet »Erfahrungswissen«. Je mehr Kenntnisse Sie sich über Heilsteine und deren Wirkung aus eigener Anschauung erarbeitet haben, desto schneller fällt Ihnen oft zu einem bestimmten Problem oder einer Erkrankung ein passender Stein ein. Natürlich können Sie auch auf diese Weise aus Ihrem Erfahrungsschatz oder mit entsprechender Literatur (hier sind ja die Erfahrungen anderer gesammelt und ausgewertet) die richtigen Heilsteine finden. Besonders empfehlen kann ich hier die »Heilsteine Hausapotheke« von Michael Gienger sowie seine Tabelle am Ende des ersten Teils in diesem Buch.

Energetische Steinheilkunde: Wenn Sie mit Kinesiologischen Tests oder der Verwendung von Ruten und Pendeln vertraut sind, können Sie Ihre persönlichen Steine für die Edelstein-Heilkette natürlich auch auf diesem Weg ermitteln. Der Vorteil solcher Testverfahren besteht außerdem darin, daß wir sogar die optimale Anzahl und Reihenfolge der Steine ganz exakt überprüfen können. Das beste Buch für die Anwendung solcher Tests, das auch genau beschreibt, wie mögliche Fehlerquellen im Test erkannt und korrigiert werden können, stammt von Rainer Strebel und Michael Gienger: *Die Individuelle Therapie* (AT-Verlag, Baden). Mit dieser Grundlage können Sie die richtigen Heilsteine sicher und präzise testen.

Sie sehen, es gibt viele Wege zu »Ihrem Stein« – und diese Wege lassen sich auch kombinieren. Sie können Steine auch astrologisch ermitteln, nach dem Mondzyklus auswählen oder nach dem Tagesrhythmus, der Organuhr* – wichtig ist, daß Sie einen Weg einschlagen, der Ihnen liegt und zu dem Sie Vertrauen haben. Letztendlich ist nicht der Weg ausschlaggebend, sondern das Resultat: Wenn Sie eine Kette in Händen halten, die Sie anspricht und die Sie gerne tragen, ist Ihnen eine positive Wirkung dieser Kette sicher.

Zur Verfügbarkeit der Formen

In die Gestaltung meiner Edelstein-Heilketten versuche ich auch die Form der Steine miteinzubeziehen. Ideal ist für mich, wenn auch die Form jene Eigenschaften oder inneren Bilder widerspiegelt, die mich zur

---

* Barbara Newerla: *Sterne und Steine*, Wolfgang Maier: *Der Mondschild*, Michael Gienger: *Heilsteine und Lebensrhythmen* (Neuausgabe der *Edelsteinuhr*), alle Neue Erde, Saarbrücken

Wahl des Steins geführt haben. Das ist natürlich nicht immer möglich. Gerade die Verfügbarkeit bestimmter Formen wechselt bei Kettensträngen und gebohrten Steinperlen ständig. Versteifen Sie sich daher bitte nicht auf eine ganz bestimmte Form, wenn diese nirgends zu haben ist. Wichtig ist in erster Linie die passende Steinsorte, an Formen würde ich das hinzuziehen und integrieren, was zu finden ist. Manchmal ist das Endresultat dann sogar noch besser, als das in der eigenen Vorstellung entworfene Modell. Der Maßstab ist auch hier unser Harmonie-Empfinden, das uns deutlich sagt, ob und wann alles paßt!

Edelstein-Heilketten – selbst knüpfen oder knüpfen lassen?

Natürlich ist das »Selbst knüpfen« ein einzigartiges Erlebnis und zu Edelstein-Heilketten, die als Werk der eigenen Hände entstanden sind, haben wir eine sehr intensive Beziehung. Wo das nicht möglich ist, können wir Edelstein-Heilketten auch in Mineralienhandlungen, bei Goldschmieden oder Juwelieren anfertigen lassen. Am besten suchen Sie sich Fachgeschäfte in Ihrer Nähe, die Sie mit Ihrem Entwurf der Kette aufsuchen und wo Sie Details zu Formen und Steinsorten direkt besprechen können. So sehen Sie selbst, ob Ihr Anliegen verstanden und positiv unterstützt wird. Sie können sich auch an EdelsteinberaterInnen und -therapeutInnen wenden. Auch hier wird das Angebot an individuell gefertigten Edelstein-Heilketten immer größer. Schließlich stehen Ihnen auch zu bestimmten Themen gefertigte Edelstein-Heilketten zur Verfügung. Die hier in diesem Buch beschriebenen Ketten sind z. B. alle im Handel erhältlich.

- Möchten Sie unter den hier beschriebenen Edelstein-Heilketten die für Sie passende finden, so verwenden Sie zur Auswahl den therapeutischen Index im Anhang dieses Buchs. Dort können Sie genau auswerten, welche Kette zu Ihnen paßt.
- Möchten Sie Ihre Kette selbst kreieren und selbst knüpfen, lesen Sie nun weiter im Teil 3 dieses Buchs. Dort finden Sie die Anleitung zur Herstellung Ihrer ganz eigenen Kette!

Welchen Weg Sie auch immer beschreiten, ich wünsche Ihnen viel Erfolg und gute Erfahrungen mit Ihren Edelstein-Heilketten!

Teil 3

Die Praxis des Kettenknüpfens

Von Susanne Scheithauer

Die Kunst des Kettenknüpfens

Kettenknüpfen ist eine Kunst, doch mit dem richtigen Know-How kann jeder diese Kunst erlernen. Diese Anleitung zeigt Ihnen, wie Sie mit einfachen Mitteln Ihre eigenen Ketten gestalten und herstellen können.

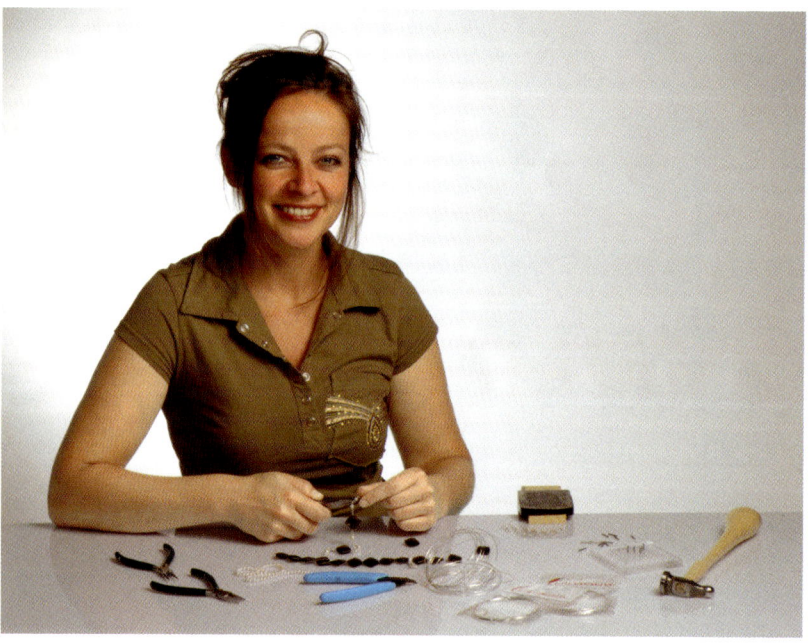

Die vielfältigen Kombinationsmöglichkeiten, die sich für die jeweiligen Therapiezwecke ergeben, eröffnen ein weites Feld zur Herstellung Ihrer individuellen Therapie- und Heilkette. Damit die Kette dauerhaft Freude bereitet und einen hohen Tragekomfort bietet, stelle ich Ihnen hier die grundsätzliche Vorgehensweise vor, um eine edle Steinkette fachgerecht zu knoten und einen Verschluß anzubringen.

Alle in diesem Buch vorgestellten Ketten sind einzeln geknotet, was mehrere Vorteile bietet:

- Größere Sicherheit
- Bei einem Bruch der Kette fallen nicht alle Steine lose heraus.
- Mehr Beweglichkeit
- Geknüpfte Ketten liegen fließend am Körper an und sorgen damit für einen intensiven Körperkontakt der verschiedenen Heilsteine an den jeweils vorgesehenen Stellen.
- Längere Haltbarkeit
- Zwischen den einzelnen Steinen können auch nach längerer Zeit keine großen, sichtbaren Zwischenräume entstehen, das Reißen der Kette ist unwahrscheinlicher.
- Besserer Schutz
- Die Steine und Zubehörteile können sich gegenseitig nicht durch Reibung beschädigen. Dies ist besonders wichtig bei unregelmäßigen Schliffen und bei Steinen verschiedener Härte.

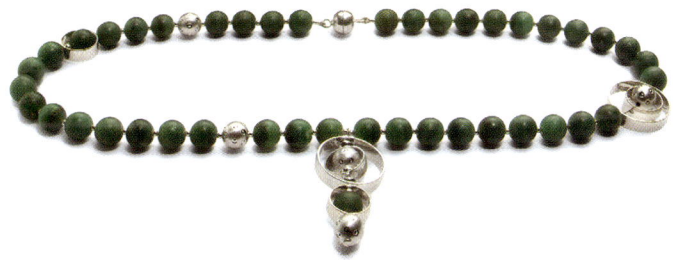

Im nächsten Abschnitt stelle ich Ihnen alle benötigten Handwerkszeuge und Arbeitsmaterialien vor. Achten Sie besonders auf ergonomisch geformte Werkzeuge und hochwertige Knüpffäden. Die Ketten in diesem Buch sind alle mit einem Faden aus echter Seide geknotet.

Werkzeuge und Materialien für das Kettenknüpfen

Im Folgenden erhalten Sie einen Überblick über die wichtigsten Werkzeuge und Verbrauchsmaterialien für Ihre Kettengestaltungen. Die Werkzeuge erhalten Sie über den Hobby- oder Goldschmiedebedarf. Es gibt inzwischen auch zahlreiche Steine-Fachgeschäfte, die Serviceleistungen rund um das Kettenknüpfen anbieten und oft auch eine Auswahl an Verschlüssen verkaufen. Im professionellen Bereich wird oft mit Perlseiden der Marke Griffin® und Steinteilen wie sonstigem Zubehör und Werkzeugen von Chili Creative® gearbeitet. Ihr Juwelier, Hobby- oder Steineladen hilft Ihnen sicher gern weiter.

Das Handwerkszeug

Perlsortierbretter
Die Perlsortierbretter dienen dem einfachen und übersichtlichen Gestalten Ihrer Kette. In den Rillen der Bretter liegen die verschiedenen Steinteile sicher, und die Reihenfolge kann leicht verändert und Ihren Wünschen angepaßt werden. Es gibt Perlsortierbretter in verschiedenen Größen, allen gemein ist eine Auswahl an Rillen zum Legen der Steine sowie diverse Fächer für den Vorrat loser Teilchen.

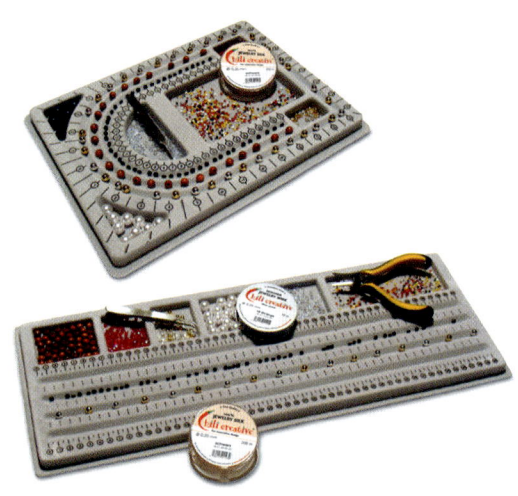

Perlsortier-Bretter

Perlpinzette
Die Pinzette dient dem leichten Greifen und Sortieren von kleineren Steinteilchen auf dem Perlsortierbrett.

Perlen-Pinzette

Perlseide

Für die Heilsteinketten in diesem Buch wurde die hochwertige Perlseide aus echter Naturseide von Griffin® verwendet. Diese Perlseide erhalten Sie in vielen, zu den Steinen passenden Farben und in verschiedenen Stärken, die sie auf die Bohrung der Steine abstimmen können.

Perlseide ist erhältlich auf Kärtchen, hier reicht die Menge in der Regel für ein bis zwei Ketten. Eine spezielle Perlfädelnadel ist bereits am Faden befestigt. Daneben gibt es, speziell für den größeren Bedarf, auch Perlseide auf Rollen. Wenn Sie Letztere verwenden wollen, benötigen Sie Perlfädelnadeln separat. Neben Perlseide aus echter Seide werden auch Fäden aus geeigneter Synthetikfaser angeboten. Wünschen Sie jedoch reine Naturmaterialien, sollten Sie bei der klassischen Perlseide bleiben.

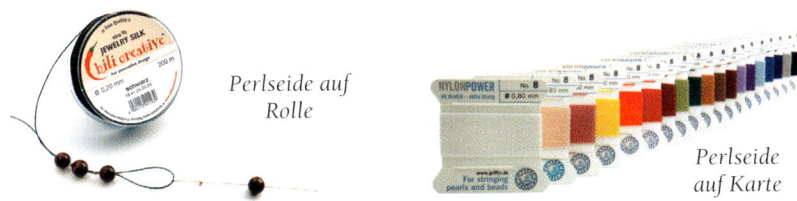

Perlseide auf Rolle

Perlseide auf Karte

Perlnadeln

Feine Nadeln, die Ihnen dabei helfen, den Perlfaden durch die Steinchen zu fädeln. Perlnadeln werden in verschiedenen Stärken angeboten. Achten Sie darauf, daß die gewählte Perlnadel leicht durch die Bohrung hindurchgleitet. Bei der Verwendung von guter Perlseide auf Kärtchen ist die jeweils passende Nadel bereits am Faden befestigt.

Perlnadeln

Perlfädelpinzette

Die Perlfädelpinzette wird Ihr wichtigstes Werkzeug werden. Achten Sie darauf, daß die Pinzette sehr spitz zuläuft, jedoch keine zu scharfen Kanten hat, damit Ihr Faden nicht von der Pinzette beim Knoten beschädigt wird. Mit Hilfe der Perlpinzette werden die Knoten zugezogen und eng an den jeweiligen Stein herangeschoben. Die genaue Handhabung zeige ich Ihnen im nächsten Kapitel.

Pinzette kurz

Clipper

Zum Schneiden des Fadens hat sich besonders ein spezieller Clipper bewährt. Wenn Sie mit Seide arbeiten, können Sie auch eine spitze und scharfe Nagelschere verwenden. Spezielle Fäden wie hochreißfeste Synthetik oder feiner Draht lassen sich nur mit dem Clipper sauber durchtrennen.

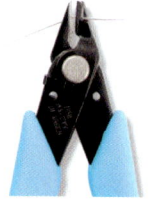

Drahtclipper

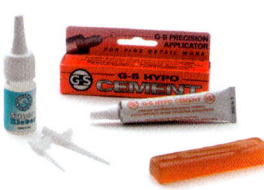

Hypocement

Klebstoff

Zum zusätzlichen Sichern von Knoten beim Anbringen von Verschlüssen wird ein spezieller Klebstoff verwendet. Der G-S Hypo Cement hat sich besonders bewährt und verfügt über eine sehr feine Spitze, um den Klebstoff exakt dosieren zu können.

Flachzange

Eine kleine Flachzange dient dem Verschließen von Klappverschlüssen und leistet auch sonst beim Kettenknüpfen und Arbeiten mit Draht und Quetschperlen gute Dienste.

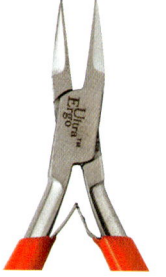

Flachzange

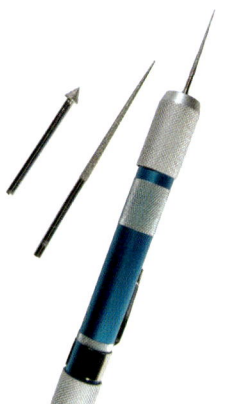

Reibahle

Die Reibahle mit austauschbaren Diamantköpfen dient dem Vergrößern oder Entgraten von Bohrlöchern.

Reibahle

Spirituslampe, Schellack und Lötpinzette
Für die besonders edle Verschlußtechnik des Einlak-
kens des Fadens in spezielle Endkappen benötigen Sie
eine Spirituslampe, Schellack und eine Lötpinzette.
Die Ketten in diesem Buch sind alle mit dieser Technik
verschlossen worden. Sie ist etwas kniffeliger in der
Ausführung, führt aber zu einem schönen und recht
dauerhaften Kettenabschluß.

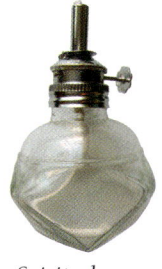

Spirituslampe

   Achten Sie besonders auf hochwertigen, echten
Natur-Schellack. Wir verwenden nur die handgegosse-
nen Stangen von Chili Creative®.

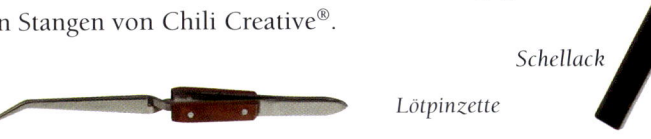

Schellack

Lötpinzette

Verschlüsse und Abschlußkomponenten
Um die Kette an den Enden zu verschließen, gibt es verschiedene Möglichkeiten. In diesem Buch stellen wir Ihnen die drei gängigsten Methoden
vor:

Endschlaufe mit Spiral- oder Bouillondraht
Hier wird der Faden mit einer feinen Drahtspirale geschützt und zur
Schlaufe gezogen. In die Schlaufe wird dann ein Bindering oder der Ver-
schluß eingehängt.

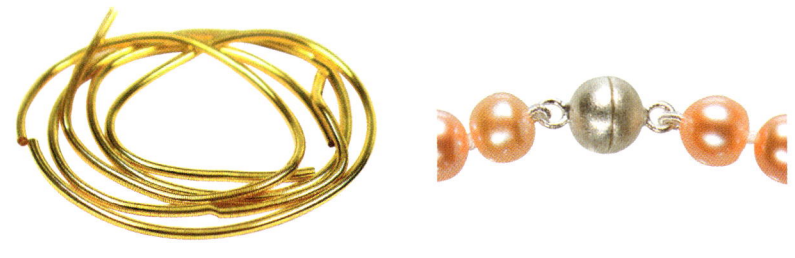

Perlspiraldraht   *Kettenende mit Bouillon-Draht*

Fadenende in Klappkapseln

Das Faden-Ende wird verknotet und mit einer aus zwei Halbschalen bestehenden Kapsel verschlossen. In die angebrachte Öse wird dann der Verschluß eingehängt.

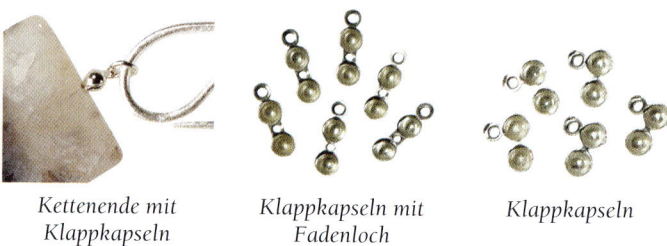

*Kettenende mit
Klappkapseln*   *Klappkapseln mit
Fadenloch*   *Klappkapseln*

Einlacken mit Schellack

Bei dieser Technik wird der Endfaden mit Schellack eingestrichen und in die Endkapsel eingeschmolzen.

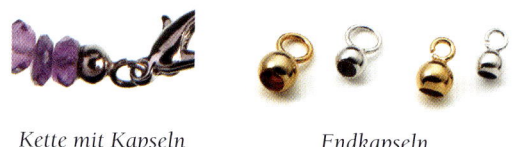

Kette mit Kapseln   *Endkapseln*

Ist erst einmal eine Öse mit einer der Techniken angebracht, stehen Ihnen eine Vielzahl an Verschlüssen zur Verfügung. Gegebenenfalls benötigen Sie noch kleine Ringe, um die Ösen mit dem Verschluß zu verbinden. Die gängigsten Ringe und Verschlüsse stellen wir Ihnen hier kurz vor:

Biege-, Binde,- und Spaltringe

Es gibt eine Vielzahl praktischer Ringe, die meist aus Silber oder vergoldetem Silber gefertigt sind. Biegeringe sind offene Ringe, Binderinge geschlossene Ringe und Spaltringe ähneln einem Schlüsselring.

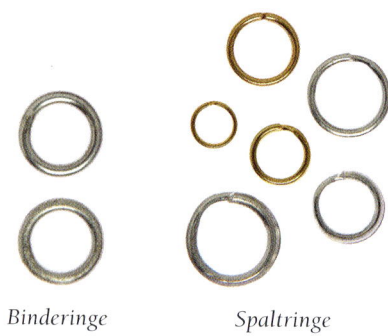

Binderinge   *Spaltringe*

Federringe

Einfacher Verschluß für leichte Ketten. Es gibt jedoch auch große und sehr edle Federringe für besondere Ketten.

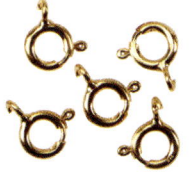 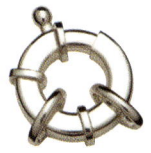

Federringe   Design-Federring

Karabiner

Absoluter Standard - der am meisten verwendete Verschluß.

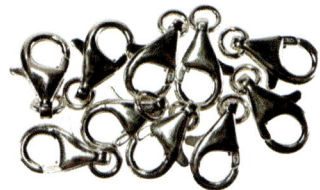

Karabiner

Magnetschließen

Besonders bequem, da nur durch Magnetkraft gehalten. Für sehr empfindliche Menschen nicht uneingeschränkt geeignet – gegebenenfalls vorher testen, z. B. kinesiologisch.

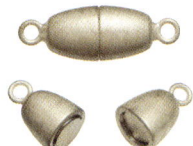

Magnetschließe
geschlossen und
offen

Fantasieverschlüsse

Es gibt eine große Auswahl kreativer und ausgefallener Schließen. Hier ist Ihrer Phantasie keine Grenze gesetzt. Ihr Goldschmied, Juwelier oder Perlenladen berät Sie gern.

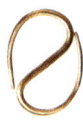 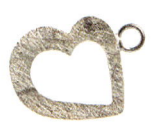 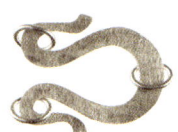 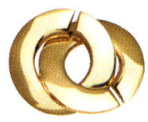

Design-
S-Haken   Herz-Knebel   Schwanenhals-
Verschluß   Ring-Ring-
Verschluß

Das Kettenknüpfen

Bevor Sie beginnen:

Damit Ihnen die Kette gut gelingt, sind einige kleine Vorbereitungs-schritte notwendig. **Zuerst reihen Sie** die Steine in der gewünschten Rei-henfolge auf Ihrem Perlsortierbrett auf.

Wählen Sie **dann eine farblich passende Perlseide** aus. Achten Sie auf die **passende Stärke der Seide.** Die Fadenstärke richtet sich nach der Bohrlochgröße Ihrer Steine. Beachten Sie dabei bitte, daß der Faden bei der Verwendung von Perlseide auf Kärtchen ohne Gewalt doppelt, und bei der Perlseide auf Spule vierfach (!!) durch die Bohrlöcher Ihrer Steine passen muß. Es ist immer besser, eine dünnere Fadenstärke zu wählen, als die Perlseide mit Gewalt durch die Bohrlöcher zu ziehen. Dies kann dazu führen, daß der Faden reißt oder ein empfindlicher Stein durch den Faden von innen heraus gesprengt wird.

Geknüpfte Ketten werden **einige Zentimeter länger** als lose aufgereihte Steine. Rechnen Sie damit, daß Ihre geknotete Kette ca. 10 % länger wird, als die Reihe der Steine. Für den Verschluß der Kette kommen noch ca. 2 cm hinzu.

Beachten Sie, daß Sie für **geknotete Ketten zweimal soviel Faden** benötigen wie die Länge der aufgereihten Steine. Haben Sie auf Ihrem Perlknüpfbrett eine Steinreihe von 40 cm Länge gelegt, benötigen Sie ca. 80 cm Perlseide. Sind sehr kleine Teile mit vielen Knoten dazwischen zu verarbeiten, benötigen Sie ebenfalls mehr Faden als beim Knoten einer Kette aus großen, länglichen Teilen.

Der Klassiker – Enden mit Spiraldraht:

Die nach Ihren Wünschen aufgereihten Steine liegen auf dem Perlsortier-brett vor Ihnen. Achten Sie darauf, daß die drei ersten und letzten Steine der Reihe besonders große Bohrungen haben, damit sie den Faden doppelt hindurchführen können. Im Zweifelsfalle die Bohrungen vorsichtig mit der Reibahle erweitern.

Sie haben die passende Perlseide ausgewählt und bei Verwendung von Perlseide auf Kärtchen diese abgewickelt. Bei Perlseide von der Rolle bitte die benötigte Menge abschneiden und die Perlnadel einfädeln.

Schneiden Sie mit dem Drahtklipper zwei ca. 1 cm lange Stücke von Ihrem Spiraldraht ab und legen Sie diese ebenfalls bereit. Achten Sie darauf, dass der Durchmesser des Spiraldrahtes zu Ihrer Fadenstärke paßt.

Beginnen Sie damit, daß Sie am Ende des Fadens einen Laufknoten machen:

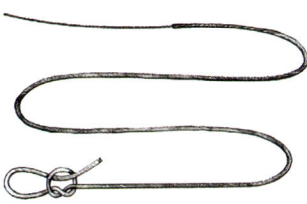

Ziehen Sie die ersten drei Steine (die mit den großen Bohrungen) auf:

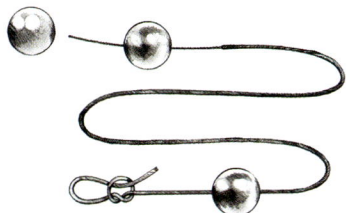

Schieben Sie die Steine bis zum Laufknoten:

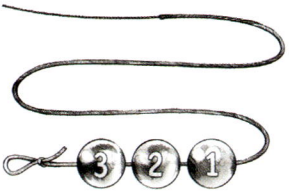

Fädeln Sie mit der Perlfädelnadel ein Stück Spiraldraht (Bouillondraht) von ca. 0,8 bis 1 cm Länge auf. Danach führen Sie die Perlfädelnadel entweder durch einen Bindering oder durch die Öse einer von Ihnen gewünschten Schließe (z. B. die Hälfte einer Magnetschließe, wie in der Skizze):

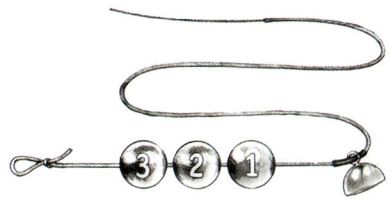

Führen Sie die Nadel wieder zurück durch den ersten Stein. Jetzt entscheidet es sich, ob Ihr Bohrloch groß genug ist! Nicht mit Gewalt durchziehen, die Seide könnte reißen:

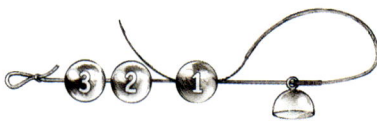

Ziehen Sie den Faden fest an, damit der Spiraldraht eine Schlaufe bildet, die dicht an dem Stein anliegt, jedoch nicht zu fest ziehen, sonst schiebt sich der Draht übereinander.

Dann verknoten Sie den zurückgefädelten Teil des Fadens direkt hinter dem ersten Stein. Benutzen Sie Ihre Perlfädelpinzette, um den Knoten möglichst dicht an den ersten Stein heranzuschieben:

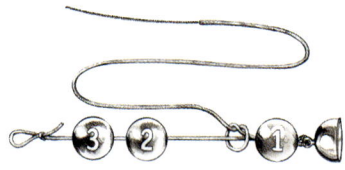

Ziehen Sie den Faden durch den zweiten Stein:

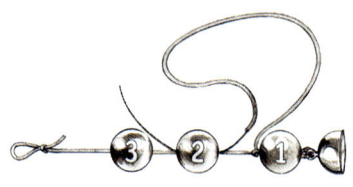

Schieben Sie den zweiten Stein an den ersten heran. Setzen Sie zwischen dem zweiten und dem dritten Stein einen weiteren Knoten um den vorhandenen Faden herum. Auch hier wieder mit der Perlfädelpinzette nachhelfen, damit der Knoten eng anliegt:

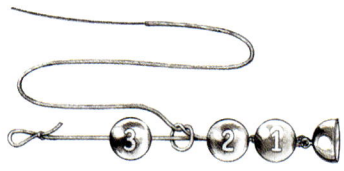

Ziehen Sie den Faden jetzt durch den dritten Stein:

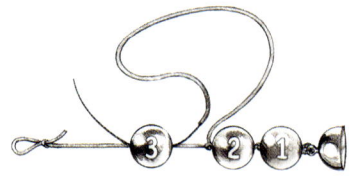

Schieben Sie den dritten Stein an den zweiten heran. Setzen Sie nach dem dritten Stein mit Hilfe der Perlfädelpinzette einen weiteren Knoten, jedoch ohne diesen um den vorhandenen Faden zu legen:

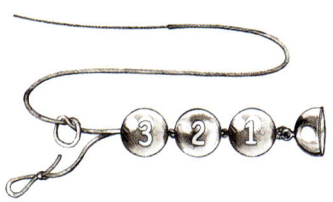

Schneiden Sie das Ende des Fadens, an dem sich der Laufknoten befindet, dicht hinter dem geknüpften Knoten hinter dem dritten Stein ab:

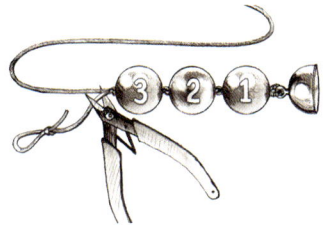

Geben Sie auf die beiden Knoten an dem dritten Stein je einen kleinen Tropfen Klebstoff, z. B. G-S Hypocement. Damit sind die Knoten dauerhaft gesichert:

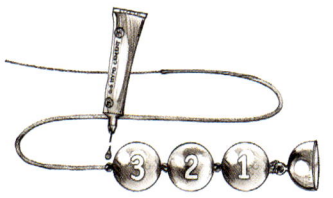

Ziehen Sie nun Ihre kompletten restlichen Steine auf die Perlseide auf:

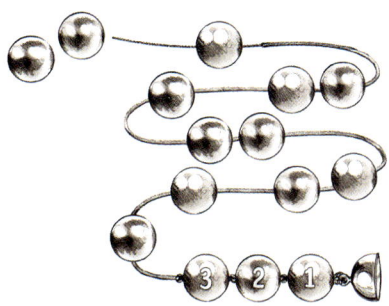

Setzen Sie nach den letzten drei Steinen (das sind diejenigen mit den vergrößerten Bohrlöchern, A – B – C) und kurz vor der Perlnadel wieder einen Laufknoten:

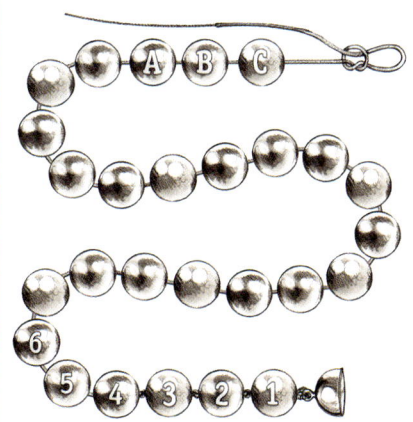

Beginnen Sie jetzt mit dem Knüpfen der Kette. Nehmen Sie dazu das Kettenende mit der bereits befestigten Schließen-Hälfte in die rechte Hand und das andere Ende mit den losen Steinen in die linke Hand (Angaben für Rechtshänder!). Führen Sie den vierten Stein an den dritten heran und schieben Sie die restlichen losen Steine zum Laufknoten zurück.

Legen Sie den freien Faden um Zeige- und Mittelfinger der linken Hand herum, so daß diese Finger in einer Fadenschlaufe stecken. Durch Spreizen der Finger können Sie die Schlaufe nach Wunsch vergrößern:

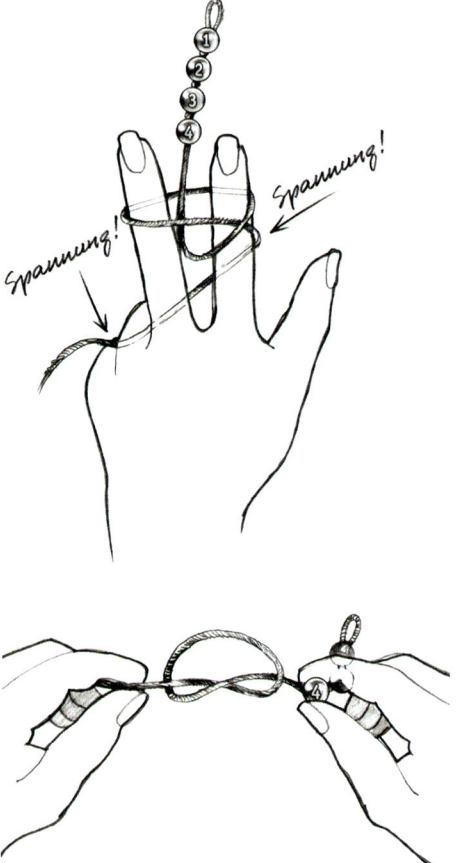

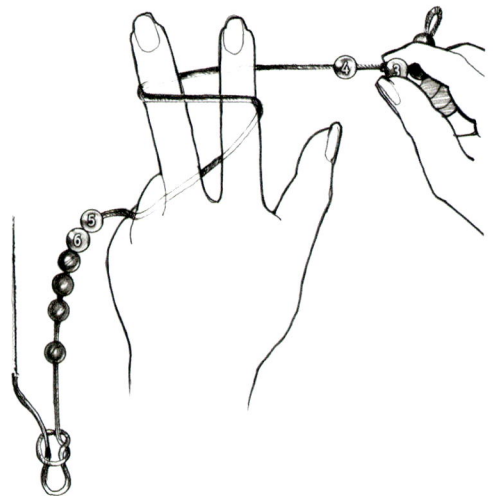

Ziehen Sie durch die gebildete Schlaufe mit der rechten Hand das bereits fertige Ende der Kette komplett hindurch. Halten Sie den Faden solange gespannt, bis der gesamte fertige Teil der Kette hindurchgefädelt ist:

Danach verringern Sie die Spannung, indem Sie die Finger leicht schließen, und ziehen Sie diese aus der Schlinge heraus. Führen Sie nun den entstandenen Knoten mit Hilfe der Perlfädelpinzette an den Stein heran. Hierzu greifen Sie mit der Pinzette in die Schlaufe und führen Sie diese dicht an den vierten Stein heran. Verstärken Sie den Zug mit der linken Hand und schließen Sie die Schlaufe um die Pinzettenspitze, wenn der Knoten dicht vor dem Stein sitzt. Ziehen Sie die Pinzette aus dem Knoten und schieben Sie diesen mit der Pinzette gegen den Stein. Achten Sie darauf, daß die Knoten so dicht an dem Steinen anliegen, daß sich keine Abstände bilden. Knoten Sie jedoch nicht zu fest, da sonst die Kette an Geschmeidigkeit verliert. Verfahren Sie weiter so, bis Ihre gesamte Kette bis auf die letzten drei Steine durchgeknotet ist:

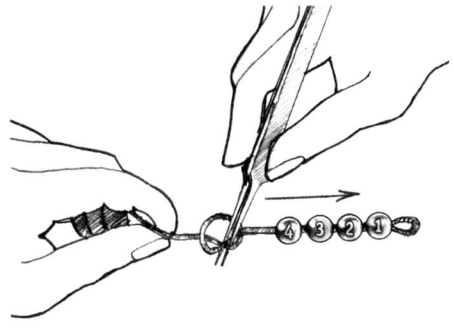

Zum Abschluß lösen Sie den Laufknoten und ziehen Sie hinter den letzten drei Perlen (A-B-C) wieder ein Stück Spiraldraht auf. Erneut hängen Sie nun ein passendes Endstück wie Bindering oder die Öse einer Schließe ein:

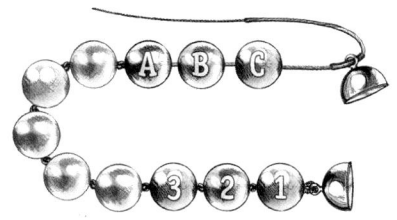

Verfahren Sie nun wie zum Beginn der Kette. Ziehen Sie die Nadel mit dem Faden wieder zurück durch Stein C und ziehen Sie vorsichtig den Spiraldraht gegen den Stein. Gleichzeitig rutschen die Steine dichter an den bereits geknoteten Teil der Kette heran. Lassen Sie nur so viel Platz zwischen den Steinen, wie Sie für zwei Knoten benötigen:

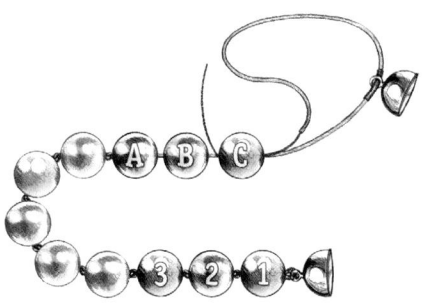

Verknoten Sie jetzt den zurückgefädelten Faden zwischen Stein C und B und achten Sie auf die Abstände der Steine:

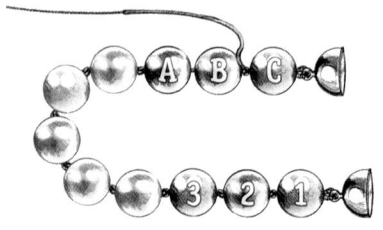

Ziehen Sie nun die Nadel mit dem Faden durch Stein B:

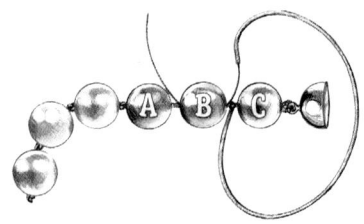

Setzen Sie jetzt einen weiteren Knoten, diesmal zwischen Stein B und A:

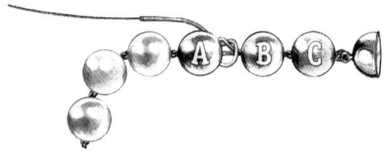

Fädeln Sie nun den Faden durch Stein A nur hindurch. Hier wird kein weiterer Knoten gesetzt:

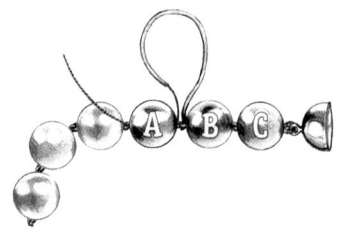

Schneiden Sie das Ende des Fadens dicht hinter Stein A ab und fixieren Sie den Abschluß sowie den letzten Knoten zwischen Stein A und B mit Klebstoff, z. B. G-S Hypocement:

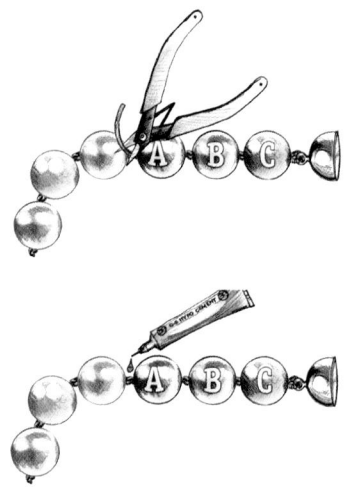

Jetzt haben Sie es geschafft! Ihre Halskette ist nun fertig.

Die einfache Lösung – Enden mit Klappkapseln:

Bei Verwendung von Klappkapseln entfällt das Zurückfädeln durch die ersten und letzten Steine. Daher eignet sich diese Verschlußtechnik besonders in Fällen, in denen das Zurückfädeln aufgrund zu kleiner Bohrlöcher nicht möglich ist. Auch leichte Ketten können so bequem mit einem Verschluß versehen werden.

Beginnen Sie, wie oben beschrieben, indem Sie Ihre Steine aufreihen und die entsprechende Menge an Perlseide bereitlegen.

Verknoten Sie nun das Ende des Perlfadens mindestens mit zwei dicht aufeinandersitzenden Knoten. Der Knoten am Ende des Fadens muß dick genug werden, um die Klappkapsel gut auszufüllen. Fixieren Sie dann den Knoten zusätzlich mit Klebstoff, lassen diesen etwas antrocknen und schneiden Sie das freie Ende ab. Sie haben jetzt einen festen, kugeligen Abschluß am Ende Ihres Fadens hergestellt.

Wenn Sie eine Klappkapsel mit Fadenloch zwischen den Halbschalen verwenden, fädeln Sie diese jetzt auf. Achten Sie darauf, daß die Öffnungen der Halbschalen von der Perlfädelnadel wegzeigen. Bei Klappkapseln ohne Fadenloch entfällt dieser Schritt, sie werden direkt um den Knoten geschlossen.

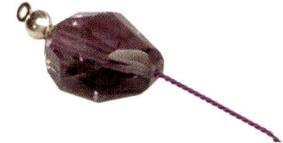

Legen Sie nun den Knoten in eine Halbschale und klappen Sie die andere Hälfte der Klappkapsel über den Knoten. Hierzu können Sie eine Flachzange verwenden. Achten Sie darauf, daß die Ränder der Halbschalen genau aufeinander liegen und Sie die Kapsel nicht zu sehr drücken, da sie ansonsten leicht eingebeult wird.

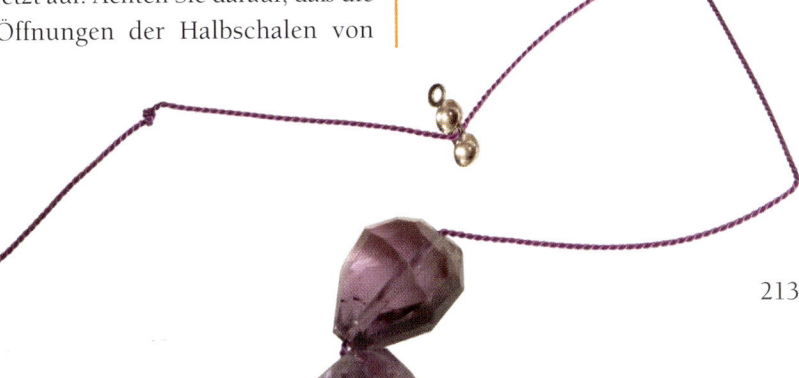

Jetzt fädeln Sie alle weiteren Steine auf und knüpfen die Kette wie zuvor beschrieben.

Wenn Sie am letzten Stein angelangt sind, fädeln Sie die Klappkapsel mit Fadenloch gegen den letzten Stein. Hierbei bitte darauf achten, daß die offenen Halbschalen der Klappkapsel von den Steinen wegzeigen.

Verknoten Sie nun das Ende des Fadens. Bei Verwendung der Klappkapseln mit Loch darauf achten, daß diese dicht am letzten Stein anliegen, bevor der Knoten zugezogen wird. Gegebenenfalls den letzten Knoten mit der Perlfädelpinzette gegen die Klappkapsel und den letzten Stein schieben.

Fixieren Sie den Knoten wieder mit Klebstoff und lassen Sie diesen etwas antrocknen. Danach schneiden Sie das lose Ende des Fadens ab. Jetzt können Sie die Klappkapsel wieder um den Fadenknoten schließen – fertig!

Der edle Kettenabschluß – Endkapseln mit Schellack

Eine weitere Möglichkeit für die Herstellung von formschönen Kettenenden ist die Verwendung von Endkapseln (Kalotten). Diese bestehen aus glockenförmigen Hohlformen mit angelöteten Ringen, in die dann der Verschluß eingehängt wird.

Kalotten gibt es in verschiedenen Durchmessern, so daß sie stets auf die Ketten- bzw. Fadenstärke abgestimmt werden können. Da der Faden auch bei dieser Technik nicht wieder durch die Steine zurückgefädelt wird, können auch dickere Fäden zum Einsatz kommen, was sich besonders bei grossen Steinteilen anbietet.

Der Start:
Bereiten Sie sich Ihren Arbeitsplatz vor. Da Sie bei dieser Technik mit offener Flamme arbeiten, sollte er zugfrei sein. Sie benötigen zusätzlich zum Perlsortierbrett und zur Perlfädelpinzette eine Lötpinzette und die Spirituslampe. Obwohl das Erweichen des Schellacks auch mit einer Kerze möglich ist, empfehle ich dies nicht, da es schnell zu einer unangenehmen Ruß-Entwicklung kommt und der Schellack verschmutzt wird. Der

Alkohol der Spirituslampe hingegen verbrennt rußfrei. Bei Verwendung von Lampenöl darauf achten, daß der Docht optimal eingestellt ist, um ein Rußen zu verhindern.

Legen Sie auch bei dieser Variante die Steine in der gewünschten Reihenfolge auf Ihrem Perlsortierbrett aus.

Wählen Sie ein passendes Kärtchen mit Perlseide aus bzw. schneiden Sie die benötigte Menge von einer Rolle ab.

Beginnen Sie mit einem doppelten Knoten an dem Ende des Fadens ohne Perlnadel und lassen Sie ca. 2 cm Faden am Ende überstehen.

Jetzt fädeln Sie wie gewohnt die Steine auf den Perlfaden und knüpfen Sie die Kette wie zuvor beschrieben.

Sind Sie am Ende der Kette angelangt, verfahren Sie wie am Anfang: Setzen Sie einen Doppelknoten dicht an den letzten Stein und lassen Sie wiederum ca. 2 cm Faden stehen.

Die jetzt folgenden Arbeitsschritte sollten möglichst nicht unterbrochen werden. Stellen Sie daher sicher, daß Sie ungestört arbeiten können. Sie können mehrere Ketten vorbereiten und diese dann in einem Zuge mit den Endkapseln versehen.

Zünden Sie Ihre Spirituslampe an und regulieren Sie die Flamme so, daß sie ruhig brennt und nicht rußt.

Erwärmen Sie das Ende der Schellack-Stange an der Flamme. Der Schellack soll nicht direkt in die Flamme gehalten werden, da er ansonsten leicht überhitzt, Blasen bildet und Feuer fängt. Sobald Sie sehen, daß die Spitze der Schellack-Stange schmilzt, nehmen Sie die Stange vom Feuer.

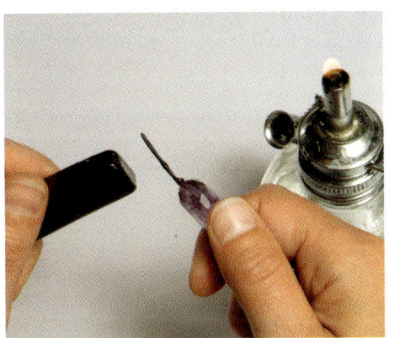

Ziehen Sie jetzt die Faden-Enden mit dem Knoten über die erweichte Spitze der Schellack-Stange, um Faden und Knoten mit dem Schellack zu beschichten. Eventuell müssen Sie nach Beschichten eines Faden-Endes den Schellack nochmals kurz erhitzen, bevor Sie das zweite Ende mit dem flüssigen Schellack einstreichen können.

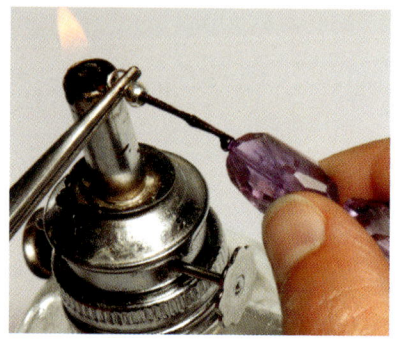

Führen Sie mit der anderen Hand das harte Ende des Fadens an die Kapsel heran. Sobald Sie den mit Schellack imprägnierten Faden in die heiße Kapsel einführen, beginnt dieser zu schmelzen. So wie der Schellack am Faden schmilzt, können Sie das Ende der Kette weiter in die Kapsel hineindrükken.

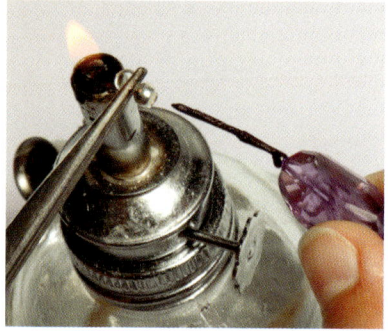

Lassen Sie die Enden kurz abkühlen und hart werden.

Greifen Sie mit der Lötpinzette eine Endkapsel am Kapselring. Führen Sie den Kapselring an die Flamme heran. Um ein versehentliches Schwärzen des Ringes zu verhindern, erhitzen Sie den Ring am unteren, bläulichen Teil der Flamme. Da Silber die Wärme sehr gut leitet, ist es nicht nötig, die gesamte Kapsel in die Flamme zu halten. Das vorsichtige Erwärmen schützt Ihre Kapsel vor dem Anlaufen.

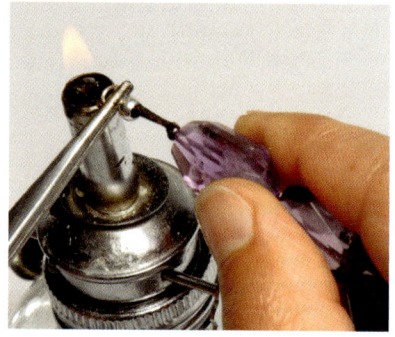

Am Ende sollte der Endknoten komplett in der Kapsel verschwunden sein. Die Kapsel soll komplett mit Schellack ausgefüllt sein und direkt am Stein aufsitzen.

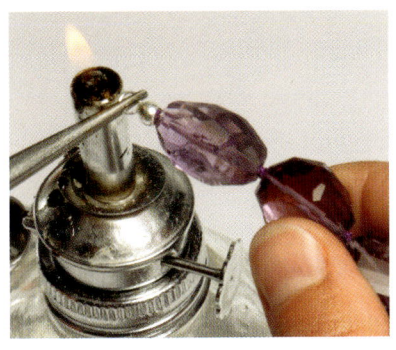

Gehen Sie jetzt mit beiden Händen von der Flamme weg, ohne die Kapsel wieder aus dem Ketten-ende herauszuziehen. Nach einer kurzen Abkühlphase sitzt die Kapsel sicher am Stein fest. Eventuell ausgetretener Schellack kann nach dem Abkühlen vorsichtig mit dem Fingernagel oder einer Pinzette entfernt werden.

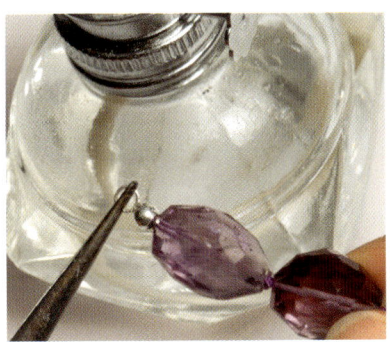

Bohr-Richtungen und Schliff-Formen

Im gutsortierten Fachhandel finden Sie eine Fülle verschiedener Ketten-stränge. Neben zahlreichen unregelmäßigen Formen, z. B. Trommelsteine und Splitter, gibt es einige Standard-Stränge. Diese werden nach Schliff-Form (z. B. Würfel) und Bohr-Richtung (z. B. diagonal) unterschieden.

Bohr-Richtungen

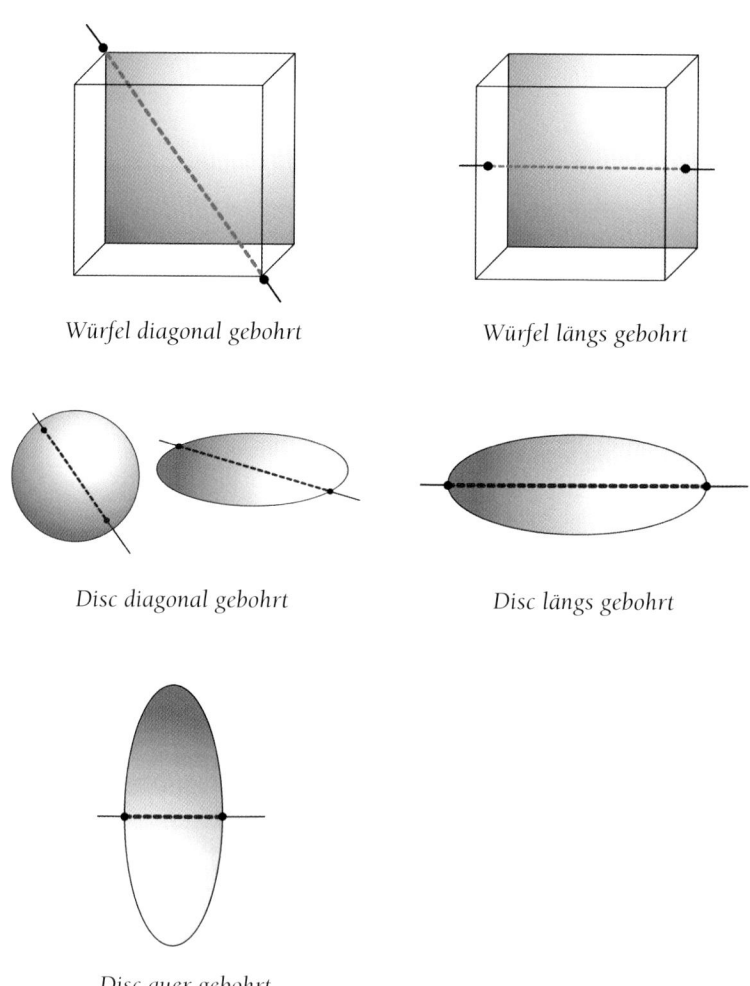

Würfel diagonal gebohrt

Würfel längs gebohrt

Disc diagonal gebohrt

Disc längs gebohrt

Disc quer gebohrt

Schliff-Formen

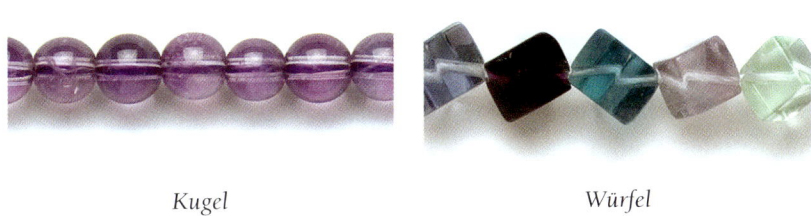

Kugel   Würfel

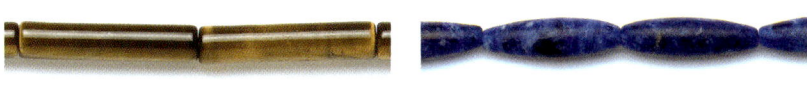

Zylinder   Spindel

Linse   Button

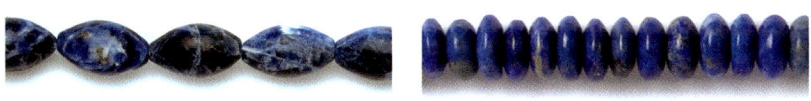

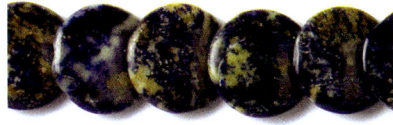

Disc

Anhang

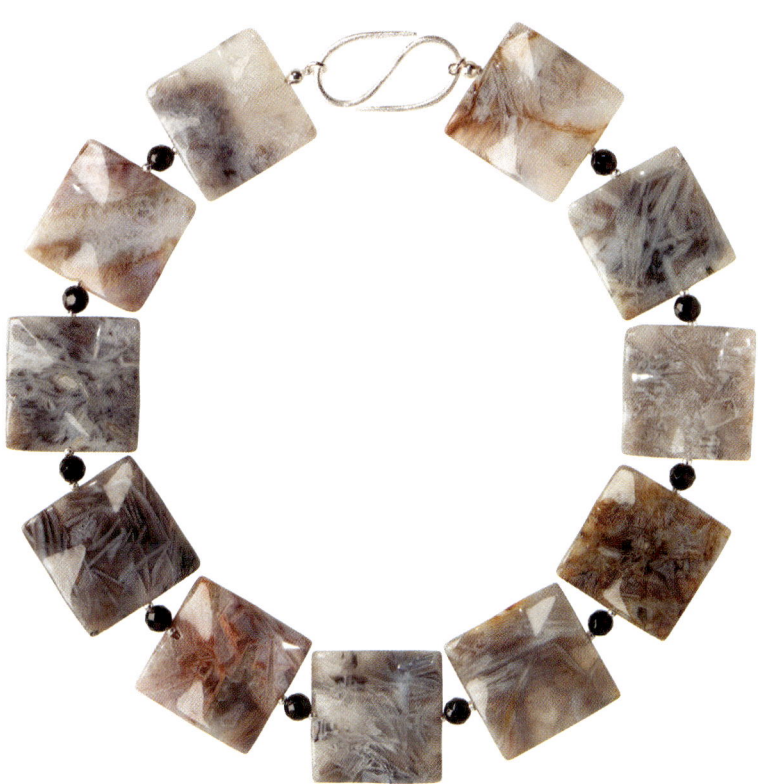

Therapeutischer Index

Dieser Index dient zum besseren Auffinden Ihrer persönlichen Edelstein-Heilkette unter den im Teil 2 vorgestellten Ketten. In alphabetischer Reihenfolge finden Sie die Resonanzbereiche der jeweiligen Edelstein-Heilketten. Bitte beachten Sie unbedingt die Anzahl und den Rhythmus der einzelnen Heilsteine in den Ketten. Es handelt sich um harmonische Mischungen mit einer intensiven Wirkung, die sich je nach Mensch mal sanft oder eben stärker zeigen kann.

Die Zuordnung der Edelstein-Heilketten nach bestimmten Symtomen vereinfacht Ihnen das Finden Ihrer persönlichen »Freundin oder Gefährtin«.

Ein Beispiel zum Index-Gebrauch

Stellen Sie eine Liste der Themen zusammen, die Sie mithilfe einer Edelstein-Heilkette bearbeiten, klären oder lösen wollen. Gehen Sie dann durch den Index und machen Sie dabei eine Strichliste, auf der Sie festhalten, welche Ketten bei Ihren Themen (oder ähnlichen Begriffen!) genannt werden. Eine solche Strichliste (hier mit zehn Themen) könnte dann z.B. aussehen wie rechts gezeigt.

Sie beginnen beispielsweise bei **A** und finden **Abenteuerlust** als Begriff, der einem Ihrer Themen entspricht. Diesem Stichwort sind die Ketten »Yin Yang« und »Power und Abgrenzung« zugeordnet. Also schreiben Sie die Namen der beiden Ketten in die rechte Spalte und machen jeweils einen Strich (I) in die linke Spalte bei den Treffern der Themen bzw. der Stichworte. Dann gehen Sie im Index zum nächsten Stichwort und so weiter. Schließlich sehen Sie in Ihrer selbstgemachten Tabelle, welche Kette die meisten »Treffer« hat (im obigen Beispiel die »Yin Yang«). Lesen Sie nun bei dieser Edelstein-Heilkette im Teil 2 des Buches nach und schauen Sie, ob die Kette zu ihrem Anliegen paßt. Wenn Sie sich nicht sicher sind, können Sie auch noch die Ketten mit den zweitmeisten »Treffern« vergleichen (das wären im obigen Beispiel »Konsequenz und Schutz« sowie »Vertrauen und Schutz«). Sie werden sehen, welche davon Ihren Wünschen am nächsten kommt. In den meisten Fällen ist jedoch die Kette mit der höchsten »Trefferquote« tatsächlich auch die optimale Edelstein-Heilkette aus dieser Auswahl.

1	2	3	4	5	6	7	8	9	10	gesamt	
I		I	I	I			I	I		6	Yin Yang
I			I			I				3	Power und Abgrenzung
										0	Muße und Inspiration
	I	I			I					3	Sonnenkraft und Seelenmut
			I	I			I	I		4	Konsequenz und Schutz
								I	I	2	Erlösung
										0	Einfachheit
		I			I					2	Einklang
			I	I						2	Entwicklung
			I	I					I	3	Stärkung
	I									1	Kraft und Atmung
			I							1	Gefühlsbewegung
					I	I				2	Schutzkraft
		I		I			I			3	Extremsituationen
			I		I		I		I	4	Vertrauen und Schutz
	I	I								2	Stärke
			I		I				I	3	Selbstbewußtsein
					I					1	Lichtkraft
			I				I			2	Belastbarkeit
	I									1	Schutz und Freiheit

Gönnen Sie sich nun in Ruhe die Beschreibung der Edelstein-Heilkette und erfühlen Sie, wenn möglich, deren Schwingungen beim Tragen und Testen, **zum Beispiel in einem meiner Seminare, bei Ihrem jeweiligen Fachgeschäft oder bei mir vor Ort. Bitte beachten Sie hierbei, daß Sie diversen Schmuck, andere Heilsteine** und Handys zuvor ablegen. Sonst wird Ihr Empfinden möglicherweise beeinflußt.

Wenn Sie sich für eine Edelstein-Heilkette entschieden haben, so tragen Sie diese möglichst über längere **Zeit. Der Zeitfaktor ist sehr individuell und bewegt sich im Allgemeinen in einem Rahmen von mehreren Wochen bis zu mehreren Monaten, je nach Persönlichkeit und Stufe der Spiritualität. Hier gibt es keine fixen und festgelegten Angaben, weil die Individualität an erster Stelle steht.**

Sollten Ihre Reaktionen zu Beginn sehr »heftig« sein, sollten Sie die Kette vielleicht jeden Tag nur kurze Zeit tragen, so wie Sie selbst es für »ertragbar« halten. Dies kann von Minuten bis Stunden reichen; auch hier ist immer die/der Träger(in) individuell und selbstverantwortlich. Die Erfahrung zeigt, daß Erstverschlimmerungen ein sehr positives Zeichen sind und am besten durchlebt werden, aber wie gesagt, jede(r) entscheidet hier für sich selbst.

Doch das volle Potential der Kette erschließt sich oft erst nach einiger Zeit. Hier zeigt sich ein Zeitrahmen von »in den ersten 3 Tagen« bis hin zu 3 Monaten. Und je mehr die notwendige Wandlung in Ihnen vollzogen ist, desto angenehmer wird die Edelstein-Heilkette beim Tragen! Bis sie schließlich zur guten Freundin geworden ist.

Gemeinsamkeiten und Übereinstimmungen der Edelstein-Heilketten

Bei den Symtomen *Angst, Bewußtheit, Entgiftung, Erinnerungen, Intuition, Klarheit, Konzentrationsfähigkeit, Leber anregend, Magenbeschwerden, Nährstoffaufnahme, Nerven stärken, Nieren anregend, allgemeine Regenerationsfähigkeit, Schmerzen, Weisheit* und *Willenskraft* finden Sie im Durchschnitt ca. 10 Edelstein-Heilketten. Dies zeigt, wie sehr wir alle bestimmte Themen in uns tragen.

Es ist ein Zeichen dafür, daß wir alle, manche von uns mehr, andere etwas weniger entgiften müssen, daß wir alle zu bestimmten Anteilen Ängste in uns tragen oder die körperliche Nährstoffaufnahme verbessern sollten.

Edelstein-Heilketten unterstützen seelisch-geistige Prozesse, um unser inneres Potential zu aktivieren, stetige Lernprozesse zu unterstützen sowie mit den Anforderungen unserer Umwelt in Einklang zu kommmen, was letztendlich zu mehr innerer und äußerer Harmonie führt. So begleiten uns Edelstein-Heilketten auf unserem persönlichen Umwandlungsprozeß und führen uns vom instabilen Zustand in ein stabiles Leben.

A

Abenteuerlust
Yin Yang
Power und Abgren-
zung

Abgrenzung
Power und Abgren-
zung
Sonnenkraft und
Seelenmut
Einklang
Kraft und Atmung

**Abhängigkeit über-
winden**
Konsequenz und
Schutz
Entwicklung
Stärke
Schutz & Freiheit

Ablenkung
Kraft und Atmung
Schutzkraft
Schutz & Freiheit

Abwechslung
Entwicklung
Stärke
Schutz & Freiheit

Abwehrkräfte
Lichtkraft

Ängste, verborgene
Yin Yang
Erlösung
Vertrauen und
Schutz
Stärke

Ärger, angestauter
Power und Abgren-
zung
Erlösung
Extremsituationen

Ärger erleichtern
Konsequenz und
Schutz
Erlösung
Entwicklung
Stärke
Selbstbewußtsein

**Ärger, unterdrück-
ter**
Gefühlsbewegung

Ästhetik
Sonnenkraft und
Seelenmut
Selbstbewußtsein
Lichtkraft

**Ätherleib vitalisie-
rend**

Aggressivität
Power und Abgren-
zung
Sonnenkraft und
Seelenmut
Einklang
Entwicklung

Akne
Frohsinn
Lebenskraft

Aktion
Power und Abgren-
zung
Veränderungskraft

Aktivität
Power und Abgren-
zung
Einklang
Vertrauen und
Schutz
Lichtkraft
Veränderungskraft
Belastbarkeit

Akzeptanz
Power und Abgren-
zung
Konsequenz und
Schutz
Erlösung
Gefühlsbewegung

Alkohol
Frohsinn

Allergien
Muße und Inspira-
tion
Sonnenkraft und
Seelenmut
Erlösung
Einfachheit
Entwicklung
Selbstbewußtsein
Lichtkraft

**Allergien psychi-
scher Herkunft**
Stärke
Schutz & Freiheit

Alpträume
Sonnenkraft und
Seelenmut
Selbstbewußtsein
Lichtkraft

**Anfeindungen,
mentale**
Schutzkraft
Schutz und Freiheit

Angriffe, geistig
Schutzkraft
Extremsituationen
Schutz und Freiheit

Angst
Yin Yang
Erlösung
Einklang
Entwicklung

Schutzkraft
Extremsituationen
Stärke
Selbstbewußtsein
Belastbarkeit
Schutz & Freiheit

Anpassung lösen
Kraft und Atmung

**Anpassungsfähig-
keit**
Yin Yang

Anstrengung
Kraft und Atmung
Belastbarkeit

Antrieb
Yin Yang
Entwicklung
Gefühlsbewegung

Antriebslosigkeit
Entwicklung

Apathie
Entwicklung

Appetit anregend
Entwicklung

Arbeitsfreude
Belastbarkeit

**Arbeitskraft för-
dernd**
Power und Abgren-
zung

Arbeitslust
Vertrauen und
Schutz
Stärke

Arthritis
Yin Yang
Entwicklung

Gefühlsbewegung
Vertrauen und
   Schutz
Stärke
Schutz & Freiheit

Arthrose
Entwicklung

Asthma
Yin Yang
Gefühlsbewegung
Vertrauen und
   Schutz

Atemvolumen ver-
bessern
Entwicklung
Kraft und Atmung
Vertrauen und
   Schutz

Atemwege, obere
Kraft und Atmung

Atemwegsbe-
schwerden
Muße und Inspira-
   tion
Einfachheit
Kraft und Atmung
Gefühlsbewegung
Stärke
Selbstbewußtsein

Atmung fördernd
Entwicklung

Atmungsorgane
schützend
Extremsituationen

Atmosphäre reini-
gend
Extremsituationen

Attraktivität
Yin Yang

Auffassungsgabe
Entwicklung
Stärke
Schutz & Freiheit

Aufgeschlossenheit
Yin Yang
Einklang
Gefühlsbewegung

Auflösung, geistige
Schutzkraft
Extremsituationen

Aufnahmefähigkeit
Konsequenz und
   Schutz
Erlösung
Kraft und Atmung

Aufrichtigkeit
Kraft und Atmung
Gefühlsbewegung
Stärke

Augenbeschwerden
Gefühlsbewegung
Schutzkraft
Schutz & Freiheit

Augennerv harmo-
nisierend
Selbstbewußtsein
Lichtkraft

Aura harmonisie-
rend
Yin Yang
Konsequenz und
   Schutz
Schutzkraft
Schutz & Freiheit

Ausdauer
Schutzkraft
Schutz & Freiheit

Ausgeglichenheit
Yin Yang
Konsequenz und
   Schutz
Einfachheit
Gefühlsbewegung

Ausscheidung
Konsequenz und
   Schutz
Kraft und Atmung
Schutz & Freiheit

Ausschläge
Erlösung

Auswege, mentale
Selbstbewußtsein

Autoimmunerkran-
kungen
Extremsituationen
Selbstbewußtsein

B
Bandscheiben kräf-
tigend
Extremsituationen
Lichtkraft
Schutz & Freiheit

Bauchspeicheldrüse
Yin Yang

Bedrohung mental
Extremsituationen
Selbstbewußtsein

Begeisterung
Erlösung
Gefühlsbewegung
Stärke
Selbstbewußtsein

Beklemmungen,
seelische
Stärke

Belastbarkeit, gei-
stige
Kraft und Atmung
Belastbarkeit

Belastbarkeit, seeli-
sche
Erlösung
Einklang
Vertrauen und
   Schutz
Belastbarkeit

Belastung, mentale
Extremsituationen
Selbstbewußtsein

Belebung
Power und Abgren-
   zung

Beleidigung, men-
tale
Selbstbewußtsein

Beobachtungsgabe
Entwicklung

Beruhigung
Erlösung
Einklang
Selbstbewußtsein

Besessenheit
Konsequenz und
   Schutz
Schutzkraft
Extremsituationen
Schutz & Freiheit

Beweglichkeit, gei-
stige
Entwicklung
Stärke
Schutz & Freiheit

Bewußtheit
Yin Yang
Muße und Inspiration
Konsequenz und Schutz
Einfachheit
Entwicklung
Extremsituationen
Vertrauen und Schutz
Stärke
Lichtkraft
Schutz & Freiheit

Beziehungsprobleme klären
Sonnenkraft und Seelenmut
Selbstbewußtsein
Lichtkraft

Bilderwelt, belastende
Sonnenkraft und Seelenmut
Selbstbewußtsein
Lichtkraft

Bilderwelt, innere
Yin Yang
Muße und Inspiration

Bilderwelt, unverarbeitete
Kraft und Atmung

Bilderwelt, verdrängte
Erlösung

Bindegewebe heilend
Sonnenkraft und Seelenmut

Bindegewebe stärkend
Erlösung

Blasenbeschwerden
Power und Abgrenzung
Sonnenkraft und Seelenmut
Einklang
Schutzkraft
Schutz & Freiheit

Blase kräftigend
Muße und Inspiration
Einfachheit
Einklang

Blockierung, emotionale
Yin Yang
Einklang

Blockade, energetische
Schutzkraft
Extremsituationen
Schutz & Freiheit

Blockade, seelische
Schutzkraft
Extremsituationen
Schutz & Freiheit

Blutdruck erhöhend
Power und Abgrenzung
Belastbarkeit
Schutz & Freiheit

Blutdruck senkend
Yin Yang
Muße und Inspiration
Einfachheit
Gefühlsbewegung

Stärke
Selbstbewußtsein

Blutgefäße
Power und Abgrenzung
Sonnenkraft und Seelenmut
Einklang
Schutzkraft
Schutz & Freiheit

Blutgerinnung hemmend
Belastbarkeit

Blutkörperchen, weiße
Lichtkraft

Blutkreislauf
Power und Abgrenzung
Schutzkraft
Extremsituationen

Blutqualität verbessernd
Schutzkraft
Schutz & Freiheit

Blut reinigend
Power und Abgrenzung

Blutzuckerspiegel regulierend
Vertrauen und Schutz

Bodenständigkeit
Muße und Inspiration

Bronchitis
Stärke

C
Chaos meistern
Kraft und Atmung

Charakterentwicklung
Einfachheit
Schutzkraft
Stärke
Lichtkraft
Schutz & Freiheit

Charakterstärke
Kraft und Atmung

Charaktertreue
Muße und Inspiration
Einfachheit
Einklang
Kraft und Atmung

Cholesterinspiegel senkend
Erlösung
Einklang
Belastbarkeit

D
Darmbeschwerden
Yin Yang
Sonnenkraft und Seelenmut
Gefühlsbewegung
Schutzkraft
Lichtkraft
Schutz & Freiheit

Darminfektionen
Power und Abgrenzung

Darmkrämpfe
Erlösung
Einklang
Belastbarkeit

Darmtätigkeit anregend
Kraft und Atmung
Vertrauen und
  Schutz

Dasein sinnerfüllt
Kraft und Atmung

Denken klärend
Erlösung
Einfachheit
Schutzkraft
Extremsituationen
Vertrauen und
  Schutz
Stärke
Lichtkraft
Belastbarkeit
Schutz & Freiheit

Denken, kleinkariertes
Schutz & Freiheit

Denkmuster lösend
Sonnenkraft und
  Seelenmut
Selbstbewußtsein
Lichtkraft
Schutz & Freiheit

Denken, positives
Selbstbewußtsein
Lichtkraft

Denken, pragmatisches
Schutzkraft
Schutz & Freiheit

Denken, schnelles
Stärke
Schutz & Freiheit

Depressionen
Yin Yang
Power und Abgren-

zung
Kraft und Atmung
Schutzkraft
Vertrauen und
  Schutz
Stärke
Belastbarkeit
Schutz & Freiheit

Diabetes
Yin Yang
Muße und Inspiration
Einfachheit
Lichtkraft

Diplomatie
Muße und Inspiration
Einfachheit

Distanz, geistige
Vertrauen und
  Schutz

Distanz, seelische
Vertrauen und
  Schutz

Dogmen
Einfachheit

Drüsenbeschwerden
Kraft und Atmung

Drüsen, endokrine
Gefühlsbewegung
Extremsituationen
Vertrauen und
  Schutz
Lichtkraft
Schutz & Freiheit

Drüsensekretion fördernd
Muße und Inspiration

Einfachheit
Entwicklung
Schutzkraft
Extremsituationen
Vertrauen und
  Schutz
Stärke
Lichtkraft
Schutz & Freiheit

Dünndarm stärkend
Konsequenz und
  Schutz

Durchblick, geistiger
Vertrauen und
  Schutz

Durchblick bewahren, mental
Vertrauen und
  Schutz

Durchblutung fördernd
Schutzkraft
Extremsituationen
Schutz & Freiheit

Durchfall
Yin Yang
Einfachheit
Schutzkraft
Extremsituationen
Vertrauen und
  Schutz
Stärke
Lichtkraft
Schutz & Freiheit

Durchhaltevermögen steigernd
Kraft und Atmung

Durchsetzungsvermögen
Einfachheit
Schutzkraft
Stärke
Schutz & Freiheit

Dynamik
Power und Abgrenzung
Belastbarkeit
Schutz & Freiheit

E
Ehrlichkeit
Gefühlsbewegung
Extremsituationen
Lichtkraft

Eifersucht
Sonnenkraft und
  Seelenmut
Selbstbewußtsein
Lichtkraft

Eigenständigkeit
Entwicklung

Einflüsse, äußere
Yin Yang
Schutzkraft
Vertrauen und
  Schutz
Selbstbewußtsein
Schutz & Freiheit

Einflüsse, negative
Yin Yang
Konsequenz und
  Schutz
Entwicklung
Kraft und Atmung
Vertrauen und
  Schutz
Schutz & Freiheit

Einflüsse, unerwünschte

228

Power und Abgren-
zung
Sonnenkraft und
Seelenmut
Einklang
Entwicklung
Vertrauen und
Schutz
Stärke
Schutz & Freiheit

**Einfühlungsvermö-
gen**
Yin Yang
Sonnenkraft und
Seelenmut
Entwicklung
Kraft und Atmung
Selbstbewußtsein
Lichtkraft

**Einklang, menta-
ler/emotionaler**
Einklang

Einschlafstörungen
Erlösung

Einsichtsfähigkeit
Konsequenz und
Schutz

Eisengehalt im Blut
Power und Abgren-
zung
Sonnenkraft und
Seelenmut

**Elektrosmog neu-
tralisieren**
Yin Yang

**Emotionen besänf-
tigen**
Erlösung
Einfachheit
Belastbarkeit

**Emotionen stabili-
sieren**
Schutz & Freiheit

**Emotionen, unter-
drückte**
Einklang

**Emotionen, verbor-
gene**
Yin Yang

**Empfindungen,
unangenehme**
Erlösung

**Energiefluß anre-
gend**
Yin Yang
Einfachheit
Schutzkraft
Extremsituationen
Vertrauen und
Schutz
Stärke
Lichtkraft
Belastbarkeit
Schutz & Freiheit

**Energiereserven
mobilisieren**
Entwicklung

Energieverlust
Gefühlsbewegung
Stärke

Engagement
Power und Abgren-
zung
Schutzkraft
Belastbarkeit
Schutz & Freiheit

Engstirnigkeit
Stärke
Schutz & Freiheit

**Entgiftung anre-
gend**
Yin Yang
Power und Abgren-
zung
Sonnenkraft und
Seelenmut
Konsequenz und
Schutz
Erlösung
Einklang
Entwicklung
Kraft und Atmung
Gefühlsbewegung
Vertrauen und
Schutz
Selbstbewußtsein
Lichtkraft
Belastbarkeit

Entgiftung, geistige
Selbstbewußtsein
Lichtkraft

**Entgiftung fettlösli-
cher Stoffe**
Konsequenz und
Schutz

Enthusiasmus
Belastbarkeit

Entsäuerung
Entwicklung

**Entscheidungsfreu-
digkeit**
Entwicklung
Stärke
Schutz & Freiheit

**Entscheidungs-
schwierigkeiten**
Vertrauen und
Schutz

Entschlackung
Sonnenkraft und
Seelenmut
Selbstbewußtsein
Lichtkraft

Entschlossenheit
Entwicklung

Entschlußkraft
Yin Yang

Entspannung
Yin Yang
Erlösung
Einklang
Kraft und Atmung
Gefühlsbewegung
Belastbarkeit

**Entwicklung, gei-
stige**
Gefühlsbewegung
Schutzkraft
Vertrauen und
Schutz
Lichtkraft

**Entwicklungsbe-
schleunigung**
Sonnenkraft und
Seelenmut

**Entzündungen
hemmend**
Power und Abgren-
zung
Muße und Inspira-
tion
Erlösung
Einfachheit
Einklang
Entwicklung
Kraft und Atmung
Vertrauen und
Schutz

Epilepsie
Sonnenkraft und
  Seelenmut
Einklang
Selbstbewußtsein
Lichtkraft

**Erdstrahlen neutra-
lisieren**
Yin Yang

Erdung
Yin Yang
Einfachheit
Gefühlsbewegung
Schutzkraft
Schutz & Freiheit

Erdverbundenheit
Muße und Inspira-
  tion

Erfindungsgabe
Entwicklung
Stärke
Schutz & Freiheit

Erfolg
Sonnenkraft und
  Seelenmut
Lichtkraft

Erholung
Muße und Inspira-
  tion
Erlösung

Erinnerungen
Erlösung
Einfachheit
Gefühlsbewegung
Schutzkraft
Extremsituationen
Vertrauen und
  Schutz
Stärke
Selbstbewußtsein
Lichtkraft

Schutz & Freiheit

Erkältung
Power und Abgren-
  zung
Muße und Inspira-
  tion
Sonnenkraft und
  Seelenmut
Einfachheit
Einklang
Gefühlsbewegung
Stärke
Selbstbewußtsein

Erkenntnis
Entwicklung
Kraft und Atmung
Gefühlsbewegung
Schutzkraft
Extremsituationen
Vertrauen und
  Schutz
Stärke
Lichtkraft
Schutz & Freiheit

Ermattung
Schutzkraft
Schutz & Freiheit

**Erneuerungspro-
zesse**
Konsequenz und
  Schutz
Erlösung

Erotik
Belastbarkeit

**Erschöpfung lin-
dernd**
Power und Abgren-
  zung
Sonnenkraft und
  Seelenmut
Einklang
Entwicklung

Kraft und Atmung
Vertrauen und
  Schutz

Extremsituationen
Schutzkraft
Extremsituationen
Selbstbewußtsein
Schutz & Freiheit

F
**Fähigkeiten aktivie-
ren**
Schutz & Freiheit

Fähigkeiten, eigene
Konsequenz und
  Schutz
Schutzkraft

**Fähigkeiten, verlo-
rengeglaubte**
Einfachheit
Schutzkraft
Extremsituationen
Schutz & Freiheit

**Familienbewußt-
sein**
Stärke

Fehler eingestehen
Konsequenz und
  Schutz

Fehler überwinden
Konsequenz und
  Schutz

Fettstoffwechsel
Konsequenz und
  Schutz
Erlösung
Einklang
Belastbarkeit

Flexibilität
Power und Abgren-

zung
Sonnenkraft und
  Seelenmut
Lichtkraft

Fluchtverhalten
Vertrauen und
  Schutz

**Flüssigkeitsauf-
nahme fördernd**
Einfachheit

Fieber senkend
Yin Yang
Muße und Inspira-
  tion
Einfachheit
Gefühlsbewegung

Fieber treibend
Power und Abgren-
  zung

Freigeist
Entwicklung
Stärke
Schutz & Freiheit

Freiheit
Einfachheit
Extremsituationen
Schutz & Freiheit

Fremdbestimmung
Konsequenz und
  Schutz
Entwicklung
Schutz & Freiheit

Freude
Kraft und Atmung

Freundschaft
Yin Yang
Gefühlsbewegung
Extremsituationen

Frieden, innerer
Kraft und Atmung

Fröhlichkeit
Lichtkraft
Belastbarkeit
Schutz & Freiheit

Fruchtbarkeit fördernd
Sonnenkraft und
  Seelenmut
Selbstbewußtsein
Lichtkraft

Frustration
Einklang

Fürsorge
Einfachheit
Kraft und Atmung

G
Gaben, mediale
Gefühlsbewegung
Stärke
Selbstbewußtsein

Gallenblasenbeschwerden
Yin Yang
Gefühlsbewegung

Gallenkoliken
Erlösung
Belastbarkeit

Galle stärkend
Konsequenz und
  Schutz
Lichtkraft

Gallensteine
Gefühlsbewegung
Lichtkraft

Gastritis
Schutzkraft
Schutz & Freiheit

Geborgenheit
Yin Yang
Sonnenkraft und
  Seelenmut
Schutzkraft
Vertrauen und
  Schutz
Selbstbewußtsein
Lichtkraft
Schutz & Freiheit

Geburt erleichternd
Yin Yang

Gedächtnis stimulierend
Entwicklung
Kraft und Atmung

Gedanken, negative
Yin Yang
Power und Abgrenzung
Vertrauen und
  Schutz
Lichtkraft

Geduld
Sonnenkraft und
  Seelenmut
Konsequenz und
  Ausgeglichenheit
Erlösung
Einklang
Selbstbewußtsein
Lichtkraft
Belastbarkeit

Gefahr, mentale
Extremsituationen

Gefäßablagerungen mindernd
Kraft und Atmung

Gefäßablagerungen vorbeugend
Einklang
Belastbarkeit

Gefäßverengungen lösend
Schutzkraft
Extremsituationen
Belastbarkeit
Schutz & Freiheit

Gefäßverkalkung vorbeugend
Einklang
Belastbarkeit

Gefühle, festgefahrene
Entwicklung
Stärke
Schutz & Freiheit

Gefühle, frustrierte
Belastbarkeit

Gefühle, negative
Yin Yang
Schutz & Freiheit

Gefühle, unangenehme
Kraft und Atmung

Gefühle, unterdrückte
Yin Yang
Entwicklung
Stärke
Schutz & Freiheit

Gefühle, verborgene
Erlösung

Gefühllosigkeit, körperliche
Einfachheit

Gefühlsäußerung
Yin Yang
Power und Abgrenzung
Sonnenkraft und
  Seelenmut
Einklang
Belastbarkeit

Gefühlsausbrüche
Sonnenkraft und
  Seelenmut
Selbstbewußtsein
Lichtkraft

Gefühlsregungen, heftige
Erlösung
Belastbarkeit

Gefühlstiefe erkennen
Entwicklung
Schutz & Freiheit

Gefühlstiefe erleben
Yin Yang
Gefühlsbewegung
Extremsituationen
Stärke
Selbstbewußtsein
Schutz & Freiheit

Gehirnhälften harmonisierend
Schutzkraft
Extremsituationen
Vertrauen und
  Schutz
Stärke
Lichtkraft
Schutz & Freiheit

Gehirntätigkeit
Yin Yang
Einfachheit
Entwicklung
Kraft und Atmung
Gefühlsbewegung
Schutzkraft
Extremsituationen
Schutz & Freiheit

Gehör
Extremsituationen
Selbstbewußtsein

Geistesgegenwart
Sonnenkraft und
  Seelenmut
Lichtkraft

**Geisteshaltung,
  negative**
Sonnenkraft und
  Seelenmut
Selbstbewußtsein
Lichtkraft

Gelassenheit
Yin Yang
Einfachheit
Entwicklung
Schutzkraft
Vertrauen und
  Schutz
Schutz & Freiheit

Geld
Sonnenkraft und
  Seelenmut

**Gelenkbeschwer-
  den**
Entwicklung
Stärke
Lichtkraft
Schutz & Freiheit

**Gemeinschaft, gei-
  stige**
Schutz & Freiheit

**Gemüt harmonisie-
  rend**
Einfachheit

**Genesung, körperli-
  che**
Schutzkraft
Schutz & Freiheit

Geradlinigkeit
Konsequenz und
  Schutz

Gerechtigkeitssinn
Yin Yang

Gereiztheit
Power und Abgren-
  zung
Sonnenkraft und
  Seelenmut
Erlösung
Einklang
Belastbarkeit

**Geschäftigkeit,
  große**
Belastbarkeit

Geschlechtsorgane
Yin Yang
Power und Abgren-
  zung

**Gesinnung, lebens-
  bejahende**
Einklang
Belastbarkeit

Gespür, richtiges
Konsequenz und
  Schutz

**Gestaltungsfähig-
  keit**
Schutz & Freiheit

**Gesundheit stabili-
  sierend**
Schutz & Freiheit

Gewebebildung
Yin Yang
Power und Abgren-
  zung
Sonnenkraft und
  Seelenmut
Einklang

**Gewebeentsäue-
  rung**
Yin Yang

Gewebsverkalkung
Belastbarkeit

**Gewohnheiten
  lösen**
Schutzkraft

**Gewissen, schlech-
  tes**
Konsequenz und
  Schutz

**Gewohnheiten
  lösend**
Schutz & Freiheit

Gicht
Entwicklung
Kraft und Atmung
Gefühlsbewegung
Vertrauen und
  Schutz
Stärke
Selbstbewußtsein

Gifte ausleiten
Erlösung
Belastbarkeit

**Giftstoffe eingela-
  gert i. Fett**
Erlösung

Glauben, innerer
Lichtkraft

**Glaubensmuster,
  festgefahrene**
Extremsituationen
Schutz & Freiheit

**Glaukom (grüner
  Star)**
Muße und Inspira-
  tion
Einfachheit

**Gleichgewicht,
  emotionales**
Yin Yang
Konsequenz und
  Schutz
Entwicklung
Gefühlsbewegung
Selbstbewußtsein
Belastbarkeit

**Gleichgewichtsstö-
  rungen**
Muße und Inspira-
  tion
Einfachheit

Glück
Sonnenkraft und
  Seelenmut
Lichtkraft

Gottvertrauen
Vertrauen und
  Schutz

Gram
Einklang

Groll
Einklang

Grippe
Power und Abgren-
zung
Sonnenkraft und
Seelenmut
Einklang

Größe, geistige
Stärke

H
Haarwuchs
Stärke

Halsbeschwerden
Einfachheit
Gefühlsbewegung

Halsentzündung
Yin Yang
Gefühlsbewegung

Haltung, offene
Einfachheit

Haltungsschäden
Stärke

Handlungen zwang-
haft
Selbstbewußtsein

Harmonie
Yin Yang
Einklang

Harnwege stimulie-
rend
Yin Yang

Hautbeschwerden
Sonnenkraft und
Seelenmut
Konsequenz und
Schutz
Erlösung
Entwicklung

Schutzkraft
Stärke
Selbstbewußtsein
Lichtkraft
Schutz & Freiheit

Hautregeneration
Schutz & Freiheit

Heimatgefühle
Muße und Inspira-
tion

Heiserkeit
Muße und Inspira-
tion
Einfachheit

Hellsichtigkeit
Schutzkraft
Extremsituationen
Schutz & Freiheit

Hemmungen lösen
Yin Yang
Schutzkraft
Schutz & Freiheit

Herausforderungen
seelisch
Schutz & Freiheit

Herzbeschwerden
Power und Abgren-
zung
Sonnenkraft und
Seelenmut
Einklang

Herzinfarktprophy-
laxe
Erlösung
Einklang
Belastbarkeit

Herzkranzgefäße
erweiternd
Erlösung

Belastbarkeit

Herzregeneration
Erlösung

Herzrhytmus
Sonnenkraft und
Seelenmut
Kraft und Atmung
Extremsituationen
Vertrauen und
Schutz
Lichtkraft
Schutz & Freiheit

Herz stärkend
Sonnenkraft und
Seelenmut
Extremsituationen
Selbstbewußtsein

Hilfsbereitschaft
Yin Yang
Einklang
Kraft und Atmung
Schutz & Freiheit

Hinhören
Einklang
Belastbarkeit

Hoffnung
Schutzkraft
Stärke
Schutz & Freiheit

Hohlorgane
Schutzkraft
Schutz & Freiheit

Hormone stabilisie-
rend
Gefühlsbewegung

Husten, trockener
Entwicklung
Stärke
Schutz & Freiheit

Hyperaktivität aus-
gleichend
Power und Abgren-
zung

Hysterie
Sonnenkraft und
Seelenmut
Selbstbewußtsein
Lichtkraft

I
Ideale, geistige
Yin Yang

Ideale, höhere
Sonnenkraft und
Seelenmut
Lichtkraft

Idealismus
Einfachheit

Ideen
Erlösung
Gefühlsbewegung
Schutzkraft
Stärke
Selbstbewußtsein
Belastbarkeit
Schutz & Freiheit

Identität, eigene
Konsequenz und
Schutz
Erlösung

Illusionskiller
Gefühlsbewegung
Stärke
Selbstbewußtsein

Immunsystem anre-
gend
Yin Yang
Power und Abgren-
zung
Muße und Inspira-

tion
Sonnenkraft und
  Seelenmut
Einklang
Kraft und Atmung
Vertrauen und
  Schutz
Lichtkraft

**Immunsystem stär-
kend**
Schutzkraft
Stärke
Schutz & Freiheit

**Immunschutz, gei-
stiger**
Power und Abgren-
  zung
Sonnenkraft und
  Seelenmut
Einklang

Impulsivität
Power und Abgren-
  zung

Individualität
Erlösung
Einfachheit
Schutzkraft
Extremsituationen
Vertrauen und
  Schutz
Stärke
Lichtkraft
Schutz & Freiheit

**Infektionen lin-
dernd**
Yin Yang
Power und Abgren-
  zung
Sonnenkraft und
  Seelenmut
Konsequenz und
  Schutz
Einklang

Gefühlsbewegung

Inspiration
Yin Yang
Muße und Inspira-
  tion
Einfachheit
Einklang
Kraft und Atmung
Gefühlsbewegung
Vertrauen und
  Schutz

Integrität, geistige
Schutz & Freiheit

Interesse, geistiges
Yin Yang
Einklang

Intuition
Einfachheit
Entwicklung
Kraft und Atmung
Gefühlsbewegung
Schutzkraft
Extremsituationen
Vertrauen und
  Schutz
Stärke
Selbstbewußtsein
Schutz & Freiheit

Irritation
Lichtkraft

Irrtümer lösen
Konsequenz und
  Schutz

Isolation, geistige
Gefühlsbewegung

K
Kälteempfindung
Einfachheit
Gefühlsbewegung
Stärke

Selbstbewußtsein
Schutz & Freiheit

**Kehlkopfbeschwer-
den**
Einfachheit
Gefühlsbewegung

**Keimdrüsen anre-
gend**
Belastbarkeit

Klarheit
Yin Yang
Einfachheit
Gefühlsbewegung
Schutzkraft
Extremsituationen
Vertrauen und
  Schutz
Stärke
Lichtkraft
Belastbarkeit
Schutz & Freiheit

Knochen stärkend
Sonnenkraft und
  Seelenmut
Entwicklung
Stärke

**Körperflüssigkeiten
anregend**
Muße und Inspira-
  tion
Kraft und Atmung
Belastbarkeit

**Körperflüssigkeiten
harmonisierend**
Schutzkraft
Schutz & Freiheit

**Körperstellen,
gefühllose**
Schutzkraft
Extremsituationen
Vertrauen und

Schutz
Stärke
Lichtkraft
Schutz & Freiheit

Koliken
Einklang
Belastbarkeit

Kommunikation
Power und Abgren-
  zung
Muße und Inspira-
  tion
Sonnenkraft und
  Seelenmut
Einfachheit
Einklang

**Kommunikations-
muster, festgefah-
rene**
Extremsituationen
Schutz & Freiheit

**Kompromißlosig-
keit**
Einklang
Entwicklung
Gefühlsbewegung

**Konfliktbewälti-
gung**
Kraft und Atmung
Gefühlsbewegung

Konfliktlösung
Yin Yang
Einklang
Kraft und Atmung
Extremsituationen

**Konfrontationsfreu-
digkeit**
Yin Yang
Einklang

Konsequenz
Konsequenz und
  Schutz
Einklang

Kontaktfreudigkeit
Muße und Inspira-
  tion
Einfachheit
Entwicklung
Gefühlsbewegung

Kontrolle bewahren
Power und Abgren-
  zung
Sonnenkraft und
  Seelenmut
Einklang

**Konzentrationsfä-
  higkeit**
Power und Abgren-
  zung
Sonnenkraft und
  Seelenmut
Konsequenz und
  Schutz
Erlösung
Einfachheit
Einklang
Kraft und Atmung
Schutzkraft
Stärke
Belastbarkeit
Schutz & Freiheit

Kopfschmerzen
Erlösung
Einklang
Kraft und Atmung
Belastbarkeit

Kraft, mentale
Einklang

Krämpfe lösend
Yin Yang
Erlösung

Einklang
Entwicklung
Kraft und Atmung
Gefühlsbewegung
Vertrauen und
  Schutz
Belastbarkeit

Kreativität
Yin Yang
Power und Abgren-
  zung
Muße und Inspira-
  tion
Einfachheit
Einklang
Entwicklung
Gefühlsbewegung
Stärke
Selbstbewußtsein
Schutz & Freiheit

Krebs
Yin Yang
Einklang

Kreislauf anregend
Power und Abgren-
  zung
Sonnenkraft und
  Seelenmut
Einklang
Belastbarkeit
Schutz & Freiheit

**Kreislauf stabilisie-
  rend**
Schutzkraft
Extremsituationen
Selbstbewußtsein
Schutz & Freiheit

Krisenbewältigung
Schutzkraft
Schutz & Freiheit

Kritikfähigkeit
Yin Yang

Kummer
Einklang
Entwicklung

Kunstsinn
Sonnenkraft und
  Seelenmut
Selbstbewußtsein
Lichtkraft

Kupfermangel
Yin Yang

Kurskorrekturen
Konsequenz und
  Schutz

L
**Lebendigkeit, emo-
  tionale**
Entwicklung
Stärke
Belastbarkeit
Schutz & Freiheit

Lebhaftigkeit
Belastbarkeit

Leben, intensives
Yin Yang

**Lebenseinstellung,
  positive**
Einklang
Belastbarkeit

Lebensfreude
Power und Abgren-
  zung
Schutzkraft
Schutz & Freiheit

**Lebensgefühl,
  leichtes**
Muße und Inspira-
  tion

Lebenskonzepte
Stärke

Lebenskraft
Stärke

**Lebensphase,
  schwierige**
Vertrauen und
  Schutz

Lebensqualität
Schutzkraft
Schutz & Freiheit

**Lebensumstände,
  schwierige**
Schutzkraft
Schutz & Freiheit

Lebensziel
Extremsituationen
Vertrauen und
  Schutz
Schutz & Freiheit

Leber anregend
Yin Yang
Sonnenkraft und
  Seelenmut
Konsequenz und
  Schutz
Erlösung
Einklang
Schutzkraft
Selbstbewußtsein
Lichtkraft
Belastbarkeit
Schutz & Freiheit

Leber stärkend
Yin Yang
Konsequenz und
  Schutz
Gefühlsbewegung
Lichtkraft

235

Legasthenie
Einklang

Leichtigkeit
Muße und Inspira-
tion
Einfachheit
Belastbarkeit

Leid überwinden
Yin Yang
Selbstbewußtsein
Belastbarkeit

Leidenschaft
Power und Abgren-
zung

Lernhilfe, mentale
Stärke
Schutz & Freiheit

Leistungsbereit-
schaft
Power und Abgren-
zung

Lethargie lösend
Power und Abgren-
zung

Liebe
Stärke

Liebe, allumfas-
sende
Konsequenz und
Schutz
Einklang
Belastbarkeit

Liebeskummer
Sonnenkraft und
Seelenmut
Selbstbewußtsein
Lichtkraft

Lösungen, einfache
mentale
Schutz & Freiheit

Logik
Yin Yang
Vertrauen und
Schutz

Loslassen
Entwicklung
Stärke
Schutz & Freiheit

Lunge aktivierend
Yin Yang
Schutz & Freiheit

Lungenbeschwer-
den
Vertrauen und
Schutz
Stärke

Lungengewebe stär-
kend
Entwicklung
Lichtkraft
Schutz & Freiheit

Lustlosigkeit
Entwicklung

Lymphfluß anre-
gend
Power und Abgren-
zung
Muße und Inspira-
tion
Sonnenkraft und
Seelenmut
Einfachheit
Einklang

Lymphknotensy-
stem stimulie-
rend
Erlösung

Einklang
Belastbarkeit

M
Macht entwickeln
Sonnenkraft und
Seelenmut

Magen aktivierend
Erlösung
Belastbarkeit

Magenbeschwerden
Yin Yang
Sonnenkraft und
Seelenmut
Erlösung
Einklang
Entwicklung
Kraft und Atmung
Gefühlsbewegung
Schutzkraft
Extremsituationen
Vertrauen und
Schutz
Selbstbewußtsein
Lichtkraft
Belastbarkeit
Schutz & Freiheit

Magendruck
Kraft und Atmung

Magnesiummangel
Erlösung
Einklang
Belastbarkeit

Magnesiumstoff-
wechsel
Kraft und Atmung

Medialität
Gefühlsbewegung
Stärke
Selbstbewußtsein

Meditation
Einklang
Kraft und Atmung
Stärke

Menstruationsbe-
schwerden
Yin Yang
Kraft und Atmung
Gefühlsbewegung

Menstruationszy-
klus verlängernd
Gefühlsbewegung

Mentalität, reine
Einfachheit
Schutz & Freiheit

Migräne
Erlösung
Einklang
Belastbarkeit

Milde
Sonnenkraft und
Seelenmut
Selbstbewußtsein
Lichtkraft

Milz stärkend
Yin Yang
Power und Abgren-
zung
Sonnenkraft und
Seelenmut
Einklang
Kraft und Atmung
Lichtkraft

Minderwertigkeits-
gefühle
Sonnenkraft und
Seelenmut
Selbstbewußtsein
Lichtkraft

Motivation
Entwicklung

Müdigkeit lindernd
Power und Abgrenzung
Sonnenkraft und Seelenmut
Einklang
Entwicklung
Kraft und Atmung
Vertrauen und Schutz

Multiple Sklerose
Extremsituationen
Selbstbewußtsein
Belastbarkeit

muskelentspannend
Erlösung
Einklang
Belastbarkeit

Muskelkrämpfe
Kraft und Atmung

Muskelkraft
Entwicklung
Kraft und Atmung
Extremsituationen
Selbstbewußtsein

Muße
Muße und Inspiration

Mut
Power und Abgrenzung
Schutzkraft
Vertrauen und Schutz
Freiheit & Schutz

N
Nachdenken
Muße und Inspiration

Nackenverspannungen
Kraft und Atmung
Belastbarkeit

Nährstoffaufnahme
Yin Yang
Power und Abgrenzung
Sonnenkraft und Seelenmut
Einklang
Kraft und Atmung
Gefühlsbewegung
Schutzkraft
Extremsituationen
Lichtkraft
Schutz & Freiheit

Nahrungsallergien
Yin Yang
Gefühlsbewegung

Nebennieren
Yin Yang
Power und Abgrenzung
Erlösung
Schutzkraft
Extremsituationen
Selbstbewußtsein
Schutz & Freiheit

Nebennieren regulierend
Vertrauen und Schutz

Nerven anregend
Yin Yang
Einfachheit
Entwicklung
Schutzkraft

Extremsituationen
Belastbarkeit
Schutz & Freiheit

Nerven beruhigend
Muße und Inspiration
Entwicklung

Nerven harmonisierend
Einklang

Nervenleiden
Einklang
Kraft und Atmung

Nerven stärkend
Muße und Inspiration
Einfachheit
Entwicklung
Kraft und Atmung
Gefühlsbewegung
Schutzkraft
Extremsituationen
Vertrauen und Schutz
Stärke
Lichtkraft
Belastbarkeit
Schutz & Freiheit

Nervenzerrüttung
Yin Yang

Nervosität lindern
Yin Yang
Erlösung
Einklang
Kraft und Atmung
Gefühlsbewegung
Belastbarkeit

Neubeginn, mentaler
Schutz & Freiheit

Neuorientierung, geistige
Konsequenz und Schutz

Neutralität
Yin Yang
Einfachheit
Gefühlsbewegung
Schutzkraft
Extremsituationen
Vertrauen und Schutz
Stärke
Lichtkraft
Schutz & Freiheit

Niedergeschlagenheit
Entwicklung
Kraft und Atmung
Vertrauen und Schutz

Nieren anregend
Yin Yang
Muße und Inspiration
Konsequenz und Schutz
Erlösung
Einfachheit
Einklang
Gefühlsbewegung
Schutzkraft
Vertrauen und Schutz
Lichtkraft
Belastbarkeit
Schutz & Freiheit

Nierenbeschwerden
Yin Yang
Kraft und Atmung
Lichtkraft

Nierenfunktion
  regulierend
Kraft und Atmung

Nikotinentwöh-
  nung
Kraft und Atmung
Belastbarkeit

Nüchternheit
Yin Yang
Kraft und Atmung
Vertrauen und
  Schutz
Belastbarkeit

O
Ödeme lindern
Muße und Inspira-
  tion
Einfachheit

Offenheit
Muße und Inspira-
  tion
Einfachheit
Entwicklung

Ohrenbeschwerden
Muße und Inspira-
  tion
Einfachheit
Kraft und Atmung

Opferhaltung
Entwicklung
Kraft und Atmung
Vertrauen und
  Schutz

Optimismus
Muße und Inspira-
  tion
Sonnenkraft und
  Seelenmut
Einfachheit

Ordnung, höhere
Einfachheit

Ordnung schaffen
Einfachheit
Stärke
Schutz & Freiheit

Osteoporose
Entwicklung

P
Panik
Entwicklung
Extremsituationen
Stärke
Selbstbewußtsein
Schutz & Freiheit

Paranoia
Einklang

Parkinson
Extremsituationen
Selbstbewußtsein

Passivität
Power und Abgren-
  zung

Persönlichkeitsent-
  faltung
Belastbarkeit

Phantasie
Entwicklung
Gefühlsbewegung
Vertrauen und
  Schutz
Stärke
Selbstbewußtsein

Pilzinfektionen
Selbstbewußtsein

Potenzprobleme
Stärke
Schutz & Freiheit

Pragmatismus
Kraft und Atmung
Belastbarkeit

Probleme, sexuelle
Stärke
Selbstbewußtsein
Lichtkraft
Schutz & Freiheit

Problemlösung,
  einfache
Einfachheit
Schutzkraft
Vertrauen und
  Schutz
Stärke
Lichtkraft
Schutz & Freiheit

Provokation, men-
  tale
Selbstbewußtsein

Prüfungen
Muße und Inspira-
  tion
Einfachheit

R
Rationalität
Yin Yang
Vertrauen und
  Schutz

Realitätssinn
Muße und Inspira-
  tion
Sonnenkraft und
  Seelenmut
Kraft und Atmung
Schutzkraft
Belastbarkeit
Schutz & Freiheit

Redekunst
Muße und Inspira-
  tion

Einfachheit

Reflektion, geistige
Gefühlsbewegung
Stärke
Selbstbewußtsein

Regeln, einengende
Einfachheit

Regenerationsfähig-
  keit
Power und Abgren-
  zung
Sonnenkraft und
  Seelenmut
Erlösung
Einklang
Entwicklung
Kraft und Atmung
Schutzkraft
Vertrauen und
  Schutz
Selbstbewußtsein
Schutz & Freiheit

Reife, geistige
Schutzkraft
Extremsituationen
Selbstbewußtsein
Schutz & Freiheit

Reizbarkeit vermin-
  dern
Entwicklung

Rheuma
Yin Yang
Sonnenkraft und
  Seelenmut
Entwicklung
Kraft und Atmung
Gefühlsbewegung
Vertrauen und
  Schutz
Stärke
Selbstbewußtsein
Lichtkraft

Rückenverspannun-
gen
Kraft und Atmung
Belastbarkeit

Rückzug, geistiger
Schutz & Freiheit

Ruhebedürfnis
Kraft und Atmung

Ruhe, emotionale
Einfachheit
Lichtkraft

Ruhe, geistige
Lichtkraft

Ruhe, mentale
Vertrauen und
Schutz

Ruhe, seelische
Belastbarkeit

S
Sabotage, mentale
Schutz & Freiheit

Sammlung, geistige
Schutzkraft
Schutz & Freiheit

Sammlung, mentale
Kraft und Atmung

Sauerstoffaufnahme
im Blut
Entwicklung
Kraft und Atmung

Schaffenskraft,
positive
Yin Yang
Einklang
Entwicklung

Schattenseiten inte-
grieren
Yin Yang
Schutzkraft
Extremsituationen
Schutz & Freiheit

Schicksal
Entwicklung
Kraft und Atmung
Vertrauen und
Schutz

Schilddrüse anre-
gend
Muße und Inspira-
tion
Einfachheit

Schilddrüsenbe-
schwerden
Vertrauen und
Schutz

Schilddrüse regu-
lierend
Yin Yang
Gefühlsbewegung

Schizophrenie
Einklang

Schlaf verbessernd
Yin Yang
Entwicklung
Gefühlsbewegung
Vertrauen und
Schutz

Schleimhäute
Entwicklung
Stärke
Lichtkraft

schleimlösend
Stärke

Schleimhautregene-
ration
Muße und Inspira-
tion
Einfachheit
Entwicklung

Schmerzen lin-
dernd
Yin Yang
Erlösung
Einfachheit
Einklang
Entwicklung
Kraft und Atmung
Schutzkraft
Extremsituationen
Vertrauen und
Schutz
Stärke
Lichtkraft
Belastbarkeit
Schutz & Freiheit

Schmerzen, seeli-
sche
Einklang
Extremsituationen

Schock, seelischer
Schutzkraft
Extremsituationen
Selbstbewußtsein
Schutz & Freiheit

Schönheit, geistige
Yin Yang
Sonnenkraft und
Seelenmut
Selbstbewußtsein
Lichtkraft

Schuldgefühle
Yin Yang
Konsequenz und
Schutz
Einfachheit
Einklang

Gefühlsbewegung

Schwung
Power und Abgren-
zung

Schutz
Yin Yang
Power und Abgren-
zung
Sonnenkraft und
Seelenmut
Konsequenz und
Schutz
Einklang
Entwicklung
Kraft und Atmung
Gefühlsbewegung
Schutz & Freiheit

Schutz, emotiona-
ler
Einfachheit
Entwicklung

Schutzengel
Selbstbewußtsein
Lichtkraft

Schutz, seelischer
Schutzkraft
Schutz & Freiheit

Schwierigkeiten,
sexuelle
Yin Yang

Schwindelgefühl
Kraft und Atmung

Seelenharmonie
Kraft und Atmung
Vertrauen und
Schutz

Sehnsucht
Einfachheit

Sehweise, klare
Einfachheit

Selbstachtung
Sonnenkraft und
  Seelenmut

Selbstausdruck
Muße und Inspira-
  tion
Einfachheit

Selbstbeobachtung
Yin Yang
Gefühlsbewegung

Selbstbestimmung
Erlösung
Entwicklung
Stärke

Selbstbewußtsein
Gefühlsbewegung
Stärke
Lichtkraft

Selbsterkenntnis
Einfachheit
Schutzkraft
Extremsituationen
Vertrauen und
  Schutz
Stärke
Lichtkraft
Schutz & Freiheit

Selbstliebe
Erlösung
Einklang
Extremsituationen
Selbstbewußtsein
Belastbarkeit

Selbstreflektion,
  kritische
Sonnenkraft und
  Seelenmut

Selbstsicherheit
Gefühlsbewegung

Selbstständigkeit
Einfachheit
Schutzkraft
Extremsituationen
Stärke
Lichtkraft
Schutz & Freiheit

Selbstsucht
Sonnenkraft und
  Seelenmut
Selbstbewußtsein
Lichtkraft

Selbstüberwindung
Kraft und Atmung

Selbstvertrauen
Sonnenkraft und
  Seelenmut
Entwicklung
Kraft und Atmung
Schutzkraft
Stärke
Belastbarkeit
Schutz & Freiheit

Selbstverwirkli-
  chung
Schutz & Freiheit

Selbstvorwürfe
  lösen
Konsequenz und
  Schutz

Selbstwertgefühl
Konsequenz und
  Schutz

Sexualität anregend
Power und Abgren-
  zung
Schutzkraft
Stärke

Belastbarkeit
Schutz & Freiheit

Sexualität, blok-
  kierte
Sonnenkraft und
  Seelenmut

Sicherheit
Yin Yang
Schutzkraft
Vertrauen und
  Schutz
Lichtkraft
Schutz & Freiheit

Sinneseindrücke
  verarbeiten
Konsequenz und
  Schutz
Erlösung
Kraft und Atmung

Sinnesorgane stär-
  kend
Kraft und Atmung

Sinneswahrneh-
  mung
Kraft und Atmung
Vertrauen und
  Schutz

Sinnlichkeit
Yin Yang

Situation, aus-
  sichtslose
Selbstbewußtsein
Schutz & Freiheit

Sorgen
Entwicklung

Sorglosigkeit
Lichtkraft

Spannungen, seeli-
  sche
Einklang
Kraft und Atmung
Belastbarkeit
Schutz & Freiheit

Spontaneität
Power und Abgren-
  zung
Entwicklung
Lichtkraft

Sprachgewandtheit
Muße und Inspira-
  tion
Sonnenkraft und
  Seelenmut

Stabilität
Muße und Inspira-
  tion
Entwicklung
Kraft und Atmung
Schutzkraft
Stärke
Schutz & Freiheit

Standhaftigkeit
Sonnenkraft und
  Seelenmut
Einfachheit
Einklang
Schutzkraft
Schutz & Freiheit

Standpunkt, eige-
  ner
Schutzkraft
Extremsituationen
Vertrauen und
  Schutz
Stärke
Lichtkraft
Schutz & Freiheit

Steifheit
Stärke

Stimmbänder
Einfachheit
Gefühlsbewegung

stimmungsaufhellend
Entwicklung
Vertrauen und
Schutz

Stimmungsschwankungen
Yin Yang
Entwicklung
Kraft und Atmung
Gefühlsbewegung
Vertrauen und
Schutz

Stimmverlust
Einfachheit

Sinneswahrnehmung
Entwicklung
Vertrauen und
Schutz

Störungen, motorische
Einklang

Störungen, vegetative
Entwicklung

Stoffwechsel anregend
Power und Abgrenzung
Muße und Inspiration
Sonnenkraft und
Seelenmut
Konsequenz und
Schutz
Einklang
Schutzkraft

Schutz & Freiheit

Stoffwechsel, basischer
Entwicklung

Strahleneinflüsse
Yin Yang
Kraft und Atmung
Vertrauen und
Schutz
Belastbarkeit

Streß lindernd
Yin Yang
Muße und Inspiration
Einfachheit
Einklang
Entwicklung
Kraft und Atmung
Gefühlsbewegung
Belastbarkeit

Streß, seelischer
Vertrauen und
Schutz
Belastbarkeit

Struktur, eigene
Entwicklung
Stärke
Schutz & Freiheit

Süchte, verschiedene
Konsequenz und
Schutz
Entwicklung

T
Tabu, seelisches
Schutz & Freiheit

Tapferkeit
Power und Abgrenzung

Tatkraft
Power und Abgrenzung
Sonnenkraft und
Seelenmut
Einklang
Entwicklung
Kraft und Atmung
Vertrauen und
Schutz
Schutz & Freiheit

Taubheitsgefühle
Yin Yang
Einfachheit
Vertrauen und
Schutz

Tinnitus
Kraft und Atmung

Toleranz
Erlösung

Trägheit lösen
Yin Yang
Sonnenkraft und
Seelenmut
Gefühlsbewegung

Trauma, seelisches
Schutzkraft
Extremsituationen
Schutz & Freiheit

Traumatisierungen
Extremsituationen

Träume anregend
Yin Yang
Power und Abgrenzung
Sonnenkraft und
Seelenmut
Einklang
Entwicklung

Transformation
Yin Yang

Trauer überwinden
Kraft und Atmung

Tugend
Power und Abgrenzung
Kraft und Atmung

Tumore
Yin Yang
Power und Abgrenzung
Sonnenkraft und
Seelenmut
Einklang

U
Übelkeit
Einfachheit
Schutzkraft
Extremsituationen
Vertrauen und
Schutz
Stärke
Lichtkraft
Schutz & Freiheit

Übergewicht mangels Erdung
Muße und Inspiration
Einfachheit

Überlegenheitsgefühle
Sonnenkraft und
Seelenmut

Überlegungen, pragmatische
Belastbarkeit

Überreiztheit
Yin Yang
Gefühlsbewegung

Übersäuerung neu-
tralisierend
Power und Abgren-
zung
Sonnenkraft und
Seelenmut
Einklang
Entwicklung
Kraft und Atmung
Vertrauen und
Schutz

Überwindungsfä-
higkeit
Sonnenkraft und
Seelenmut
Konsequenz und
Schutz
Einklang
Schutzkraft
Schutz & Freiheit

Überzeugungskraft
Einfachheit

Umsetzungsvermö-
gen
Muße und Inspira-
tion
Einfachheit

Unabhängigkeit
Konsequenz und
Schutz
Stärke

Ungeduld
Power und Abgren-
zung
Sonnenkraft und
Seelenmut
Einklang

Unglücklichsein
Yin Yang
Einklang

Unrecht, seelisches
Selbstbewußtsein

Unruhe, emotionale
Belastbarkeit

Unterbewußtsein
Entwicklung

Unterleibsbe-
schwerden
Belastbarkeit

Unternehmungslust
Vertrauen und
Schutz

Unterstützung för-
dern
Kraft und Atmung

Unverwundbarkeit,
geistige
Extremsituationen
Schutz & Freiheit

V
Veränderungen
akzeptieren
Yin Yang

Veränderung,
äußere
Muße und Inspira-
tion

Veränderung, große
Sonnenkraft und
Seelenmut
Selbstbewußtsein

Veränderung, tief-
greifende
Entwicklung
Kraft und Atmung
Lichtkraft

Veränderungswille,
geistigr
Power und Abgren-
zung
Sonnenkraft und
Seelenmut
Einklang
Kraft und Atmung

Verantwortung
Schutz & Freiheit

Verarbeitung, gei-
stige
Schutzkraft

Verausgabung
Entwicklung

Verbesserung, men-
tale
Schutz & Freiheit

Verdauung anre-
gend
Muße und Inspira-
tion
Sonnenkraft und
Seelenmut
Erlösung
Einklang
Schutzkraft
Stärke
Belastbarkeit
Schutz & Freiheit

Verdauungsstörun-
gen
Yin Yang
Gefühlsbewegung

Verdrängungspro-
zesse
Konsequenz und
Schutz
Erlösung

Verhaftung, hart-
näckige
Kraft und Atmung
Stärke
Schutz & Freiheit

Verhaltensmuster
lösend
Sonnenkraft und
Seelenmut
Entwicklung
Schutzkraft
Extremsituationen
Stärke
Selbstbewußtsein
Lichtkraft
Schutz & Freiheit

Verhaltensweisen,
neurotische
Sonnenkraft und
Seelenmut
Selbstbewußtsein
Lichtkraft

Verinnerlichung,
geistige
Schutz & Freiheit

Verjüngung
Power und Abgren-
zung

Verkrampfungen
Kraft und Atmung
Belastbarkeit

Verkrampfung, ner-
vöse
Sonnenkraft und
Seelenmut
Selbstbewußtsein
Lichtkraft
Belastbarkeit

Vermeidungspro-
zesse
Konsequenz und

Schutz
Erlösung

Verschleimung
Yin Yang
Gefühlsbewegung

Versöhnung
Extremsituationen
Selbstbewußtsein

Verspannungen
Yin Yang
Einklang
Schutzkraft
Extremsituationen
Vertrauen und
  Schutz
Belastbarkeit
Schutz & Freiheit

Verständnis
Sonnenkraft und
  Seelenmut
Entwicklung
Extremsituationen
Stärke
Selbstbewußtsein
Lichtkraft
Schutz & Freiheit

Verstand, analytischer
Erlösung

Verstehen, geistiges
Muße und Inspiration
Einfachheit
Schutzkraft
Extremsituationen
Vertrauen und
  Schutz
Schutz & Freiheit

Verstopfung
Yin Yang
Vertrauen und

Schutz

Vertrauen
Sonnenkraft und
  Seelenmut
Selbstbewußtsein
Lichtkraft

Verwirrung klären
Entwicklung
Kraft und Atmung
Extremsituationen
Stärke
Selbstbewußtsein

Verwurzelung
Muße und Inspiration

verzeihen
Konsequenz und
  Schutz
Extremsituationen
Selbstbewußtsein

Virusinfektionen
Entwicklung
Kraft und Atmung
Vertrauen und
  Schutz

Visualisierung
Kraft und Atmung
Stärke

Vitalisierung
Power und Abgrenzung
Sonnenkraft und
  Seelenmut
Einklang
Belastbarkeit

Voraussicht fördern
Entwicklung
Kraft und Atmung
Vertrauen und
  Schutz

Vorstellungen, alte, lösen
Schutzkraft

Vorstellungskraft
Yin Yang

W
Wachheit
Entwicklung
Kraft und Atmung
Belastbarkeit

Wachstum, geistiges
Einklang
Entwicklung
Stärke
Schutz & Freiheit

Wärmeerzeugung
Entwicklung
Kraft und Atmung

Wahrheiten, unangenehme
Konsequenz und
  Schutz
Erlösung

Wahrheit, geistige
Gefühlsbewegung
Stärke
Selbstbewußtsein

Wahrheit, innere
Gefühlsbewegung

Wahrheit, mentale
Gefühlsbewegung

Wahrheitssuche
Sonnenkraft und
  Seelenmut
Einfachheit
Selbstbewußtsein
Lichtkraft

Wahrnehmung verbessernd
Einfachheit
Kraft und Atmung
Schutzkraft
Extremsituationen
Vertrauen und
  Schutz
Stärke
Lichtkraft
Schutz & Freiheit

Warzen
Yin Yang
Konsequenz und
  Schutz
Einklang

Wasseradern
Yin Yang

Wasserhaushalt aktivierend
Entwicklung
Kraft und Atmung
Vertrauen und
  Schutz

Wasser, überschüssiges
Erlösung
Einklang
Belastbarkeit

Wehen, vorzeitige
Einklang

Wehrhaftigkeit
Stärke

Weisheit
Konsequenz und
  Schutz
Einfachheit
Entwicklung
Gefühlsbewegung
Schutzkraft
Extremsituationen

243

Vertrauen und
   Schutz
Stärke
Lichtkraft
Schutz & Freiheit

Wesen, sonniges
Lichtkraft

**Wesensanteile,
   unterdrückte**
Einfachheit

Wetterfühligkeit
Muße und Inspira-
   tion
Einfachheit

**Widerstände
   abbauend**
Einfachheit
Entwicklung
Lichtkraft
Schutz & Freiheit

**Widerstandskraft
   erhöhend**
Power und Abgren-
   zung
Kraft und Atmung
Belastbarkeit

Wiedergutmachung
Konsequenz und
   Schutz

Willenskraft
Power und Abgren-
   zung
Erlösung
Einfachheit
Gefühlsbewegung
Schutzkraft
Extremsituationen
Stärke
Lichtkraft
Belastbarkeit
Schutz & Freiheit

**Wirbelsäule kräfti-
gend**
Extremsituationen
Schutz & Freiheit

Wissensdurst
Yin Yang

Wohlbefinden
Muße und Inspira-
   tion
Einklang

Wünsche, geistige
Yin Yang

Wünsche, seelische
Muße und Inspira-
   tion

Würde
Gefühlsbewegung

**Wunden, emotio-
nale**
Einfachheit

Wunden, seelische
Selbstbewußtsein

**Wundheilung, gei-
stige**
Extremsituationen
Selbstbewußtsein

**Wundheilung, kör-
perliche**
Extremsituationen

Wunscherfüllung
Lichtkraft

Wut
Sonnenkraft und
   Seelenmut
Konsequenz und
   Schutz
Erlösung

Extremsituationen
Selbstbewußtsein
Lichtkraft

Z
Zähne
Entwicklung
Stärke

Zahnen
Lichtkraft

Zeit
Muße und Inspira-
   tion

Zeiten, heftige
Kraft und Atmung

Zeitpunkt, richtiger
Konsequenz und
   Schutz

Zellneubildung
Entwicklung

Zellreinigung
Lichtkraft

Zellstoffwechsel
Kraft und Atmung

**Zellwachstum, dis-
harmonisches**
Yin Yang
Einklang

Zentrierung
Gefühlsbewegung

**Zerrissenheit aus-
gleichend**
Yin Yang
Einklang

Ziele, neue
Konsequenz und
   Schutz

Zielstrebigkeit
Entwicklung

Ziele verfolgen
Yin Yang
Einklang
Gefühlsbewegung
Stärke

Zorn
Stärke

Zufälle, geistige
Selbstbewußtsein
Lichtkraft

Zufriedenheit
Muße und Inspira-
   tion
Sonnenkraft und
   Seelenmut
Selbstbewußtsein
Lichtkraft

**Zurückhaltung
lösen**
Gefühlsbewegung

Zuversicht
Kraft und Atmung
Schutzkraft
Schutz & Freiheit

**Zwänge überwin-
den**
Entwicklung

Zysten
Yin Yang
Einklang

Die Autorin

Gabriele Simon beschäftigt sich seit 1994 mit der Steinheilkunde. Aus einer »Kindheits-Liebschaft« wurde ein tiefes Band der Liebe und daraus entstand ihre »Berufung«. Der Einstieg in die Welt von Intuition und Spiritualität fand Jahre zuvor durch die Arbeit mit dem Tarot und der Einhandrute statt, die sie heute noch ausübt. Zu den Edelsteindeutungen, Vorträgen, Intensivworkshops und Seminaren kam im Jahr 1996 die Gründung 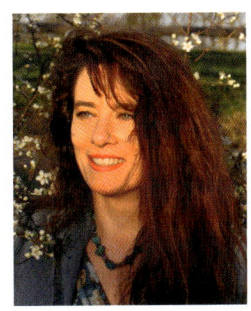 eines Mineralienhandels hinzu. 1997 wurden die kraftvollen Edelstein-Ketten entwickelt und 1998 durch die Geburt ihres Sohnes die Wurzel für die Kinder-Heilstein-Ketten gelegt. Ihr erstes Buch, »Das Familien-Heilstein-Bilderbuch«, wurde im Jahr 1998 veröffentlicht. Im Jahr 2002 erweiterte sie ihr Wissen, wurde Ernährungsberaterin und erlernte die Kunst der Aloe Vera Massagen. Im Jahr 2003 kamen die Breuß-Dorn-Fleig-Massagen und die Vertiefung Ihrer Arbeit mit der Einhandrute hinzu sowie im Jahr 2004 der Schöpfungsakt der Drachen-, Feen-, Elfen- und Troll-Massagen, außerdem Beratungen im Bereich systemischer Lösungen nach Bert Hellinger. Schwerpunkt ihrer momentanen Tätigkeit sind die Arbeit mit dem Tarot in persönlichen Einzelberatungen, Massagen, die Arbeit mit den Schöpferkraft-Ketten und ein Buch hierzu, sowie Seminare, Workshops und Vorträge im Bereich Heilsteine, Kristallsysteme, Schöpferkraft-Ketten und Erlebnismassagen.

Kontaktadresse:
Gabriele Simon,
In den Schafwiesen 20/1a,
71720 Oberstenfeld – Lichtenberg
Tel. 070 62 - 674 598, Fax - 96
aloevera.simon@tiscali.de
www.heilsteinwelten.de

Literatur

Ursula Dombrowsky, *Wenn Steine erzählen*, Neue Erde, Saarbrücken 2003

Michael Gienger, Die Heilsteine der Hildegard von Bingen, Neue Erde, Saarbrücken 2004

Michael Gienger, *Die Heilsteine Hausapotheke*, Neue Erde, Saarbrücken 1999

Michael Gienger, *Die Steinheilkunde*, Neue Erde, Saarbrücken 1995

Michael Gienger, *Die wichtigsten Heilsteine auf einen Blick* (Poster), Neue Erde, Saarbrücken 2004

Michael Gienger, *Edelstein-Massagen*, Neue Erde, Saarbrücken 2004

Michael Gienger, *Heilsteine – 430 Steine von A bis Z*, Neue Erde, Saarbrücken 2003

Michael Gienger, *Heilsteine und Lebensrhythmen*, Neue Erde, Saarbrücken 2005

Michael Gienger, *Lexikon der Heilsteine*, Neue Erde, Saarbrücken 2000

Michael Gienger/Ursula Dombrowsky, *Steinheilkunde-Karten*, Neue Erde, Saarbrücken 2005

Michael Gienger/Gisela Glaser, *Salz – Nahrungsmittel, Heilmittel oder Gift?*, Neue Erde, Saarbrücken 2003

Michael Gienger/Luna Miesala-Sellin, *Stein und Blüte*, Neue Erde, Saarbrücken 2000

Rolphe A. Grimaître, *Edelstein-Elixiere*, Neue Erde, Saarbrücken 2006

Monika Grundmann, *Schönheit durch Berühren*, Neue Erde, Saarbrücken 2006

Wolfgang Maier, *Der Mondschild*, Neue Erde, Saarbrücken 2001

Barbara Newerla, *Sterne und Steine*, Neue Erde, Saarbrücken 2000

Gabriele Simon, *Erlebnismassagen für Kinder*, Neue Erde, Saarbrücken 2005

Rainer Strebel/Michael Gienger, *Die Individuelle Therapie*, AT-Verlag, Baden (CH) 2005

Ricky Welch, *Die Aurum Manus® Therapie*, Neue Erde, Saarbrücken 2006

Josef Zerluth/Michael Gienger, *Gutes Wasser*, Neue Erde, Saarbrücken 2004

Adressen

Edelstein-Heilketten, Edelstein-beratung, Edelsteinmassagen

Vorträge, Workshops, Seminare und Ausbildungen, Einzelsitzungen und Wellneß-Massagen, Vertrieb der Aloe Vera Produkte von FLP, Seminarorganisation im Bereich systemischer Aufstellungsarbeit nach Bert Hellinger, Lebensberatung

Vielfaltoase
Gabriele Simon,
In den Schafwiesen 20/1a,
D-71720 Oberstenfeld – Lichtenberg
Tel. 070 62 - 674 598 Fax - 96
E-Mail: aloevera.simon@tiscali.de
oder www.heilsteinwelten.de

Steinheilkunde/Edelsteintherapie

Edelsteinberatungen, Seminare, Grund- und Hauptausbildungen in Steinheilkunde, Edelsteinmassage und verwandten Bereichen

Cairn Elen Lebensschule Tübingen
Annette Jakobi
Bachstraße 87
D-72810 Gomaringen
Tel. 070 72 - 504 329
Fax: 070 71 - 388 68
info@edelstein-massagen.de
www.edelstein-massagen.de/tuebingen

Cairn Elen Lebensschule Schwäbische Alb
Dagmar Fleck
Roßgumpenstraße 10
D-72336 Balingen-Zillhausen
Tel. 074 35 - 91 99 32
Fax: 074 35 - 91 99 31
info@cairn-elen.de
www.cairn-elen.de

Cairn Elen Lebensschule Odenwald
Franca Bauer
Berliner Str. 1a
D-64711 Erbach
Tel. 060 62 - 91 97 62
Fax: 060 62 - 91 97 63
info@cairn-elen.de
www.cairn-elen.de

Kettenknüpfen, Steinheilkunde, Edelstein-Therapie

Breites Angebot an Seminaren, Workshops und Ausbildungen zu allen Themen rund um das Kettenknüpfen und die Arbeit mit Steinen im firmeneigenen Schulungszentrum:

Chili Creative® Academy
Im Osterholz 1
D-71636 Ludwigsburg
Tel. 071 41 - 44 12 60
Fax: 071 41 - 44 12 66
info@osterholz.de
(Chili Creative® ist eine Marke der Marco Schreier Mineralienhandlung GmbH. www.marcoschreier.de)

Forschung, Öffentlichkeitsarbeit,
Verbraucherschutz

Steinheilkunde e.V.
Forschungsprojekt Steinheilkunde
Hildener Str. 40
D-42329 Wuppertal
Tel. 02 02 - 31 76 75 12
Fax 02 02 - 31 76 75 13
info@steinheilkunde-ev.de
www.steinheilkunde-ev.de

Mineralogisch-gemmologische
Untersuchungen
Echtheitsprüfungen von Mineralien,
Edelsteinen und Gesteinen – Bezug von
gemmologischen Geräten und Bestim-
mungshilfen

Institut für Edelstein Prüfung (EPI)
Bernhard Bruder
Riesenwaldstr. 6
D-77797 Ohlsbach
Tel. 078 03 - 600 808
Fax: 078 03 - 600 809
lab@epigem.de
www.epigem.de

Abbildungsnachweis

Wolfgang Dengler, Ebhausen,
www.weltimstein.de: Alle Fotos
außer den folgenden.
Dr. Timo Mappes, Karlsruhe,
www.musoptin.com: S. 11 unten
links.
Dragon Design, GB: S. 11 unten
rechts, 33.
Fred Hageneder: S. 11 oben.
Ines Blersch, Stuttgart, www.ines
blersch.de: S. 15, 19 unten links,
24 oben links, 30 oben rechts, 31,
65 links, 112 unten rechts,
131 oben rechts, 142 oben links,
152 rechts.

Chili Creative®: S. 1 - 3, 7 - 10, 60
Mitte und rechts, 68 - 69, 76 - 79,
198- 199, 200 unten, 201 Mitte und
unten, 202 außer oben, 203, 204
außer Mitte rechts, 205, 213 - 220
(Chili Creative® ist eine Marke der
Firma Marco Schreier Mineralienhandlung GmbH,
www.marcoschreier.de).
Griffin: S. 200 oben, 201 oben,
202 oben, 204 Mitte rechts. Alle
Zeichnungen der Seiten 207 - 212
wurden von Griffin zur Verfügung
gestellt (Griffin ist eine Marke der
Firma Schinle Perlseide GmbH,
www.griffin.de).

Edition Cairn Elen

»Nachdem Elen ihre Wanderung durch die Welt vollendet hatte, setzte sie einen Cairn ans Ende des Sarn Elen. Dann wandte sich ihr Weg zurück ins Land zwischen Abend und Morgen. Aus diesem Cairn stammen alle Steine, die bis heute an den Kreuzungen der Wege die Richtung weisen.« [*]

(aus einer keltischen Sage)

»Cairn Elen« – so werden im gälischen Sprachraum die alten Steinsetzungen am Wegesrand genannt. Sie markieren die geistigen Pfade, sowohl die Pfade der Erde als auch die Pfade des Wissens.

Diese Pfade geraten zunehmend in Vergessenheit. So wie die alten Pfade der Erde unter modernen Asphaltstraßen verschwinden, so verschwindet auch manch altes Wissen unter der Datenflut moderner Erkenntnisse. Wunsch und Anspruch der Edition Cairn Elen ist es daher, Wissen aus alter Zeit zu bewahren und mit modernen Erkenntnissen zu verbinden – für eine blühende Zukunft!

Die Edition Cairn Elen im Neue Erde Verlag wird von Anja und Michael Gienger herausgegeben. Ziel der Edition ist es, bislang unveröffentlichtes Wissen aus Forschung und Tradition vorzustellen. Schwerpunkte sind Natur, Heilkunde und Gesundheit sowie Bewußtsein und geistige Freiheit.

Neben aktueller Fachliteratur werden im Rahmen der Edition Cairn Elen auch Erzählungen, Märchen, Romane, Lyrik und künstlerische Veröffentlichungen publiziert. Das vermittelte Wissen wendet sich nicht nur an den Kopf, sondern auch an das Herz der Menschen.

Edition Cairn Elen, Anja & Michael Gienger, Stäudach 58/1, D-72074 Tübingen, Tel./Fax: 07071 - 364720, buecher@michael-gienger.de, www.michael-gienger.de

---

[*] kelt. »cairn [sprich: kärn]« = »Stein«, »sarn« = »Weg«, »Elen, Helen« = »Göttin der Wege«

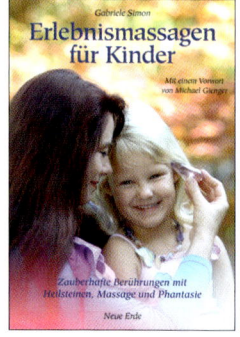

Gabriele Simon
Erlebnismassagen für Kinder
Das bewußte, zärtliche und hingebungsvolle
Berühren ist eines der schönsten Geschenke, das
wir unseren Kindern mit in ihr Leben geben können. In diesem wunderschönen, märchenhaften
Buch zeigt die Autorin kreative Massagen für
kleine und große Kinder. Ein Genuß!
144 Seiten, Paperback

Michael Gienger u. a.
Edelstein-Massagen
Das Grundlagenwerk zum Massieren mit
Edelsteinen. Mit einer Einführung von Michael
Gienger sowie Beiträgen namhafter Autoren zur
Intuitiven Edelsteinmassage, zum Unwinding
mit Edelsteinen, zur Reflexzonenarbeit mit
Edelsteingriffeln, zur Bernsteinmassage und zur
Massage mit Edelsteinkugeln.
160 Seiten, Paperback

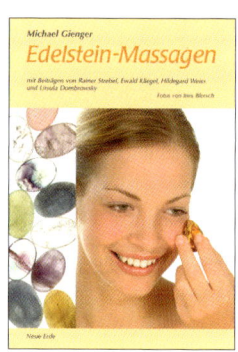

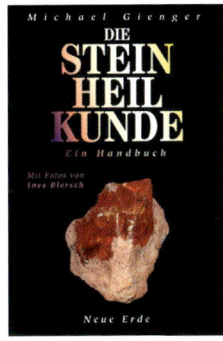

Michael Gienger
Die Steinheilkunde
Das erste Handbuch, das die Steinheilkunde als eigenständige Heilweise vorstellt und mit vier grundlegenden Prinzipien einen Schlüssel bietet, mit dem jede/r selbst die Wirkungsweise eines Steins aus dessen mineralogischen Eigenschaften ableiten kann.
420 Seiten, Paperback oder Hardcover

Michael Gienger
Lexikon der Heilsteine
Das nach wie vor verläßlichste Nachschlagewerk der Steinheilkunde. Mehr als 450 Gesteine, Mineralien und Varietäten werden präzise in ihren mineralogischen und heilkundlichen Eigenschaften beschrieben. Eine gut verständliche Einführung sowie ein umfangreicher Index runden das Werk ab.
576 Seiten, Hardcover

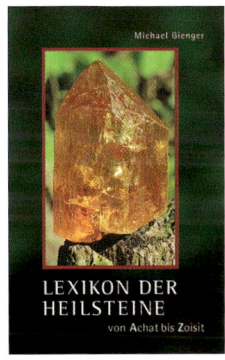

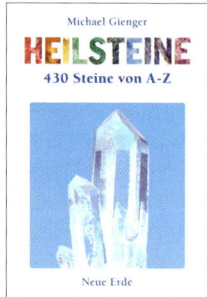

Michael Gienger
Heilsteine – 430 Steine von A bis Z
Das kleine Verzeichnis für den schnellen Überblick:
Die wichtigsten Informationen zu 430 Heilsteinen
werden hier knapp und übersichtlich und doch
sorgfältig und genau in Wort und Bild dargestellt.
96 Seiten Taschenformat mit 430 Farbfotos,
Paperback

Michael Gienger
Die Heilsteine Hausapotheke
Hier gesucht, heißt schnell gefunden! In diesem
zuverlässigen, praxiserprobten Ratgeber werden
über 160 Erkrankungen bzw. seelische
Beschwerden besprochen sowie die Möglich-
keiten und Grenzen ihrer steinheilkundlichen
Therapie erläutert.
Erweiterte Neuausgabe, 320 Seiten, Paperback

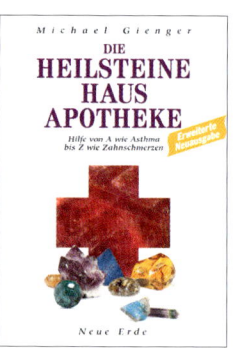

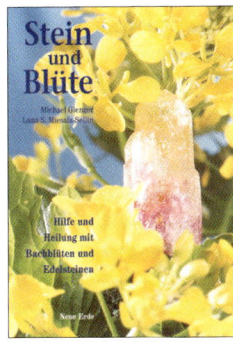

Luna S. Miesala-Sellin,
Michael Gienger
Stein und Blüte
Das Ganze ist mehr als die Summe der Teile –
das zeigt sich auch in der Ergänzung von Bach-
blüten und Heilsteinen: Wo Vergänglichkeit und
Beständigkeit sich begegnen, entsteht etwas
neues – der spontane Moment der Heilung!
224 Seiten, Paperback

Michael Gienger
**Die Heilsteine der
Hildegard von Bingen**
Dieses Buch bietet die Texte Hildegards von
Bingen in ungekürzter Länge samt mineralo-
gischen und heilkundlichen Erläuterungen von
Michael Gienger. Hier werden erstmals alle Stein-
namen Hildegards richtig übersetzt und mit
modernen Erkenntnissen verglichen.
144 Seiten, Paperback

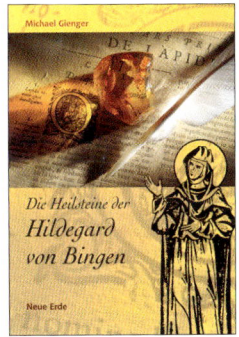

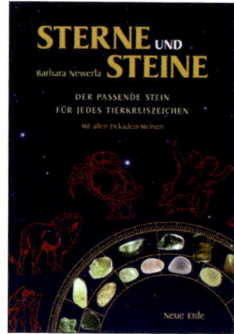

Barbara Newerla
Sterne und Steine
Ein praxisorientiertes Buch, das die Grundlagen der Astrologie leicht verständlich erläutert und mit der Analytischen Steinheilkunde in Verbindung bringt. Inzwischen ein Klassiker der Steinheilkunde-Literatur. *176 Seiten, Paperback*

Ursula Dombrowsky
Wenn Steine erzählen
Steinheilkunde für Kinder: In diesem Buch erzählen die Steine in Ich-Form von ihrer Entstehung und ihren Wirkungsweisen. Auf kindgerechte Weise wird das fundierte Wissen über 40 Heilsteine vermittelt und die ganzseitigen Bilder tragen das Ihre dazu bei. Für Kinder von 8 bis 12 Jahre.
112 Seiten, Paperback

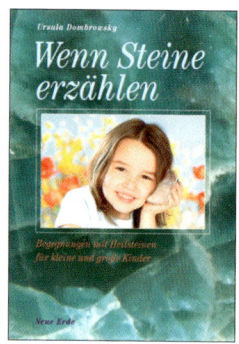

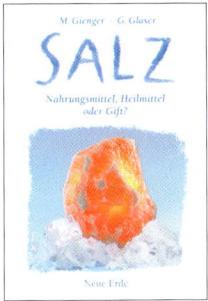

Michael Gienger, Gisela Glaser
SALZ – Nahrungsmittel, Heilmittel oder Gift?
In diesem kleinen Ratgeber erfahren Sie alles
Wissenswerte über Salz: Seine Herkunft, Heilkraft,
Wirkung und vor allem die richtige Anwendung!
Salz kann tatsächlich ein Heilmittel für viele
Beschwerden sein, wenn wir wissen, wie!
128 Seiten Taschenformat, Paperback

Josef Zerluth, Michael Gienger
Gutes Wasser
Ein ganzheitlicher Führer zu guter Wasser-
qualität. In diesem Buch wird das Wesen und
Wirken des Wassers von allen Seiten beleuchtet,
so daß alle LeserInnen die abschließend vorgestellten Verfahren der Wasserbehandlung
selbst beurteilen können.
272 Seiten, durchgehend farbig, Paperback

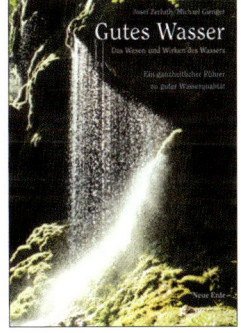

Bücher von NEUE ERDE im Buchhandel

Im deutschen Buchhandel gibt es mancherorts Lieferschwierigkeiten bei den Büchern von NEUE ERDE. Dann wird Ihnen gesagt, dieses oder jenes Buch sei vergriffen. Oft ist das gar nicht der Fall, sondern in der Buchhandlung wird nur im Katalog des Großhändlers nachgeschaut. Der führt aber allenfalls 50% aller lieferbaren Bücher. Deshalb: Lassen Sie immer im VLB (Verzeichnis lieferbarer Bücher) nachsehen, im Internet unter **www.buchhandel.de**

Alle lieferbaren Titel des Verlags sind für den Buchhandel verfügbar.

Sie finden unsere Bücher in Ihrer Buchhandlung oder im Internet unter **www.neueerde.de**

Bücher suchen unter: **www.buchhandel.de**. (Hier finden Sie alle lieferbaren Bücher und eine Bestellmöglichkeit über eine Buchhandlung Ihrer Wahl.)

Bitte fordern Sie unser Gesamtverzeichnis an unter

NEUE ERDE GmbH
Cecilienstr. 29 · D-66111 Saarbrücken
Fax: 0681 390 41 02 · info@neueerde.de

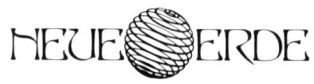